全自動遺伝子解析装置
GENECUBE®

感染症分野における体外診断用医薬品をラインアップ

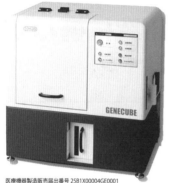

医療機器製造販売届出番号 25B1X00004GE0001

核酸の増幅・検出
最短約 **25** 分 ※1

同時測定数
最大 **24** 検体 ※2

- 測定開始から最短約 25 分※1 で結果が得られます
- QProbe法※3 を用いた特異的な検出方法を採用
- 一台で同時に複数項目の測定が可能

※1 測定項目、検体数によって検査時間は異なります。
※2 同時に測定する項目数によって、測定可能な検体数は異なります。
※3 QProbe法は日鉄環境株式会社が特許権を有しています。

体外診断用医薬品

ジーンキューブ® MTB
承認番号 22200AMX00914000

ジーンキューブ® MAC
承認番号 22200AMX00913000

ジーンキューブ® MAI
承認番号 22600AMX01330000

ジーンキューブ® マイコプラズマ・ニューモニエ
承認番号 22700AMX00612000

ジーンキューブ® 百日咳
承認番号 30300EZX00026000

ジーンキューブ® HQ SARS-CoV-2
承認番号 30200EZX00074000

ジーンキューブ® HQ SARS-CoV-2/RSV 2.0
承認番号 30500EZX00043000

ジーンキューブ® FluA/B
承認番号 30200EZX00091000

ジーンキューブ® クラミジア・トラコマチス
承認番号 22800AMX00357000

ジーンキューブ® ナイセリア・ゴノレア
承認番号 22800AMX00358000

ジーンキューブ® mecA
承認番号 22900EZX00010000

ジーンキューブ® MRSA
承認番号 30100EZX00037000

ジーンキューブ® C. difficile
承認番号 30200EZX00041000

■販売元（お問い合わせ先）
（体外診断用医薬品・試薬・共通消耗品）
極東製薬工業株式会社
本社：〒103-0024 東京都中央区日本橋小舟町7番8号
TEL：03-5645-5664　FAX：03-5645-5703
URL：https://www.kyokutoseiyaku.co.jp/

■製造販売業者（GENECUBE®および体外診断用医薬品）
東洋紡株式会社

（GENECUBE®）
東洋紡株式会社 診断システム事業部
本社：〒530-0001 大阪府大阪市北区梅田一丁目13番1号 大阪梅田ツインタワーズ・サウス
TEL：06-6348-3335　FAX：06-6348-3833
URL：https://www.toyobo.co.jp/products/bio/dsg/

GENECUBE®は東洋紡株式会社の体外診断用医薬品を示す登録商標です。

2024.5-13　K01869

臨床と微生物
Clinical Microbiology

2024.10
Vol.51
増刊号

「臨床と微生物」と私の歩み
～感染症の診療・検査・研究に携わる次世代へのメッセージ

はじめに　大楠清文	481
歴代の特集テーマ	482

秋原志穂	489	小栗豊子	529
荒岡秀樹	492	掛屋　弘	533
安藤　隆	494	神谷　茂	536
石井良和	498	亀井克彦	540
石垣しのぶ	501	清祐麻紀子	544
石和田稔彦	504	倉井華子	547
上原由紀	507	小西典子	550
牛島廣治	510	小松　方	553
大石智洋	514	齋藤昭彦	557
大楠清文	519	左近直美	561
大毛宏喜	523	佐々木雅一	564
大城健哉	525	静野健一	567

錫谷達夫	570	西山宏幸	613
高梨さやか	573	長谷川直樹	617
髙橋　聡	576	春木宏介	621
髙橋　孝	579	藤本嗣人	625
田澤庸子	583	三﨑貴子	629
舘田一博	586	三澤成毅	632
谷道由美子	588	村上　忍	635
多屋馨子	591	森内浩幸	637
津川　毅	595	矢口貴志	641
富樫真弓	598	栁原克紀	645
中村文子	601	山岸由佳	648
中村竜也	605	吉田志緒美	651
西　順一郎	608		

■編集委員

牛島廣治（主幹）
　日本大学医学部病態病理学系微生物学

安藤　隆
　東京慈恵会医科大学附属第三病院中央検査部

大楠清文
　東京医科大学微生物学分野

小栗豊子
　東京医療保健大学大学院

高梨さやか
　国立感染症研究所感染症疫学センター

舘田一博
　東邦大学医学部微生物・感染症学

投稿規定　655　　　編集後記　656　　　次号予告　656

生殖補助医療胚培養士をめざす方必携の書

生殖補助医療（ART）胚培養の理論と実際 改訂版

B5判 352頁
定価 8,800円
（本体価格 8,000円＋10%税）

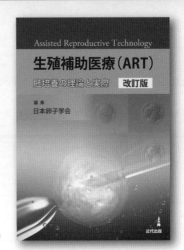

2022年春から保険適用となった生殖補助医療（ART）。
胚培養に関する基礎からアップデートされた臨床上の知識まで、
①変わらぬヒト生命の真実（基礎領域）
②日々変化する不妊症治療の臨床的側面（臨床領域および生命，医療倫理など）
の大きく2項目に分け，その最新情報をまとめました。

日本卵子学会編集

編集委員

河村和弘	順天堂大学大学院医学研究科		杉下陽堂	聖マリアンナ医科大学産婦人科学・生殖医療センター
岩田尚孝	東京農業大学農学部動物科学科			
井上岳人	うめだファティリティークリニック		塚本智史	量子科学技術研究開発機構
岩山　広	おびひろARTクリニック		泊　博幸	アイブイエフ詠田クリニック
黒田恵司	杉山産婦人科		平岡謙一郎	亀田IVFクリニック幕張
島田昌之	広島大学大学院総合生命科学研究科		山下泰尚	県立広島大学生物資源科学部
			吉野　修	山梨大学医学部産婦人科

●●● 主要目次 ●●●

I　生殖補助医療の流れ
1 生殖補助医療の歴史的展開
2 わが国における生殖補助医療の現状
3 女性不妊と生殖補助医療
4 男性不妊と生殖補助医療
5 生殖補助医療と生命倫理

II　生殖系列細胞
1 生物における生殖戦略
2 生殖腺の性分化のメカニズム
3 生殖系列細胞のプログラム

III　卵子・精子
1 卵子の形成と成熟
2 卵子の成熟と排卵のメカニズム
3 未成熟卵子の体外成熟法
4 精子の成熟機構と培養法
5 ヒト卵子の成熟と排卵のメカニズム
6 ヒト未成熟卵子の体外成熟法の実際
7 ヒト精子の形成と成熟

IV　受精
1 受精のメカニズムとプロセス

2 透明帯の構造と機能
3 細胞骨格系の役割
4 受精と免疫

V　胚発生と着床
1 初期胚の発生
2 初期胚の代謝
3 初期胚の染色体異常
4 ヒト胚の初期発生
5 ヒト初期胚の発生形態と評価
6 着床のメカニズム

VI　ヒト体外受精の実際
1 排卵のメカニズムと調節排卵誘発法
2 採卵法の実際
3 黄体補充療法
4 胚移植の実際

VII　培養室業務の実際
1 培養室のマネージメント
2 培養液の基礎理論
3 培養液の現状
4 精液調整法

5 精巣内精子回収法
6 体外受精法
7 顕微授精法
8 ヒト胚の培養法と評価
9 孵化促進法

VIII　生殖細胞の保存
1 凍結理論
2 卵子・初期胚の凍結保存法
3 精子の凍結保存法
4 ヒト生殖腺の凍結保存法

IX　生殖補助医療の安全性
1 出生前診断
2 初期胚の生検と遺伝子診断法
3 ARTとエピジェネシス
4 ART出生児の予後

X　研究倫理
1 動物を対象とする医科学研究に関する倫理
2 人を対象とする医科学研究に関する倫理

お申込はこちら ▶ 弊社HPからお申し込み→　近代出版　生殖補助　検索
書籍の詳しい内容、ご購入についても小社ホームページをご利用ください。

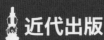
近代出版
〒150-0002　東京都渋谷区渋谷2-10-9
TEL 03-3499-5191　FAX 03-3499-5204
https://www.kindai-s.co.jp

「臨床と微生物」と私の歩み

感染症の診療・検査・研究に携わる次世代へのメッセージ

はじめに

大楠清文 OHKUSU KIYOFUMI
●東京医科大学微生物学分野

　本誌は1974年に『臨床と細菌』の雑誌名で創刊された後、『臨床と微生物』に改題され、感染症領域を専門とする医師や臨床検査技師のみならず、保健所や衛生研究所の関係者にも興味をさそう特集が組まれ、まさしく感染症検査に携わる医療従事者必読の雑誌としての地位を確立してきました。たいへん残念ではありますが、2024年11月発刊の51巻6号をもって休刊することになりました。創刊以降50年間の特集号のテーマや目次を拝見すると、まさしく「臨床」と「微生物」の関わり合いが時代とともに変化しており、わが国の感染症の診療、検査、研究を取り巻く環境が大きく変わってきたことを俯瞰することができます。

　本増刊号では、『臨床と微生物』誌と関わりの深い先生方にご自分が歩まれた「臨床」「検査」「研究」の足跡を語っていただき、次世代を担う「臨床医」「検査技師」「研究者」へ熱いメッセージをお伝えいただければと思い企画しました。「私の履歴書」のようなイメージで、1) 思い入れの強い（大好きな）感染症（臨床医）あるいは微生物（検査技師）あるいは研究テーマ（研究者）、2) 臨床（臨床医）あるいは臨床微生物検査（検査技師）あるいは研究（研究者）を目指す次世代の後輩（若者）へのメッセージ、3) 略歴の構成で思い入れのある学会や学校等のお写真も掲載していただきました。

　歴代の編集委員の先生方をご紹介します。記録が残っている1985年（Vol.12）は、池本秀雄先生、上田重晴先生、小栗豊子先生、五島瑳智子先生、小林芳夫先生、島田馨先生、竹田美文先生、その後の約40年間で順次、1989年に南谷幹夫先生、渡辺治雄先生、1991年に栗村 敬先生、1997年に深山牧子先生、2000年に青木泰子先生、2003年に神谷 茂先生、舘田一博先生、多屋馨子先生、2006年に牛島廣治先生、2018年に大楠清文、2023年に高梨さやか先生、安藤 隆先生が加わりました。この間、主幹としてご活躍された池本秀雄先生（1985〜2002年）、小林芳夫先生（2003〜2017年）、牛島廣治先生（2018〜2024年）にも深く感謝申し上げます。

　最後に、診療、検査、研究でたいへんお忙しいところ、本特集号をご執筆いただいた先生方に心より感謝申し上げます。本当にありがとうございました。

臨床と微生物 歴代の特集テーマ＜1974〜2024＞

1974年
Vol.1
No. 1 臨床細菌血清検査の問題点
　　 2 下痢

1975年
Vol.2
No. 1 尿路感染症
　　 2 Bioclean と感染
　　 3 *Klebsiella* 感染症とその意義
　　 4 呼吸器感染症をめぐる諸問題

1976年
Vol.3
No. 1 敗血症
　　 2 古くて新しい小児科の感染症（1）
　　 3 古くて新しい小児科の感染症（2）
　　 4 化学療法の実際

1977年
Vol.4
　　 1 *Clostridium*
　　 2 感染と発症の機構
　　 3 *Pseudomonas*
　　 4 *Haemophilus*

1978年
Vol.5
No. 1 レンサ球菌
　　 2 スピロヘータ
　　 3 消毒薬
　　 4 結核菌および非定型抗酸菌感染症

1979年
Vol.6
No. 1 コレラとその周辺
　　 2 Opportunistic Infection
　　 3 β-lactam 系抗菌剤
　　 4 aminoglycoside 系抗菌剤

1980年
Vol.7
No. 1 尿路感染症の新しい展開
　　 2 Mycoplasma
　　 3 ブドウ球菌
　　 4 集中医療（ICU）と感染症

1981年
Vol.8
No. 1 細菌検査の自動化
　　 2 複数菌感染（polymicrobial infection）
　　 3 腸管感染症の機序／寄生虫病の血清診断の進歩
　　 4 いわゆる第三世代のセフェム系抗生剤

1982年
Vol.9
No. 1 結核
　　 2 膿瘍
　　 3 難治性感染症と臓器障害
　　 4 薬剤耐性菌

1983年
Vol.10
No. 1 輸入感染症
　　 2 恙虫病
　　 3 細菌毒素とショック
　　 4 真菌感染症

1984年
Vol.11
No. 1 経口抗菌剤の進歩
　　 2 嫌気性菌感染症
　　 3 クラミジア感染症
　　 4 呼吸器感染症
　　 増 STD —病因・診断・治療—

1985年
Vol.12
No. 1 化学療法における抗菌物質の sub-MICs の意義について
　　 2 血液培養をめぐって
　　 3 細菌性食中毒
　　 4 ヘルペスウイルス感染症
　　 5 ワクチン

1986年
Vol.13
No. 1 微生物の新しい分類と命名1
　　 2 第三世代セフェム時代の耐性菌
　　 3 院内感染
　　 4 話題のウイルス感染症
　　 5 最近の尿路感染症の話題
　　 6 非定型抗酸菌の基礎と臨床

1987年
Vol.14
- No. 1 感染症の血清学的診断法
- 2 キノロン，ピリドンカルボン酸系薬剤
- 3 移植と感染
- 4 話題の原虫感染症
- 5 微生物の新しい分類と命名2
- 6 冬のかぜ

1988年
Vol.15
- No. 1 病原細菌の群別と型別法
- 2 MRSA感染症の基礎と臨床
- 3 真菌感染症—最近の動向
- 4 ウイルス性肝炎—最近の話題
- 5 日常検査で検出困難な病原微生物
- 6 レンサ球菌感染症の基礎と臨床

1989年
Vol.16
- No. 1 細菌毒素研究の最近の進歩
- 2 新しいウイルスと発疹
- 3 エイズとその日和見感染
- 4 結核
- 5 寄生虫感染症
- 6 神経系感染症

1990年
Vol.17
- No. 1 病原性因子とDNA診断
- 2 経口抗菌剤の進歩とその使い方
- 3 カンジダ症の血清学的ならびに血液生化学的診断法
- 4 バイオハザード
- 5 アジアおよび西太平洋諸国の感染症
- 6 マイコプラズマ

1991年
Vol.18
- No. 1 病原微生物の迅速検査
- 2 ウイルス感染症-最近の進歩
- 3 微生物の付着・侵入・増殖
- 4 出血性大腸炎と溶血性尿毒症症候群
- 5 ウイルス感染症の化学療法とその周辺
- 6 クラミジア感染症の展望

1992年
Vol.19
- No. 1 無芽胞嫌気性菌とその感染症
- 2 DNAプローブの臨床微生物学への応用
- 3 臨床細菌検査—最近の話題
- 4 微生物の抗原変異と病原性
- 5 院内感染—新しい視点とその対策
- 6 新しいβ-ラクタム系抗生剤をめぐって

1993年
Vol.20
- No. 1 ワクチンの新しい展開
- 2 肺真菌症の基礎と臨床
- 3 抗菌剤併用の実際と問題点
- 4 感染症検査のための患者検体の採取法
- 5 感染症撲滅に向けての国際協力
- 増 微生物と感染症—21世紀への歩み—
- 6 日和見感染症の診断と必要な検査・その読み方

1994年
Vol.21
- No. 1 細菌感染症—最新の化学療法
- 2 免疫系とウイルス感染
- 3 全身感染症
- 4 カルバペネム薬の現況—その基礎と臨床
- 5 主要病原真菌の検査法
- 6 最近注目すべき感染症

1995年
Vol.22
- No. 1 血液媒介感染とその対策
- 2 肺炎球菌感染症の諸問題
- 3 ウイルスと性感染症
- 4 人獣共通感染症の現況
- 5 薬剤耐性機構の最近の動向
- 6 微生物迅速検査法の進歩と功罪

1996年
Vol.23
- No. 1 レンサ球菌感染症の変遷—劇症型の出現
- 2 寄生虫・原虫感染症
- 3 腸球菌をめぐって
- 4 臨床ウイルス学の進展と新しい発見
- 5 Compromised hostにおける真菌感染
- 6 主要病原菌の疫学マーカー
- 増 病原性大腸菌O157（腸管出血性大腸菌）

1997年
Vol.24
- No. 1 結核—今日の問題点と今後の方向性を探る
- 2 ワクチン研究の進歩
- 3 消化性潰瘍は感染症か—*H.pylori* と消化性潰瘍疾患
- 4 STD　最近の話題
- 5 ウイルスとエマージング/リエマージング感染症
- 増 化学療法剤の新しい展開
- 6 皮膚科領域の真菌症

1998年
Vol.25
- No. 1 レジオネラ属菌とレジオネラ症
- 2 細菌とエマージング/リエマージング感染症
- 3 エイズ—最近の進歩
- 4 呼吸器感染症
- 5 嫌気性菌感染症をめぐって
- 増 新しい目でインフルエンザをみる
- 6 感染症学最先端

1999年
Vol.26
- No. 1 諸疾患・治療に合併する感染症
- 2 話題の薬剤耐性菌—耐性機構，疫学，検出法
- 3 感染症新法—今後の感染症研究と対策への応用
- 4 医療現場における感染防止対策
- 5 EBウイルス感染症
- 増 感染症の診断・治療・疫学における遺伝子検査
- 6 β-ラクタマーゼ阻害剤の今日的意義

2000年
Vol.27
- No. 1 ウイルス感染よりみた免疫応答
- 2 肺真菌症—最近の知見
- 3 微生物検査における患者検体の採取法
- 4 微生物感染が疑われる原因不明疾患
- 5 感染性食中毒
- 増 迅速診断のための病原微生物検査
- 6 マクロライド系抗生物質の新しい展開

2001年
Vol.28
- No. 1 微生物の薬剤耐性
- 2 カンジダとカンジダ症
- 3 最近の抗酸菌検査
- 4 再興感染症・結核
- 5 Common infectious diseases に対する最適な抗菌薬治療
- 増 新世紀の院内感染対策
- 6 細菌のゲノム解読と臨床への利用

2002年
Vol.29
- No. 1 ペニシリン系抗菌薬の再評価
- 2 感染症における免疫とワクチン
- 3 日和見病原体と感染症
- 4 医療を中心とした消毒と滅菌
- 5 学校伝染病の概要と危機管理
- 6 キノロン系抗菌薬の臨床的再評価
- 増 感染症の併用療法

2003年
Vol.30
- No. 1 マイコプラズマの基礎と臨床
- 2 子に及ぼす母の感染（歴）
- 3 キーワードからみた感染症学・微生物学の進歩
- 4 人獣共通感染症
- 5 病院感染対策の基礎　ICTを担う方々へ
- 増 話題の抗微生物薬をめぐって
- 6 よく診る高齢者の感染症の特徴と対策

2004年
Vol.31
- No. 1 国際感染症
- 2 臨床微生物学—注目される最近の展開—
- 3 会話する細菌—クオラムセンシング機構にみる微生物世界の不思議—
- 4 トラベラーズワクチン
- 5 真のICDを求めて—ICDの役割
- 増 塗抹検査を中心とした微生物・寄生虫検査
- 6 知っておきたい感染症化学療法の新知識

2005年
Vol.32
- No. 1 潜伏感染の発見時対応と発症要因/治療の現況
- 2 ヘリコバクター感染症のすべて
- 3 感染と発症をコントロールする因子
- 4 レジオネラ症 Update
- 5 日本の予防接種・海外の予防接種
- 増 バイオセーフティ，バイオディフェンスを考える
- 6 注目される抗菌薬の使い分け

2006年
Vol.33
- No. 1 細菌検査用自動機器の特徴と実際
- 2 プロバイオティクスにおける新たなる視点
- 3 食品の安全と微生物
- 4 感染症：最近の世界の現状
- 5 日米欧・抗菌薬療法事情
- 増 ICPのためのウイルス病学
- 6 乳幼児の感染症対策

2007年
Vol.34
- No. 1 新しい抗MRSA薬―linezolidをめぐって
- 2 多剤耐性緑膿菌（MDRP）をめぐって―疫学・検査・臨床
- 3 クラミジア感染症の基礎と臨床
- 4 世界的にみた感染症の検査法
- 5 進歩する感染症対策の現状―日本と世界
- 増 感染症診断の迅速化をめざして―感染症検査のPOCTを中心に
- 6 真菌感染症：病原体―宿主応答の視点から臨床を考える

2008年
Vol.35
- No. 1 2012年 麻疹排除に向けて
- 2 抗菌薬の開発から臨床へ
- 3 改正感染症法の基礎知識
- 4 偏性嫌気性菌感染症の基礎と臨床
- 5 新規レスピラトリーキノロンの臨床的評価 garenoxacinをめぐって
- 増 食の安全を求めて
- 6 特徴ある感染症対策 Post-exposure Prophylaxis：PEPを中心に

2009年
Vol.36
- No. 1 わが国の予防接種―新しい制度の紹介と今後の展望
- 2 最近注目される微生物―その臨床的意義と検査法（Part 1 細菌・真菌）
- 3 最近注目される微生物―その臨床的意義と検査法（Part 2 ウイルス）
- 4 PK/PD理論：私はこう考える，こう使う―臨床応用の実際とその限界
- 5 バイオフィルム感染症
- 増 薬剤感受性測定法と耐性菌
- 6 今，再びペニシリン系抗菌薬を見直す TAZ/PIPCをめぐって

2010年
Vol.37
- No. 1 経口抗菌薬の新たなる展開― tebipenem pivoxilをめぐって
- 2 種の壁を越えるウイルス感染症 EpidemiologyとEpizootiology
- 3 ワクチンに関する最新の話題―新しいワクチン時代の幕開け
- 4 微生物検査技術の基本を身につけよう（細菌・真菌・寄生虫編）
- 5 微生物検査技術の基本を身につけよう（ウイルス編）
- 増 これからのインフルエンザ対策
- 6 自然界における薬剤耐性菌汚染

2011年
Vol.38
- No. 1 原因不明疾患と感染症―病因を微生物に求めて
- 2 深部真菌感染症をめぐって
- 3 感染に由来するヒトの腫瘍―その現状と対策
- 4 感染症サーベイランス―その役割と展望
- 5 微生物検査の教育プログラム―微生物検査の効果的なトレーニング法
- 増 真菌の検査法 ―形態学的同定検査を中心に
- 6 母体と児の感染免疫 ‐最新の知見

2012年
Vol.39
- No. 1 抗菌薬ブレイクポイントを再考する
- 2 結核－その病態，診断，治療，感染対策
- 3 MRSA感染症治療の新たな治療戦略—Daptomycinをめぐって
- 4 呼吸器感染症 up to date
- 5 抗体を用いた医療—血清療法から抗体医薬まで
- 増 微生物に関連した分子生物学的検査の基礎から応用まで
- 6 ウイルス感染症検査診断の新しい展開

2013年
Vol.40
- No. 1 抗ウイルス療法の現状と今後の展望
- 2 腸管感染症の最新知見
- 3 耐性菌 Up Date —疫学・耐性メカニズムから臨床症例まで
- 4 原虫・寄生虫検査に強くなろう
- 5 血液培養と ICT 活動
- 増 これからの微生物検査に立ち向かう
- 6 高齢化時代の感染症

2014年
Vol.41
- No. 1 話題の新興・再興感染症
- 2 腸内フローラと健康・疾病とのかかわり
- 3 風疹の流行と先天性風疹症候群—もう二度と風疹の流行を起こさないために
- 4 "見逃すな，寄生虫感染症！"
- 5 臨床微生物検査の効率化に向けて—知っておくと便利な培地・試薬・機器
- 増 医療関連感染と感染制御の基本
- 6 予防接種の現在と未来を考える

2015年
Vol.42
- No. 1 人獣共通感染症の動向と対策
- 2 ヘリコバクター感染症の最新知見
- 3 国境を越えて広がる感染症
- 4 β-ラクタマーゼから考える細菌の進化
- 5 *Clostridium difficile* —病態・診断・治療における新たな展開
- 増 多剤耐性菌の検査と感染制御
- 6 マイクロバイオームとウイローム

2016年
Vol.43
- No. 1 重要な真菌症の臨床 —治療を中心として
- 2 性感染症のすべて —病原体，診断，治療，予防を中心として
- 3 予防接種/ワクチンで予防可能疾患（VPD）に関する最近の話題
- 4 肺炎球菌感染症の今日的話題
- 5 結核菌検査から抗酸菌検査へ—「結核菌検査指針2007」から「抗酸菌検査ガイド2016」への躍進
- 増 微生物検査における技術革新
- 6 これからの感染症とその対策—国際化社会および2020年，東京五輪への対応

2017年
Vol.44
- No. 1 古くて新しい日和見感染症
- 2 外科学・整形外科学領域における感染症対策
- 3 今，蚊を考える—蚊媒介感染症に関する最近の話題
- 4 薬剤耐性（AMR）対策アクションプランの背景と方向性
- 5 臨床細菌学の最新知見— MALDI-TOF MS，血流感染症
- 増 初心者でもこれだけは習得しておきたい微生物検査の基礎技術
- 6 冬季の感染症対策—インフルエンザ，ノロウイルス感染症

2018年
Vol.45
- No. 1 生体および環境におけるバイオフィルム
- 2 医療関係者に求められる予防接種—医療関連感染を防止するために
- 3 医学細菌・真菌の分類と菌種の最新情報—注目すべき菌種を含めて
- 4 肺炎をめぐる最近の話題
- 5 感染制御に関連した微生物検査—アウトブレイクに備えて
- 増 微生物検査の初心者トレーニング法—教育プログラムによる迅速・確実な指導法
- 6 これからの抗ウイルス療法

2019年
Vol.46
- No. 1 高齢者における感染症—病態,診断,治療および予防
- 2 今,求められる大人のワクチン
- 3 抗菌薬適正使用支援チーム(AST)に求められる役割と実践ガイド
- 4 非結核性抗酸菌症をめぐる最近の話題
- 5 検出はまれだが知っておくべき細菌・真菌
- 増 感染症の初期治療に役立つ塗抹検査法とその解釈
- 6 話題のウイルス感染症

2020年
Vol.47
- No. 1 小児感染症 Update
- 2 ロタウイルス感染症のすべて
- 3 東京オリンピック・パラリンピックで注意すべきインバウンド感染症
- 4 微生物検査の最新機器と日常検査への導入効果
- 5 β-ラクタム系抗菌薬耐性 GNR 検査法の最前線—薬剤耐性のメカニズムと各種耐性菌検査の実際
- 増 見直そう,日常微生物検査—その課題とすべき点と解決策を考える
- 6 新型コロナウイルス感染症(COVID-19)の基礎と臨床

2021年
Vol.48
- No. 1 産婦人科感染症の最新知見
- 2 ウイルス感染症の検査診断法
- 3 薬剤耐性(AMR)対策アクションプラン(2016-2020)を検証する
- 4 感染症診療の最新ガイド/ガイドラインを読み解く
- 5 血流感染症(BSI)の検査を適切に行うために
- 増 感染症検査の diagnostic stewardship(DS:診断支援)の実践
- 6 新型コロナウイルス感染症(COVID-19)対策のこれから—ワクチンを中心に

2022年
Vol.49
- No. 1 呼吸器感染症—疫学・病態・診断・治療そして予防
- 2 新型コロナウイルス感染症の流行でその他の感染症の発生動向はどう変化したか?
- 3 パンデミック感染症 COVID-19 を経験して—危機管理の視点からの考察
- 4 医学細菌・真菌の分類と菌種の最新情報—注目すべき菌種を含めて
- 5 "この病原体,備えておくべき微生物検査"
- 増 微生物検査をめぐる最近の動向—薬剤耐性菌・全自動遺伝子検査・微生物分類学に学ぶ
- 6 COVID-19 パンデミック—他の疾患に及ぼす影響

2023年
Vol.50
- No. 1 Priority Pathogen List(PPL)に取りあげられる耐性菌
- 2 病原体や細菌叢と疾患発症のメカニズムを探る
- 3 中枢神経系感染症の診断と治療を展望する
- 4 新型コロナウイルス感染症時代に忘れてはならないウイルス感染症
- 5 感染症診断に用いる POCT のピットフォール
- 増 抗菌薬治療に関連した主な検査とその周辺
- 6 ライフコースアプローチに基づく予防接種戦略:Life-course immunization

2024年
Vol.51
- No. 1 非結核性抗酸菌症における新展開
- 2 感染対策における分子疫学解析の最新情報
- 3 検査精度を高める up-to-date 微生物検査の適切な検体採取法と検査時の諸注意
- 4 節足動物媒介の感染症と感染症周辺領域
- 5 肺炎球菌感染症制圧に向けて
- 増 「臨床と微生物」と私の歩み〜感染症の診療・検査・研究に携わる次世代へのメッセージ
- 6 消化管感染症 Up to date

* * *

「臨床と微生物」の好評バックナンバー

51巻4号（2024年7月25日発行）
【節足動物媒介の感染症と感染症周辺領域】

51巻3号（2024年5月25日発行）
【検査精度を高めるup-to-date
　微生物検査の適切な検体採取法と各種材料における検査時の諸注意】

51巻2号（2024年3月25日発行）
【感染対策における分子疫学解析の最新情報】

51巻1号（2024年1月25日発行）
【非結核性抗酸菌症における新展開】

50巻6号（2023年11月25日発行）
【ライフコースアプローチに基づく予防接種戦略：Life-course immunization】

50巻増刊号（2023年10月31日発行）
【抗菌薬治療に関連した主な検査とその周辺】

50巻5号（2023年9月25日発行）
【感染症診断に用いるPOCTのピットフォール】

50巻4号（2023年7月25日発行）
【新型コロナウイルス感染症時代に忘れてはならないウイルス感染症】

50巻3号（2023年5月25日発行）
【中枢神経系感染症の診断と治療を展望する】

50巻2号（2023年3月25日発行）
【病原体や細菌叢と疾患発症のメカニズムを探る】

50巻1号（2023年1月25日発行）
【Priority Pathogen List（PPL）に取りあげられる耐性菌】

特集の詳しい内容，書籍の検索，購入については小社のホームページをぜひご利用ください．

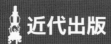 近代出版

〒150-0002　東京都渋谷区渋谷2-10-9
TEL 03-3499-5191　FAX 03-3499-5204
https://www.kindai-s.co.jp

「臨床と微生物」と私の歩み

感染症の診療・検査・研究に携わる次世代へのメッセージ

感染症—医学と看護学の接点—

秋原志穂 AKIHARA SHIHO
●札幌医科大学保健医療学部看護学科

◆ 思い入れの強い感染症

研究テーマ：結核看護

　近年，結核患者の入院期間は短くなり，平均44.5日（2023年）になっていますが，2009年に私が結核の研究を開始した当初は平均72.5日で，約2カ月の入院が必要でした．そのうえ，隔離入院であり，患者は非常に制限された入院生活を送っていました．当時，結核看護の研究論文は少なく，結核病棟での看護についての現状や課題が明確ではありませんでした．そこで，2009年に大阪府内にある結核病棟を持つ4施設の看護師長に半構造的インタビューを行いました．その結果，入院患者は背景が複雑で，対応の難しい患者が多いことがわかりました[1]．隔離された状況で入院期間も長いことから，患者の療養環境には配慮が必要であることが明らかになったのです．

　続いて，結核病棟で働く看護師の看護実践と結核看護への思いを明らかにするため，大阪府の4施設の結核病棟で勤務する看護師11名を対象に半構造化面接を行いました．看護師は，患者が長期間の服薬が必要であることから，服薬支援が大事だと考え，服薬に関わる指導と生活全般の療養の指導を行っていました．さらに，特殊な環境に置かれた患者をさまざまな方法で精神的に支えていました．しかし，ストレスの高い患者への対応については，結核看護の難しさや困難さを感じているのが現状でした[2]．また，看護師は退院後の患者について，社会復帰が難しいことや，治療を継続しながら生活することの困難さを感じていました．結核は退院後も治療を継続する必要があるため，地域との連携を行い，ソーシャルサポートを得られるように働きかけていたことがわかりました[3]．

　患者の入院環境は，入院期間の長い結核患者のQOL（生活の質）に関わると考えられますが，隔離が必要な結核患者の入院生活は，そもそも病棟外に出ることにも制限があり自由ではありません．そこで，全国の結核病棟の入院環境の実態がどのようなものかを明らかにしたいと考え，結核病棟を有する254施設に調査を行いました．結果として，結核患者を入院直後から個室で管理する施設が多く，患者にとっては孤独な環境であることが明らかになりました．病棟ではレクリエーションを実施する等の工夫はされていますが，隔離された患者がインターネットを使用できる施設も少なく，患者が長期間過ごせる環境が整っているとはいえませんでした[4]．

　そこで，入院中の結核患者のストレスを軽減する方法がないかと結核病棟の看護師と検討をしていたところ，TVゲームをすることでストレスが緩和できるのではないかと考え，介入を試みました．ある結核病棟で定期的にTVゲームを行う機会を提供し，その効果を検証しました．同意を得られた患者62名を対象に，ゲーム（任天堂Wii®）を行う群（介入群）と行わない群（コントロール群）を比較しました．評価は気分を測定する尺度（DAMS）を用いました．入院後2週目と4週目の気分の変化について，肯定感は両群ともに上昇し（$p<0.05$），抑うつ感は変化がみられませんでした．また，不安感については，コントロール群で減少しました（$p<0.05$）が，介入群ではほぼ横ばいでした[5]．ゲームをすることでやや気分の改善がみられるという結果であり，本研究での大き

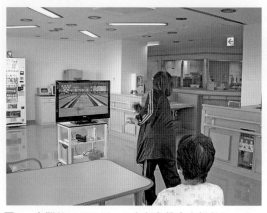

図1 定期的にTVゲームを行う機会を提供し，その効果を検証

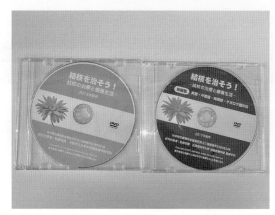

図2 患者がみる結核の療養に関する動画を作成

な効果はみられませんでした．しかし，本研究の終了後，主体的にゲームをする患者が現れ，病棟の中で患者同士が集まりゲームをしていたとの報告を受けました．研究期間中ではありませんでしたが，自然な流れでレクリエーションを行い，患者同士の交流から楽しみが増えることはそもそも大事なことなので，研究結果としては明確な効果はみられなかったものの，喜ばしい結果となりました（図1）．

最近の患者はインターネットを多用する方が増えています．これらの層はインターネットの利用やSNS等の利用で気を紛らわすことができます．近年，Wi-Fiの普及が進み，病院で提供する施設も増えています．入院環境で患者を労ることが望ましいです．

結核患者は退院後も治療の継続が必要です．地域では保健師によりDOTS（直接服薬確認）が行われ，治療が継続できるように支援しています．しかし，ごく少数ですが，治療を続けるのが難しい患者もいて，長期間服薬を継続するのは簡単なことではありません．先行研究および自身の行った研究結果から，看護師は退院後に患者が生活を整え，治療を完遂することを目指して入院中から患者の指導を行っていることが明らかでした．しかし，高齢者が多いことや，元々自身の健康に興味関心が薄い患者が多く，指導は簡単ではありま

せんでした．また，病院ごとに患者指導のパンフレットや手引きを作成していましたが，共通のものはなく，また視覚教材もありませんでした．そこで，患者がみる結核の療養に関する動画が効果的と考え，動画の作成を行いました（図2）．動画はDVDにして全国の結核病棟に無料で配布しました[6]．使用した病院でのDVDの評価は高かったものの，評価のための調査が配布後すぐだったため，まだ導入できていないという回答も多く，使用実績の調査は十分にできませんでした．本DVDは外国語版も作成し，同様に配布しました．たまにDVDを活用していて，大変重宝しているという声を聞くことがあり，役に立っていることを感じて励みになります．

◆次世代の研究者に

新たな感染症が次々に出現し，感染症に関わる状況は常に変化しています．未知の感染症の流行は常に起きうると備えていても，実際に起きると十分ではないことを痛感します．新型コロナウイルス感染症が流行しはじめた時も，感染症の拡大や感染の仕組み，治療方法や予防策等の新たなエビデンスが迅速に示され，その流行に翻弄された状況でした．しかし，感染症看護に従事するものとして，どんな時でも感染症が患者に与える苦痛や不安を理解し，寄り添い，できる限り患者を支

えたいという思いがありました．そのためには，感染症に関する最新の知見をしっかり得て，看護実践のエビデンスを示していく必要があります．私も，まだまだ勉強しなければならないことが多くあります．看護の力を信じ，日々感染症看護に向き合い，ともに患者を支えていきましょう．

◆略　歴

私は1995年，大学の卒業研究で当時日本ではまだ感染者がわずかしかいなかったヒト免疫不全ウイルス（HIV）/後天性免疫不全症候群（AIDS）の研究を行ったのが，感染症との出会いです．国立予防衛生研究所（現在の国立感染症研究所）のエイズ研究センターで卒業研究を行いました．大学卒業後，病院で看護師として勤務した後，東京大学大学院医学系研究科に入学し，感染性胃腸炎の研究を開始しました．そこでは主にノロウイルスの分子疫学的調査を行いました．ノロウイルスはまだまだ未知のウイルスでしたが，小児の感染性胃腸炎の原因としてロタウイルスに次いで多いことを明らかにしました．また，保育園でコホート研究を行い，不顕性感染が多いことや，症状が回復しても便中から長期間ウイルスRNAが検出されることを明らかにしました．

大学教員となってからは，2004年に大阪府立大学に赴任し感染症看護専門看護師の育成に携わりました．研究では小児病棟での感染性胃腸炎発生状況や感染制御方法について検討していましたが，大阪が日本ワースト1位の結核の罹患率であったことから結核に興味を持ち，2009年大阪市立大学看護学研究科に異動してから結核看護について研究を始めました（図3）．それからは結核看護の研究を続けています．北海道では結核患者が少なく，また新型コロナウイルスの影響で病院や病棟の編成があったり，患者へのアクセスが厳しくなったことなどから，結核の研究が難しくなりました．全国的に結核患者は減少しているため病棟の閉鎖が進み，患者の医療へのアクセスが困難になるな

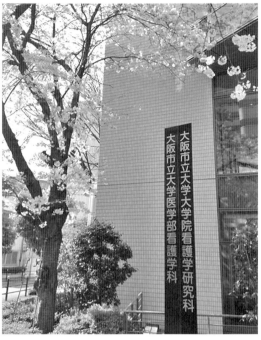

図3　大阪市立大学看護学研究科で「結核看護」について研究をスタート

ど，結核患者の置かれている環境が良くなっているわけではありません．また，結核への偏見やスティグマは持続的にあり，疾患や患者に対する理解不足など課題は山積です．少しでも結核患者や結核看護の支援と感染症看護発展に繋がるように今後も精進したいと思います．

文　献

1) 秋原志穂：結核患者の治療継続支援する看護介入プログラム．大阪市立大学看護学雑誌 6：68-69, 2010.
2) 秋原志穂：結核病棟看護師の看護実践の特徴．大阪市立大学看護学雑誌 13：11-19, 2017.
3) 藤村一美：大阪府内の結核病棟勤務看護師からみた患者の療養生活および心理過程に関する研究．大阪市立大学看護学雑誌 7：1-13, 2013.
4) 秋原志穂：全国結核病棟の患者環境およびケアに関する横断調査．感染症学雑誌 89：167, 2015
5) 秋原志穂：Wiiゲームによる結核入院患者のストレス軽減に関する研究．結核 9：437, 2014
6) 秋原志穂：結核患者のための教育DVD「結核を治そう！結核の治療と療養生活」の作成．結核 89：437, 2014.

*　　*　　*

「臨床と微生物」と私の歩み

感染症の診療・検査・研究に携わる次世代へのメッセージ

Helicobacter cinaedi の新知見を明らかに

荒岡秀樹 ARAOKA HIDEKI
●虎の門病院臨床感染症科・感染症センター

はじめに

「臨床と微生物」誌の休刊にあたり，これまでの私の歩みを形として残す機会をいただき，感謝しています．また，このような臨床微生物や感染症の最新トピックスを取り上げる雑誌が減っていく現状を非常に残念に思います．

私が医師になったのは2003年で，本雑誌が30歳を迎えようとした時期でした．それから20年が経過したことを考えると，私がまだ若手であることは間違いありません．

私の専門は「免疫不全患者の感染症」で，多剤耐性グラム陰性桿菌や真菌を主に研究しています．その中でも特に思い入れのある微生物として，グラム陰性らせん状桿菌である Helicobacter cinaedi を取り上げて記載いたします．

◆思い入れのある感染症

Helicobacter cinaedi 感染症

H. cinaedi 感染症について語る際に，臨床微生物検査技師との協働を語らないわけにはいきません．実際，臨床微生物検査技師の方々からほぼすべてを教えていただいたといっても過言ではありません．私が本菌による感染症に興味を持つかなり前から，多くの臨床微生物検査技師の方々が現場で実体験されており，私が臨床研修を開始した東京厚生年金病院の紺泰枝技師からも，血液培養から本菌を検出する経験を研修医時代に教えていただいたことを記憶しています．

その後，虎の門病院に赴任してからは，本菌の分離頻度が高いことに気づき，研究を行うことにしました．虎の門病院の米山彰子先生，稲川裕子技師，岡田千香子技師，馬場勝技師，東京大学の森屋恭爾先生，矢冨裕先生など多くの先生方のご協力をいただき，いくつかの新知見を明らかにすることができました．「臨床と微生物」誌にもトピックスを掲載することができたことは光栄です（馬場勝，荒岡秀樹，米山彰子：Helicobacter cinaedi. 臨床と微生物 40 巻増刊：568-574, 2013.）．

H. cinaedi 感染症は，本菌が血液培養から検出されることで診断されることがほとんどです．4 年間の研究期間中，虎の門病院では血液培養陽性検体の 2.2%（126/5769）が H. cinaedi であり，既報（0.2%：J Clin Microbiol 45：2853-2857, 2007.）と比較しても高い検出頻度が確認されました．また，血液培養 BACTEC システムの好気ボトルのみから検出され，血液培養の観察期間を欧米の標準である 5 日とすると，本菌による感染症を半数程度見逃す可能性があることがわかりました．したがって，本菌による感染症が疑われる場合には，培養期間の延長が望ましいです（J Clin Microbiol 52：1519-1522, 2014.）．

H. cinaedi の同定や最終診断には従来は PCR 検査が必要とされていましたが，MALDI-TOF MS の信頼性も高いことが確認され，質量分析器の導入が進む日本で診断の幅が広がったと考えられます（Diagn Microbiol Infect Dis 96：114964, 2020.）．

感染経路に関する知見として，9 人の患者において便由来の H. cinaedi と血液由来の H. cinaedi の PFGE 型が一致することを確認しました．これにより，菌血症に至る主要な感染経路として腸管から血液中への bacterial translocation が示唆されました（Helicobacter. 23：e12458, 2018.）．

H. cinaedi 菌血症の臨床像としては，168 例を解析し，基礎疾患として固形腫瘍，血液悪性疾患，

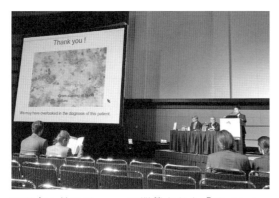

2013年9月にDenverで開催された「53rd Interscience Conference on Antimicrobial Agents and Chemotherapy（ICAAC）」での口頭発表
口頭発表（Risk factors for recurrent *Helicobacter cinaedi* bacteremia and efficacy of selective digestive decontamination for preventing recurrent bacteremia）の際に，記念として友人に撮っていただきました

慢性腎障害などが多く，菌血症の100日累積再発率が18.7%と比較的高いことを示しました．また，3カ月以内の抗癌薬投与と30日以内の全身ステロイド投与が再発の独立したリスク因子であり，難治例に対しては選択的消化管除菌が1つの治療選択肢であることを報告しています（*Clin Infect Dis* 67：573-578, 2018.）．

H. cinaedi 感染症については，まだ多くの未解明な点があります．例えば，健常人の腸管内に保菌されているのか，感染経路は糞口感染とされているが本当にそうなのか，最適な抗菌薬選択と治療期間はどうすべきか，など興味は尽きません．さらなる知見の蓄積が必要です．

また，*H. cinaedi* 以外の腸肝在位 *Helicobacter* 感染症（*Helicobacter fennelliae*）も時折経験します．この分野の臨床研究の発展にも寄与していきたいと考えています（*Emerg Infect Dis* 30：129-132, 2024.）．

◆次世代の後輩へのメッセージ

臨床医としての強みは，実際の症例を診ることができる点にあります．「Bedsideで得られた疑問点を研究的考察へ」という姿勢を大切にし続けてきました．日本感染症学会には「症例から学ぶ感染症セミナー」という企画があり（当時舘田一博委員長），2012年4月25日に長崎で発表する機会をいただきました．現在も記録集をインターネット上からご覧いただけます（https://www.kansensho.or.jp/uploads/files/meeting/seminar/supplement/005_c02.pdf）．

このセミナーでは，症例を提示し，症例から疑問点を抽出し，それを研究的考察につなげ，専門家から現時点でわかっていることや未解明の点について解説を受けるという流れで進められます．この一連の流れは，臨床研究を遂行する上で非常に重要なプロセスであると考えます．

臨床感染症分野や臨床微生物分野には，依然として未解決の問題が無数に存在します．感染症科医と臨床微生物検査技師が協働し，新たな知見を得ることができるよう，私も臨床研究の魅力を伝えていきたいと考えています．

◆略　　歴

2003年に和歌山県立医科大学を卒業後，東京厚生年金病院内科，杏林大学医学部第一内科（呼吸器内科）を経て，2007年から虎の門病院へ異動しました．2017年には虎の門病院臨床感染症科医長に就任し，2020年4月から現職（虎の門病院臨床感染症科部長）にあります．現在は，感染症センター長，感染対策委員長，感染対策室長，臨床感染症部（細菌検査室）部長を兼任しております．

研究分野は，免疫不全患者の感染症，特に血液疾患患者の薬剤耐性菌感染症（多剤耐性緑膿菌，*Stenotrophomonas maltophilia*），真菌感染症です．

医学博士は東京大学大学院医学系研究科内科学専攻で取得しており，腸肝在位 *H. cinaedi* 感染症の臨床的特徴，感染経路，検査法について研究を行いました（指導教員：矢冨裕教授，森屋恭爾教授）．

＊　　　＊　　　＊

「臨床と微生物」と私の歩み

感染症の診療・検査・研究に携わる次世代へのメッセージ

肺炎球菌が紡いだ人とのつながり

安藤　隆　ANDO TAKASHI
◉東京慈恵会医科大学附属第三病院中央検査部

◆ 思い入れの強い菌—肺炎球菌

1. 忘れられない出来事

　臨床微生物検査に従事して十数年が経ちますが，配属当初の出来事を今でも鮮明に覚えております．臨床微生物検査は手作業が多く，特に培地に発育したコロニーを観察して菌種を推定する作業に戸惑いました．喀痰などの呼吸器由来材料は口腔内常在菌が混入しやすいため，その中から病原菌を識別するのには熟練が必要です．肺炎球菌はα溶血を示すグラム陽性球菌ですが，口腔内にはそのような常在菌が多く存在します．

　ある時，先輩技師に喀痰を培養した培地を持って相談したところ，多数のコロニーから「これが肺炎球菌っぽい」との指摘がありました．そのコロニーを検査すると，見事に肺炎球菌と同定されました．発育したコロニーを手当たり次第に検査すると労力やコストが甚大になります．しかし，肺炎球菌は見逃してはならない重要な病原菌であり，検査を疎かにはできません．技師の技術と経験が検査結果に直結するという臨床微生物検査の奥深さを痛感した出来事でした．

2. 今も昔も肺炎球菌

　肺炎球菌は1886年にFränkelによって発見され，現在も世界中で重症感染症を引き起こしています．治療にはペニシリン系抗菌薬が第一選択薬とされていますが，近年ではペニシリン耐性株の分離頻度が増加しています．肺炎球菌感染症に対するワクチンは，肺炎球菌の莢膜多糖体抗原をもとに作られており，ワクチンのターゲットとして含まれる莢膜型（血清型）による侵襲性肺炎球菌感染症（invasive pneumococcal disease：IPD）に対して高い予防効果を示しています．一方で，ワクチンに含まれない血清型によるIPDやその他の感染症が増加する現象（血清型置換）もみられます．

　わが国では，2013年4月に5歳未満の小児に対してb型インフルエンザ菌ワクチンと肺炎球菌結合型ワクチンが定期接種化されました．定期接種化後，インフルエンザ菌による髄膜炎は著減しましたが，肺炎球菌による髄膜炎は依然として一定数報告されています．また，肺炎球菌は5%ヒツジ血液寒天培地でα溶血性のスムース型コロニーを形成し，コロニー中央部が陥没型になるのが特徴ですが，血清型置換によって従来のコロニーとは異なる形態の株が増えています．例えば，ワクチンに含まれる血清型の株（19A型）と含まれない血清型の株（34型）のコロニー像を比べてみます（図1）．このように，ワクチンに含まれない血清型の一部はコロニーの特徴に乏しく，その他のα溶血性レンサ球菌（α-streptococci）との鑑別に苦慮することがあります．

3. 人とのつながり

　筆者は博士課程の研究として，ワクチン導入前後の肺炎球菌の疫学を調査しました．研究を進めるにあたって，2つの大きな壁に直面しましたが，人とのつながりによってその壁を乗り越えることができました．

　1つ目の壁は，スクリーニング検査として肺炎球菌の血清型を調べるためのスライド凝集法の手技でした．試薬の添付文書通りに検査を実施するものの，なかなかきれいに凝集がみられませんで

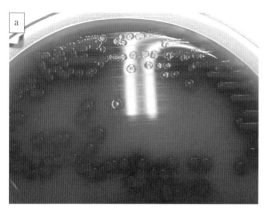 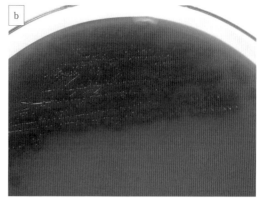

図1 肺炎球菌のコロニー比較
a．ワクチンに含まれる血清型の（19A型），b．ワクチンに含まれない血清型（34型）
ワクチンに含まれない血清型はコロニーが小さく中央部の陥没がみられないことがある．

した．困り果てた末に試薬メーカーに問い合わせたところ，検査にはコツがあるとのことでした．そこで，わが国でもっとも精通しているという本間康夫先生（社会福祉法人新潟市社会事業協会新楽園病院）をご紹介いただきました．わらにもすがる思いで新楽園病院に電話したところ，本間先生は見ず知らずの筆者を邪険に扱うことなく，丁寧に応対してくださいました．電話の後もスライド凝集法に適した培地の種類や培養の条件，検査の手技，スライドグラスの枠の大きさなど，検査のコツを詳細にご教授いただきました．そのおかげでスライド凝集法の手技を習得し，血清型のスクリーニング検査を実施することができました．本間先生のように1つの検査法の精度を追求し，その技術を他者に惜しみなく提供する姿勢は，臨床検査技師のあるべき姿として筆者も模範にしたいと思っております．

続いて2つ目の壁が立ちはだかりました．前述のスライド凝集法ではワクチン導入効果の判定に不可欠な血清型のサブグループを判定することができません．サブグループの判定には莢膜膨化試験が必要ですが，すべての抗血清を揃えるには数百万円を要し，実施するのは現実的に困難でした．心が折れかけていたところ，ある論文が目に留まりました．それは，学生時代に病院実習でご指導いただいた北里大学病院の二本柳伸先生が執筆された，肺炎球菌の血清型に関する論文でした．大学卒業後は全く連絡を取っていなかったものの，勇気を振り絞って二本柳先生に連絡し，筆者の研究について相談しました．すると，なんと北里生命科学研究所感染制御研究センターの花木秀明センター長に取り次いでくださいました．その後もやり取りを進めてくださり，北里大学で莢膜膨化試験を実施させていただくことが決まりました．20年近くも前に病院実習で顔を合わせただけの筆者に，惜しみなく支援してくださった二本柳先生には感謝の気持ちでいっぱいです．また，それを寛大な心で了承してくださった花木秀明センター長，多忙の中ご指導くださった鈴木由美子先生，財部裕季子先生にも深謝いたします．

多くの先生方の助けにより，博士課程の研究をやり遂げることができました．この研究で得たデータを活用し，現在は新たな研究を進めております．これら一連の研究は，肺炎球菌が紡いだ先生方とのつながりの賜物であり，新たな研究も必ず論文化して科学の一端に寄与したいと考えております．余談ですが，私が雲の上の存在として崇拝する小栗豊子先生も，学位論文のテーマが肺炎球菌であったということです．偶然とはいえ，大変光栄なことです．

◆次世代の後輩(若者)へのメッセージ

まず,臨床微生物検査が今後どのように変化するか考えてみましょう.近年の検査装置の進歩は目覚ましく,同定・薬剤感受性検査装置や自動血液培養装置は今やほとんどの微生物検査室で導入されています.さらに,簡便な操作で迅速に高精度の結果を得ることができる質量分析装置や全自動核酸増幅装置も普及しつつあり,最近では分離培地への自動塗抹装置,塗抹標本作成装置,ふ卵器,および同定・薬剤感受性装置が接続された結合型自動装置も登場しはじめています.今後も検査装置の技術革新は続き,従来の用手法による作業の多くは自動化されるでしょう.

自動化によって作業が省力化される一方で,われわれは社会から求められる能力を身に付け,それを発揮しなければなりません.それでは,社会から求められる能力とはどのようなものでしょうか.まず,臨床検査全般の知識と技術を有することがベースとなります.当然,感染症検査のスペシャリストとしての能力も重要であり,常に最新の知識と技術を吸収して臨床現場に最適な対応を選択することも求められます.医療人にふさわしい人間性や他職種と協調するコミュニケーション能力も必要です.つまり,これまでのように正確な検査結果を提供するだけでなく(それも大事ですが),感染症検査に関する専門家として診療支援の一角を担うことが求められると筆者は考えます.また,グローバル化が進む中で,世界に向けて情報発信するための国際力も重要なスキルの1つとなるでしょう.

読者の皆さまは「利他の心」という言葉をご存じでしょうか.京セラの創業者である稲盛和夫氏が経営哲学とされた精神で,自分を犠牲にしても他の人を助けようとする考え方です.利他の心で判断すると周囲から協力を得ることができ,視野が広くなって正しい判断ができるとされています.筆者はこれまで,少しでも人の役に立ちたいという「利他の心」が原動力となって様々なことに懸命に取り組んできました.振り返ってみると,その積み重ねが結果的に自身の成長につながっていると痛感しております.次世代を担う方々には,社会から求められる能力を研鑽するともに「利他の心」を持って仕事に取り組んでいただきたいと思います.

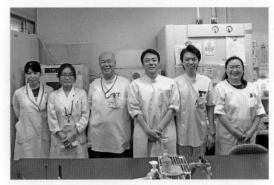

図2　微生物検査室をともに支えるスタッフ
微生物検査室のスタッフと筆者(左4人目)

◆略　　歴

学生時代

幼い頃から人体の構造や病気の発症メカニズムに興味を持っていた筆者は,1998年に北里大学医療衛生学部に入学しました.4年時の病院実習は3カ月という短い期間でしたが,二本柳先生ら目標とすべき素晴らしい臨床検査技師に出会いました.

慈恵大学に入職

2002年に東京慈恵会医科大学附属青戸病院(現葛飾医療センター)に入職し,7年間は生化学検査,免疫検査,血液検査,一般検査,部門システム管理,採血業務に従事しました.この間に得た臨床検査技師としての全般的な知識と技術は,現在の筆者のベースとなっています.若い頃に様々な経験をさせてくれた当時の上司には大変感謝しております.その後,2009年に微生物検査室に異動し,臨床微生物検査技師としての一歩を踏み出しました.2016年に微生物検査室の責任者として

附属第三病院に異動し，現在に至ります（図2）．

学術・研究活動

認定臨床微生物検査技師の資格取得のために論文を執筆したことで，研究の面白さと論文化された時の感動を知りました．研究のノウハウを体系的に学ぶため，2014年に東京医療保健大学大学院医療保健学研究科の社会人修士課程（感染制御学）に通学しました．当時，研究科長をされていた小林寛伊先生に師事し，そのグローバルなビジョンに感銘を受けました（図3）．また，ここで小栗豊子先生とお会いしたことも筆者に大きな影響を与えました．医療の基礎となる学識を深めるとともに研究をさらに追及するため，東京慈恵会医科大学大学院医学研究科博士課程に進学しました．所属した臨床検査医学講座の主任教授であった松浦知和先生，ご指導くださった政木隆博先生のおかげで2020年に無事に博士号（医学）を取得しました．博士課程の修了には英文誌への投稿が必須でしたが，これを経験し，やり遂げたことは大きな自信につながっています．

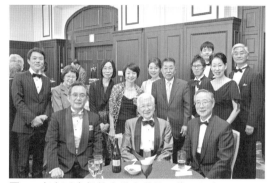

図3 東京医療保健大学大学院の修了記念パーティーにて
修士課程で師事した小林寛伊先生（前列中央），小栗豊子先生（後列左2人目）と筆者（後列左）

*　　*　　*

「臨床と微生物」と私の歩み

感染症の診療・検査・研究に携わる次世代へのメッセージ

満喫したβ-ラクタマーゼ研究

石井良和　ISHII YOSHIKAZU
●広島大学 IDEC 国際連携機構，The Center for Planetary Health and Innovation Science，環境遺伝生態学分野

◆注力した研究―β-ラクタマーゼ

1. β-ラクタマーゼとの出会い

　私が初めて研究に触れる機会をいただいたのは，長崎大学病院検査部細菌室の故山口惠三先生の教室でした．その当時，賀来満夫先生，入船賢治先生，草野展周先生，朝野和典先生が大学院生として在籍されており，その後，舘田一博先生，平潟洋一先生，松本哲哉先生，古谷信彦先生たちが入られました（図1）．

　私は，賀来先生からβ-ラクタマーゼの酵素学的検討に必要な基本的な手技を教えていただきました．それまでβ-ラクタマーゼのことは何も知りませんでしたが，実験と大学院生の皆様とのお付き合いが楽しく，毎日山口先生の研究室に通い続けました．以来40年間，β-ラクタマーゼとの付き合いが続いています．

　β-ラクタマーゼの魅力に取り憑かれたのは「薬剤耐性菌シンポジウム」に毎年参加するようになってからです．故井上松久先生，故三橋進先生，故橋本一先生から研究の奥深さとβ-ラクタマーゼの面白さを教えていただきました．

2. 異分野の研究者

　1992年に山口先生が主宰する東邦大学医学部微生物学教室に異動しました．当時の日本では基質特異性拡張型β-ラクタマーゼ（ESBL）産生菌は分離されていませんでした．私はβ-ラクタマーゼをより詳細に解析したいと考えていました．そこで，ペニシリン結合蛋白質（PBP）の研究の第一人者である東京大学農学部酵素学教室の故松澤洋先生と熊本大学発生医学研究所細胞複製の小椋光先生から研究の進め方などのご指導をいただきました．この時，習得した知識と技術，さらにご紹介いただいた異分野の研究者との交流は刺激的なものでした．

3. Toho-1（CTX-M-44）

　ESBL産生株を捉えるため，高感度かつ特異性の高い抗菌薬を探しました．その結果をもとに，「その抗菌薬に対して耐性を示す菌株が分離されたら連絡して欲しい」と東邦大学医療センター大森病院検査部にお願いしました．幸運にも開始から数カ月後の1993年11月，私が選択した抗菌薬に高度耐性を示す大腸菌が分離されたとの報告を受けました．当時，同様な薬剤感受性を示す大腸菌が分離されたとの報告が国内外でなされていました．私は，ESBL産生株らしい菌株を入手したことを口外せず，松澤先生のご協力をいただいて，解析しました．その結果，1995年にToho-1（のちにCTX-M-44と変更）と命名した酵素の基質特異性，DNA塩基配列などを報告することができました．それまでCTX-M-型酵素のDNA塩基配列は登録されていなかったので，私の報告が初めての報告となりました．これが私の学位論文となり，私のβ-ラクタマーゼ研究のスタートになりました．1996年にアルゼンチンのグループから，Toho-1とアミノ酸が1つ異なる酵素（CTX-M-2）のDNA塩基配列が報告されました．その後，松澤先生の研究室の大学院生だった井深章子先生（現神奈川大学）がToho-1のX-線結晶構造解析に成功して，1999年にESBLとして初めての結晶構造を報告しました．

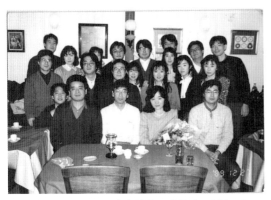

図1 長崎大学医学部臨床検査医学教室関係者（1989年12月）

4．Liège大学

1997年にベルギーのLiège大学で開催されたJean-Marie Ghuysen先生の退官記念シンポジウムに参加しました．このシンポジウムへの参加が国際共同研究への道を開くことになりました．Liège大学は，β-ラクタマーゼと細胞壁合成酵素の研究では世界最高水準であり，私が留学したいと考えている大学でした．そこで，Ghuysen先生の後任のJean-Marie Frère先生に直接「先生の下で勉強したい」とお話ししたところ，その場でご快諾いただくことができました．その後Moreno Galleni先生と準備をして，1999年5月から1年間研究し，日本では学ぶことができない，真のβ-ラクタマーゼについて勉強することができました．残念ながら私のLiège大学での研究は完結できませんでしたが，井深先生が私のLiège大学での仕事を引き継いでくださったおかげで，論文にまとめることができました．

Frère先生の研究室はとても大きく，博士研究員や大学院生，学部を合わせると約100人，教授クラスの教員が8人いました．私は，β-ラクタマーゼの研究で高名なGalleni先生およびAndre Matagne先生の3人で同じ部屋で研究生活を送りました．さらに，細胞壁合成酵素研究では第一人者のBernard Joris先生から膜蛋白質について教えていただく機会があったのも大きな成果でした．

Frère先生の研究室には多くの高名な研究者が頻繁に来られました．いまでもお付き合いいただいているKaren Bush先生やRex F. Pratt先生，Jean-Denis Docquier先生，Gian Maria Rossolini先生，Gianfranco Amicosante先生たちもLiège大学に留学しているときに知り合いになりました．

◆定年を迎えて

私は，東邦大学の教室員や大学院生たちに支えられてβ-ラクタマーゼの研究を続けてきましたが，2024年3月末で定年を迎えました．耐性因子をコードする遺伝子は，環境細菌内でプールされています．現在，私が所属する広島大学の研究室では，生態系の微生物に対して分子生物学的手法でアプローチしています．これまで私が行ってきた臨床微生物学とは異なる領域の丸山史人先生からチャンスをいただき，藤吉奏先生をはじめとする若い先生たちとともに，β-ラクタマーゼの研究を続ける機会をいただきました．この機会を大切にして，自分の研究の推進とともに若手研究者の育成に貢献できればと考えています．

◆異分野の研究者との交流も大切

研究を通じて海外の多くの人たちと交流することができます．私が初めて国際誌に投稿した論文の英語は，稚拙なものでした．Editorは，私の原稿の英語を100箇所以上にわたって修正してくださいました．そのEditorが来日した時，「あなたの論文は科学的には良かったが，英語が下手だった」といわれました．英語はもちろん上手な方が良いのですが，たとえ下手でも誠意を持って一所懸命伝えようとすれば，相手は必ず理解しようとして読んでくれます．論文では尻込みせずに正面から伝えたいことを述べれば良いと思います．ただ，論理が飛躍することと，自分と意見の合わない研究報告に対する攻撃は厳に慎まなければなりません．

また，異分野の研究者との交流も大切です．日本の研究者は，自身の専門領域のことはとてもよ

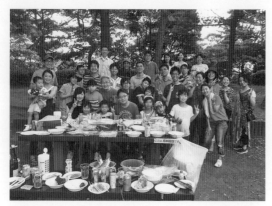

図2 東邦大学医学部微生物・感染症学講座関係者（2017年9月）

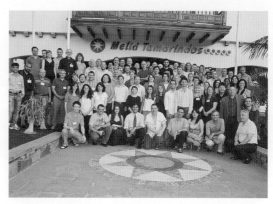

図3 「12th β-Lactamase Meeting」参加者（2014年6月）

く知っているのですが，学際的な交流に積極的ではありません．自分の研究を向上させるためには，異なる分野の考え方を取り入れることが大切な場合があります．異分野の研究者との議論では，使われる用語が理解できず，会話が成立しにくくなることもあります．ただ，お互いが勉強し合えば，必ず理解できます．私はこれまで，多くの研究者と学際的交流をしてきましたが，その中にはお互いのアイデアを出し合って独創的な研究に発展したこともあります．現在所属する国際連携機構 Planetary Health and Innovation Science センターは，広島大学における国際的・学際的研究の拠点です．これからも国際的かつ学際的な研究を，もう少しだけ続けたいと考えています．

　私は一生をかけて取り組める，β-ラクタマーゼという研究テーマと信頼できる仲間たちに巡り会えたことは，とても幸せなことでした（図2, 3）．皆さまも信頼できる仲間と出会い，その中で良い研究と巡り合うことができると思います．ぜひ，多くの人たちと関わり合いながら，苦しいことがあっても研究を続けていただきたいと思います．

◆略　歴

　私は日本大学理工学部薬学科（現日本大学薬学部）に入学しました．学生時代は勉強せず，クラブ活動に注力して体だけを鍛えていました．薬剤学教室に所属してハップ剤からの薬物吸収とその体内動態に関する研究をテーマとして卒業論文を書きました．私は，周りが活発に就職活動する中で，国家試験直前までクラブ活動をしていました．私が尊敬する先生のお一人である，故幸保文治先生にご紹介いただき，長崎大学病院薬剤部に入局しました．薬剤部では調剤業務をしながら抗てんかん薬の投与設計の支援もしていましたが，薬剤師には向かないのではないかと考えるようになりました．そのような時に故山口惠三先生と賀来満夫先生からお誘いいただき，1984年5月から検査部での研究を開始しました．1991年6月から1年間，長崎大学歯学部口腔解剖学第二講座（故高野邦雄教授）で解剖学と組織学の勉強をさせていただいた後に，1992年6月に東邦大学医学部微生物学教室に異動しました．途中，ベルギーのLiège大学で1年間過ごしましたが，30年以上にわたり東邦大学で研究と教育に従事してまいりました．2024年3月に定年を迎え，4月から広島大学でお世話になっています．

*　　*　　*

「臨床と微生物」と私の歩み

感染症の診療・検査・研究に携わる次世代へのメッセージ

真菌―多岐にわたり研究に取り組む―

石垣しのぶ ISHIGAKI SHINOBU

◆私と真菌の出会い

学会への参加は驚きの連続―真菌が研究テーマに

　私の研究テーマは真菌です．入職当初は血液検査に興味があり，幸運にも血液検査室に配属されましたが，やがて微生物検査室に異動となりました．微生物学は私の苦手な科目であり，本来興味があった部署からの異動ということもあり，悩んだ時期もありましたが，周囲の助言もあり，微生物検査に専念することを決意しました．異動後の2年目には，国内で酵母様真菌薬剤感受性パネルが導入されはじめたころで，先輩の検討データに加え，自らの研究を進め，臨床病理学会（現：日本臨床検査医学会）でポスター発表する機会を得ました．ポスター発表では，緊張しながらも滞りなく終えることができ，達成感を味わいました．学会は，多くの施設から臨床検査技師が参加し，日常業務で得た研究や症例報告を行っており，驚きの連続でした．それ以降，Legionella属菌やG群溶血性連鎖球菌，誤嚥性肺炎など，多岐にわたる研究テーマに取り組みました．

　真菌学の権威である山口英世先生との出会いもあり，日本医真菌学会に参加するようになり，真菌が私の研究テーマとなりました．振り返ってみれば，真菌の疫学的統計検討，酵母様真菌の薬剤感受性試験，培地の検討，稀な真菌の症例報告，質量分析装置を用いた真菌同定の性能評価など，様々な課題に取り組みました．抗真菌薬感受性試験の研究は，酵母様真菌FP'栄研'（栄研化学）や酵母真菌薬剤感受性キットASTY（極東製薬），ETEST®（ビオメリュー・ジャパン），ディスク法（日本BD）について行い，最小発育阻止濃度（MIC）の判定や自家製培地のpH調整などでの困難さを克服しながら進めることができました．

　また，発色酵素基質を利用したCandida属菌の分離培地について，当時，この培地を使用するにあたり，集落の色調から主要な菌種が識別できるということから，臨床材料から分離され同定された保存菌株を用いて検討を行いました．その結果，異なる菌種でも同じ色調を呈したり，同じ菌種でも異なる色調を呈するなどのピットフォールが明らかとなり，日常検査で用いる際に注意が必要であることが判明しました．それでも，この培地は，複数菌発育した時の見落としを防ぐ点や，一般細菌が多く含まれている検体では酵母のみ発育することから，再分離などの作業ステップを軽減する利点もあり，今後の臨床検査において重要な役割を果たすと感じました．

印象的な稀な真菌
―Malassezia属菌，P. boydii，C. bantiana

　稀な真菌の症例報告で印象に残っている菌には，Malassezia属菌，Pseudallescheria boydii，Cladophialophora bantianaがあります．Malassezia属菌については，日本医真菌学会での講演がきっかけで興味を持ちました．特にこの菌の特徴であるボーリングのピンのような形態（図1）と，脂肪乳剤の使用との関連性についての説明が印象的でした．ある時，中心静脈カテーテルから鏡検でこの特徴的な酵母様真菌を見つけ，Malassezia属菌の可能性を疑いました．その後，2枚のサブローデキストロース寒天培地を用いて分離し，そのままの状態とオリーブオイルを滴下した状態で比較培養したところ，オリーブオイルを滴下した培地で

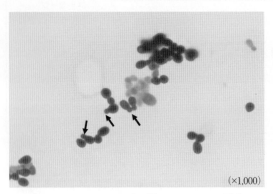

図1　ボーリングのピン様の *Malasezzia* 属菌

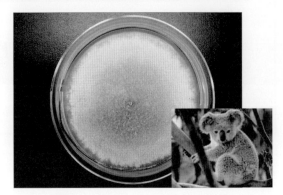

図2　*Pseudallescheria boydii* の集落

のみ集落の発育を確認しました．関東化学で開発されたばかりの *Malassezia* 属菌の簡易同定キットと遺伝子解析により，*Malassezia furfur* であることが判明しました．これをきっかけに，脂肪乳剤が投与されている場合に本菌による感染を念頭におく必要性と鏡検の重要性を強調する発表を行いました．

P. boydii は，多発性筋炎患者の化学療法中に喀痰および副鼻腔膿汁から発育が確認され，真菌性気管支肺炎と診断された症例があります．この症例では，主治医との密接なコミュニケーションがあり，*P. boydii* のコアラを思わせるような特徴的な集落（図2）が印象的でした．病態が長期にわたり変化し，最終的に患者が亡くなられたことは残念でしたが，臨床との連携が功を奏した症例でした．

C. bantiana に関する症例では，肺組織片スタンプ標本のグラム染色で菌糸を多数認め（図3），培養後に黒色の糸状菌が発育しました．質量分析装置にて *C. bantiana* と同定されたことから，主治医に *C. bantiana* の可能性があることを伝え，中枢神経系に影響を及ぼす可能性があったため，速やかに患者の頭部CTを実施しました．のちに遺伝子解析で *C. bantiana* と同定され，幸いにも脳膿瘍などの所見はなく，早期の診断と治療が可能となりました．これらの稀な真菌に関する症例報告を通じて，真菌検査の重要性と臨床との緊密な連携の重要性を再認識しました．

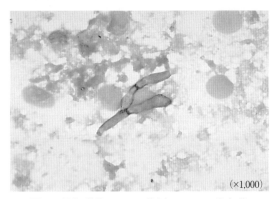

図3　肺組織片スタンプ標本のグラム染色像

質量分析装置を用いた真菌の同定に関する研究では，酵母様真菌や *Aspergillus* 属菌を中心に精度を確認しました．特に糸状菌の同定が形態学的手法から質量分析装置による手法に移行することで，技師の経験や技量に左右されることなく同定できる可能性が期待されました．酵母様真菌については，同定キットや発色酵素基質培地よりも詳細に，より短い日数で同定可能であり，ランニングコストも安価であることが明らかになりました．

一方で，糸状菌の同定は集落から直接行うのが困難であり，エタノール・ギ酸抽出法や液体培地による前培養が必要です．*Aspergillus* 属菌の同定精度は高いものの，データベースの不足から同定できない菌株も存在することが判明しました．さらに，前処理が煩雑であることから，前処理の簡略化を模索し，作業ステップを削減する方法を検

討しました．これらの成果は，初めての米国微生物学会（American Society for Microbiology：ASM）での発表（図4）につながりました．

◆臨床微生物検査（検査技師）を目指す次世代の後輩へのメッセージ

日々の忙しい業務に追われていると，つい患者さんの存在を忘れがちになります．しかし，私たちの検査データは，患者さんの治療や命に直結しています．マニュアル通りに作業することも大切ですが，自分が出した検査結果をじっくり確認し，異常がないか，臨床症状と合致しているかを考える時間を持つことも重要です．検査結果を理解し，より専門的な知識を身につけるために，外部の勉強会や講習会に積極的に参加することをお勧めします．それによって，自分の技術を向上させることができますし，資格試験を受けることで自分の実力を確かめる機会にもなります．

さらに，学会に参加して学術集会に出席することもおすすめします．そこで他の研究発表をみたり，新しい情報を得ることで，日常業務に新たな発見やアイデアを取り入れることができます．自分の興味があるテーマについても深く学び，発表することで自己成長にもつながります．国際学会にも挑戦してみてください．初めは英語に不安を感じるかもしれませんが，私も同じ経験をしました．ASMや欧州臨床微生物感染症学会（European Congress of Clinical Microbiology and Infectious Diseases：ECCMID）のような学会では，グローバルな最新情報を得ることができ，自分の研究成果を広く世界に発信するチャンスにもなります．学会での発表を論文として残すことで，専門分野への貢献ができるだけでなく，自信にもつながります．

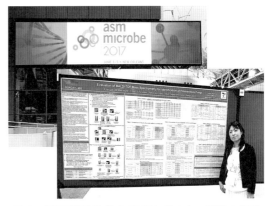

図4 「米国微生物学会2017」ポスター発表の筆者

私は論文をあまり残せなかったことを後悔しています．次世代の皆さんには，ぜひ自分の研究成果を論文として残し，専門分野の発展に貢献してほしいと思います．

◆略　歴

1990年，帝京医学技術専門学校 臨床検査学科を卒業し，帝京大学医学部附属病院に入職しました．1991年3月まで中央検査部にて全部署でのトレーニングを実施した後，血液検査室および微生物検査室に配属され，その後，感染制御部に従事しました．所属学会は，日本臨床微生物学会，日本臨床検査同学院，日本臨床衛生検査技師会，日本医真菌学会，米国微生物学会，欧州臨床微生物学会です．これまでに多くの研究成果を発表しています．東京都臨床検査技師微生物研究班では幹事を務め，日本臨床検査同学院では1級および2級試験の試験委員として後輩の育成にも尽力しました．現在，1級臨床検査士，2級臨床検査士，認定臨床微生物検査技師，感染制御認定臨床微生物検査技師の資格を有しています．

*　　　*　　　*

「臨床と微生物」と私の歩み

インフルエンザ菌と
インフルエンザ菌b型（Hib）ワクチン

石和田稔彦　ISHIWADA NARUHIKO
●千葉大学真菌医学研究センター感染症制御分野

感染症の診療・検査・研究に携わる次世代へのメッセージ

◆Hibワクチン導入により骨髄炎患者が激減

1. Hibとの初めての衝撃的な出会い

　インフルエンザ菌は，グラム陰性の短桿菌で莢膜株（a〜f型の6種類）と無莢膜株に分類され，その中で莢膜b型（Hib）株の病原性が最も強く，乳幼児に髄膜炎や急性喉頭蓋炎などの重症感染症を惹起します．私は千葉大学（千葉大）医学部在学中から小児感染症に興味があり，卒業後は千葉大小児科での研修を選択し，小児科の感染症研究グループに所属しました．医師になって2年目に出張した千葉市立海浜病院で当直中に，乳児の痙攣重積症の患者が救急搬送されました．細菌性髄膜炎を疑い髄液検査を行ったところ，白濁した髄液が採取され塗抹鏡検でグラム陰性短桿菌が多く認められました．翌日チョコレート寒天培地から，インフルエンザ菌b型が分離されました（図1a, b）．これがHibとの初めての衝撃的な出会いでした．患児は幸い一命を取りとめたものの，両側の高度難聴を残しました．難聴が判明した時のご両親の落胆した姿は今でも忘れることはできません．

　千葉大小児科の感染症グループではインフルエンザ菌を研究のメインテーマにしていたこともあり，髄膜炎など侵襲性感染症（血液，髄液などの無菌部位から細菌が分離される感染症）から分離されたインフルエンザ菌の血清型解析，薬剤感受性測定などを行い，毎年学会で発表していました．当時，米国ではすでにHibワクチンが普及し，劇的な予防効果をあげていました．しかし，日本ではHibワクチンは認可されておらず，国際学会で国内の状況を報告しても「なぜ日本はHibワクチンを導入しないの？導入した国ではもう過去の病気だよ」といわれ，じくじたる思いでおりました．1999〜2001年に現，国際協力機構（JICA）の感染症対策プロジェクトに参加し，西アフリカのガーナに長期滞在しました．ガーナではすでにHibワクチンが導入されており，複雑な心境であったことをよく覚えています．

　帰国後に千葉大小児科に戻り，2003〜2005年にかけて千葉県内の医療機関からインフルエンザ菌髄膜炎症例の血清型解析依頼が増えたことを実感したため，県内の侵襲性インフルエンザ菌感染症の全数調査を行いました．すると症例数が2倍に増えていました．また，インフルエンザ菌髄膜炎治療の第1選択薬である第3世代セファロスポリン系薬の，薬剤感受性の低下を示すβ-ラクタマーゼ非産生アンピシリン耐性インフルエンザ菌が急増していました．このような状況を生み出した要因として，もともと日本人小児がHibに対する防御抗体（抗PRP抗体）を有していない中で，薬剤耐性Hibの気道での保菌率が増加したことが考えられました．

2. ようやくHibワクチンが国内に導入

　このような状況の中，2008年12月ようやくHibワクチンが国内に導入されました．導入当初は任意接種であり，必要な4回の接種を行うためには3万円以上の費用がかかることから，接種率が低く侵襲性インフルエンザ菌感染症の患者数の減少は認められませんでした．しかしその後，全国的な公費助成制度の導入により，多くの市町村において無料でHibワクチンを接種することが可能となりました．接種率が高くなったことにより，ようやく患者数が激減しました（図2）．Hib

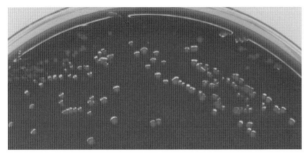
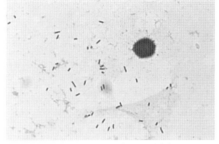

(a) チョコレート寒天培地上のHib　　　(b) 髄液中のHib（グラム染色）

図1　インフルエンザ菌b型（Hib）のコロニーとグラム染色所見

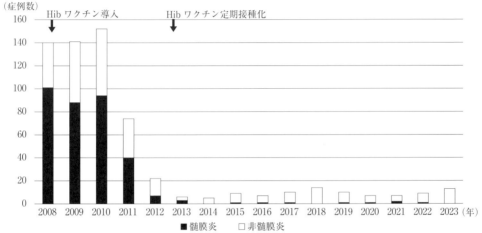

図2　侵襲性インフルエンザ菌感染症症例数年次推移（5歳未満小児　10道県）
2008年12月にインフルエンザ菌b型（Hib）ワクチンが導入されたが，当初任意接種であったため，接種率が低く患者数の減少は認められなかった．2011年以降，多くの自治体で公費助成制度が導入され接種率が上昇したことにより，髄膜炎も非髄膜炎（菌血症，急性喉頭蓋炎等含む）も激減した．2013年4月のHibワクチン定期接種化後も，症例数は20例以下で推移し，侵襲性感染症の主体も非髄膜炎となっている．
小児・成人の侵襲性インフルエンザ菌感染症の疫学情報 https://ipd-information.com/influenza/ より

ワクチンは2013年4月から定期接種化され，今ではもう日本でもHib感染症をみることはほとんどなくなりました．Hibワクチンは2024年4月からは，5種混合ワクチンとしてすべての子どもたちに接種が行われています．あと10年早くHibワクチンが導入されていれば，もっと多くの子どもたちの命を救うことができたのではないかと考えると残念でなりませんが，今後も高い接種率を維持するよう啓発を続けていきたいです．

　小児感染症を専門としてインフルエンザ菌とHibワクチン導入に関わり，その予防効果を実感できたことは自分にとってかけがえのない経験でした．同時に，どんなに良いワクチンでも広く使ってもらえなければその予防効果をひき出すことができないことも痛感しました．今後また，たくさんの新しいワクチンが開発されて子どもたちの命を守ってくれることが期待されます．今後も研究を通してワクチンの普及，啓発に積極的に携わっていきたいと考えています．

◆次世代へのメッセージ

「常識にとらわれない真理を追究する姿勢」と「人との出会い」を大切に

　私からは2つのことをメッセージとしてお伝え

します．1つ目は，常識にとらわれず真理を追究する姿勢を持っていただきたいことです．微生物は人間と違い，嘘はつきません．ある微生物が感染症を惹起し，適合抗菌薬を使用してもうまくいかない時には，何か通常と別のことが起こっているのでないか，それは何かを追究していただきたいと思います．

私がはじめて，β-ラクタマーゼ産生クラブラン酸/アモキシシリン（CVA/AMPC）耐性インフルエンザ菌（BLPACR）と遭遇したのは，小児の肺炎症例を通してでした．洗浄喀痰培養でインフルエンザ菌が純培養され，β-ラクタマーゼ産生菌とわかった時点でスルバクタム/アンピシリンを使用しましたが，患児は解熱せず呼吸状態も改善しませんでした．この症例を経験した1995年当時は，インフルエンザ菌のアンピシリン耐性はβ-ラクタマーゼ産生のみと考えられていました．臨床経過が改善しないことに疑問を感じつつ，再度洗浄喀痰培養を行ったところ，インフルエンザ菌が再び純培養状に分離されました．初回の薬剤感受性結果も2回目の感受性結果も同じでCVA/AMPC耐性でした．この症例を通して，一人ひとりの患者さんの診療を大切にして，それまでの常識にとらわれず，なにかおかしな現象を認めた場合にはそれを追究することの大切さを学びました．

2つ目は，人との出会いを大切にしていただきたいということです．千葉大小児科の感染症グループを立ち上げられた上原すゞ子先生（図3）は，研修医の頃から，私を国際会議も含めた多くの場所に連れていってくださり，多くの著名な先生方をご紹介してくださいました．そのことがきっかけとなり，長年の夢であったアフリカでの医療協力活動を行うことができました．また，Hibワクチンを開発された米国のJ. B. Robbins先生が来日された時には，ご紹介いただきワクチン開発や研究に関するお話を直接伺い，日本へのHibワクチン導入をあきらめてはいけないという意を強くしたことを記憶しています．

自分の人生が多くの人との出会いで築かれてい

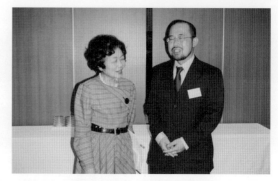

図3　上原すゞ子先生と著者

ったように，若い皆さんにも積極的に学会などで同じ目標に向かっている仲間や先輩，後輩と言葉を交わし，臨床や研究の輪を広げていっていただきたいと思います．私自身も，上原先生からしていただいたように人と人とをつなぐ役割を担っていきたいと考えています．本誌を読まれた方で，学会などでお会いしたときには本文をきっかけにして気軽にお声がけいただけると嬉しいです．よろしくお願いします．

◆略　　歴

東京都出身．暁星学園小学校，開成学園中学校，高等学校卒業．千葉大学医学部卒業（1990年）．以後，千葉大学医学部附属病院小児科，千葉市立海浜病院小児科，千葉県こども病院感染症科などで勤務しました．1999〜2001年，JICAガーナ感染症対策プロジェクトに参加しました．帰国後，千葉大学医学部附属病院小児科，2011年から感染症管理治療部に異動し，成人の感染症診療と病院の感染制御を担当しました．2014年に千葉大学真菌医学研究センターに異動し，臨床系の研究室（感染症制御分野）を立ち上げて現在に至ります．専門分野は小児感染症とワクチンです．資格としては，日本小児科学会認定専門医/指導医・日本感染症学会認定専門医/指導医・ICD・日本化学療法学会認定抗菌化学療法指導医・日本性感染症学会認定医・日本臨床微生物学会認定医を有しています．趣味は，バンド演奏（ベース担当），野球観戦です．

「臨床と微生物」と私の歩み

感染症の診療・検査・研究に携わる次世代へのメッセージ

血液培養，血液透析，MRSA

上原由紀 UEHARA YUKI
●藤田医科大学医学部感染症科

◆ 感染症学，臨床微生物学との出会い

　私が大学を卒業した頃は，まだ母校に残って研修をする人が多い時代でしたが，部活動の部長であった小児科教授の原田研介先生の勧めもあり，国立国際医療センター（現・国立国際医療研究センター）で初期研修を行うことにしました．国立国際医療センターはヒト免疫不全ウイルス（HIV）のみならず，各種感染症診療の一大拠点ですが，当時からHIV診療の拠点としての役割が大きかったです．ちょうどHIVに対して多剤併用療法が開始されたばかりでホットトピックであったこと，また21世紀になって日本の感染症診療を大きく変える名著を出される青木眞先生が勤務されていたこともあり，HIVのみならず感染症全般を勉強しなくてはという雰囲気が研修医の間にあり，今思えば，初期研修自体が感染症学や臨床微生物学に近づいた最初の経験でした．

　初期研修後は学生時代からお世話になっていた母校の臨床検査医学科に戻り，第二内科や救命救急センターへも出向して臨床検査専門医と内科認定医＋透析専門医を目指すことにしました．当時の母校は初期研修を終了したばかりの私でも相対的に「感染症にとても詳しい人」という状態でしたが，ちょうど臨床検査医学科では細川直登先生（現亀田総合病院）が血液培養2セット採取の推進や陽性例の診療に関するアドバイスを始めた時期であり，血液透析室の当番も行いつつ，次第に臨床微生物学について熊坂一成先生（現上尾中央病院）や細川先生，他の経験豊富な臨床検査技師さん方にご指導をいただくようになりました．

　その頃ちょうど，京都大学の臨床検査医学科を見学する機会をいただきました．飯沼由嗣先生（現金沢医科大学）が日々の活動についてご案内くださいましたが，それらの活動をきちんとデータベース化して科学的に医学論文としてあらわすことの重要性を強調され，また私もそれを痛感したのでした．そこで私も日々の血液培養に関連する仕事の内容を1年間しっかりと記録し，その成果を論文として示すこととしました．できあがったのは血液培養のグラム染色結果の正確性と，結果報告に治療や追加検査についてのアドバイスを付すことの有用性を検証した論文です[1]．結果としては，グラム染色でブドウ球菌を疑う場合とブドウ糖非発酵菌を疑う場合に有効な抗菌薬への変更が高率に行われていること，またAcinetobacter属はしばしば腸内細菌目との識別が難しいが臨床情報からそれを外さない治療が選択できることなどが判明しました．当時は抗菌薬適正使用支援（antimicrobial stewardship：AS）や診断支援（diagnostic stewardship：DS）という言葉はありませんでしたが，病棟に出向いて紙カルテをみながら一例一例担当医と相談していました．今思えばこの仕事はASやDSそのものであり，現在も変わらず私の仕事の重要な一部分です．

◆ 「透析＋MRSA＋感染対策」を研究テーマに

　その後は，検査室側からだけでなく検査室の外から感染症の勉強をするべく聖路加国際病院感染症科のフェローシップで学びましたが，将来のことを考えると大学教員として働ける力をより高める必要があると考え，フェローシップ修了後はメチシリン耐性黄色ブドウ球菌（MRSA）研究で名

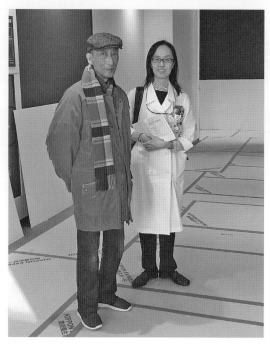

図1 順天堂大学大学院医学研究科 感染制御科学／微生物学の故平松啓一先生と

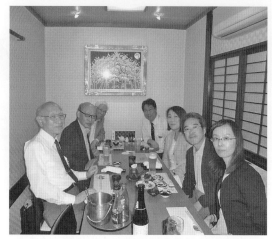

図2 日本大学医学部 臨床検査医学教室の恩師たちと

高い平松啓一先生が主宰する順天堂大学大学院感染制御科学に所属させていただくことにしました（図1）．しかし本格的な基礎医学の研究室では予想以上に戸惑うことが多く，研究テーマに悩む日がしばらく続きました．一方，母校で勤務している間に透析専門医も取得していた私は，週1回，臨床検査医学と腎臓内科学の両方の恩師である矢内充先生の勧めで透析クリニック勤務を続けていました．透析クリニックは市中と院内の中間にあり，また患者さんは高度の免疫不全状態にあることから，感染対策上はやや特殊な環境です．そこで「透析＋MRSA＋感染対策」というテーマは日本で検証されていなかったことから，これを最初の研究テーマとすることにしました．

その透析クリニックの院長先生は，新しいことにどんどん飛びつく方ではありませんでしたが，一方で大事なことは明確に見ぬいて迅速に実行される方でした．透析室の感染対策では肝炎ウイルスなどの血液媒介感染症伝播の防止が重要ですが，院長先生はその重要性を早くから認識され，透析患者さんごとに使用するベッドをできるだけ決めておくこと，透析の開始や終了はスタッフ2人1組で行うこと，患者ごとにスタッフは手指衛生を行って手袋を交換すること，透析終了ごとの機器の次亜塩素酸による拭き上げ，ベッド上に不織布を敷いて患者ごとに取り替えることなど，米国CDCが推奨する対策が早くから行われていました．私はこれらの対策がMRSAの伝播防止にも役立つことを明らかにできるのではないかと考えました．結果としては，透析患者さんのMRSA保菌率は1年目8.9%，2年目3.9%であり，すべてがCC5，SCCmecはtypeⅡかⅢで当時の典型的院内クローンが多かったものの，パルスフィールドゲル電気泳動では類似と判断される株は2組だけで，その透析クリニックで行われている予防策はMRSAの伝播防止にも役立っていることが示唆されました[2]．この研究では自分で同意書取得，鼻腔スワブ採取，培地作成，培養と一定のルールに従った釣菌，複数のPCR法を用いた病原遺伝子の検索，およびMLSTやSCCmec型別，パルスフィールド電気泳動法（PFGE）といったMRSAに関連する一連の分子疫学解析の手法を学ぶことができ，その後の様々なMRSAの分子疫学研究につながることにもなりました．そうい

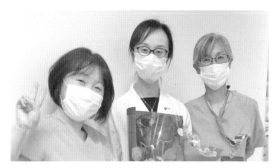

図3 頼れる聖路加国際病院臨床検査科マネージャー（技師長）たちとともに

う意味でもこの研究は自分のMRSA研究の初めの一歩にあたり，今も思い入れ深いものです．

◆次世代の若者へのメッセージ

眼前の物事から次の方向が見えてくる

　長々と自分のキャリアの紆余曲折を書いてみましたが，すでに臨床微生物学や感染症学に進むと決めている方にはひどく遠回りにみえるに違いないと思います．しかし，これらの領域が「相対的に好き」あるいは「それほど苦にならない」が進路を迷っているという方には，一歩踏み込んで薄い書籍や日本語の雑誌の特集を読んでみたり，勉強会に参加してみたり，身近な疑問点をまとめて学会発表してみたりすることなどから始めてみるのがおすすめです．次第に面白さがわかってきて，次にこんなことがしてみたい，ということがみえてくる可能性が高いので，ぜひ試していただきたいと思います．

　現在の環境やそれまでの経験を生かして少しずつつなげていくこと，また時にはそれらを求めて一時的に違う環境へ勉強に出たりすることも必要です．今思えば，ご指導くださった先生方には不義理や失礼を働いたことも多いのですが，私のいろいろな挑戦に際して寛容にサポートしてくださったことに感謝しています．自分が今一緒に仕事をしている若い方々にも，同様に接していきたいと考えているところです．

◆略　　歴

　日本大学医学部卒業，国立国際医療センター臨床研修医，日本大学医学部臨床検査医学科助手（第二内科や救命救急センターへの出向を含む），聖路加国際病院感染症科フェロー，順天堂大学大学院医学研究科感染制御科学／総合診療科助教および准教授，聖路加国際病院臨床検査科部長を経て2022年から現職（図2, 3）．

文　献

1) Uehara Y, Yagoshi M, Tanimichi Y *et al.*：Impact of reporting Gram stain results from blood culture bottles on the selection of antimicrobial agents. *Am J Clin Pathol* **132**：18-25, 2009.
2) Uehara Y, Kuwahara-Arai K, Hori S *et al.*：Investigation of nasal meticillin-resistant *Staphylococcus aureus* carriage in a haemodialysis clinic in Japan. *J Hosp Infect* **84**：81-84, 2013.

＊　　＊　　＊

「臨床と微生物」と私の歩み

感染症の診療・検査・研究に携わる次世代へのメッセージ

ウイルス性胃腸炎の臨床・基礎研究

牛島廣治　USHIJIMA HIROSHI
●日本大学医学部病態病理学系微生物学

◆ アジアおよび日本の各地（グローカル）におけるウイルス性胃腸炎の臨床・基礎研究

　私は雑誌「臨床と微生物」の編集委員，そして編集主幹を長きにわたり勤めてきました．その間，読者・執筆者・編集委員・近代出版の皆様のご協力，ご支援を戴きました．休刊にあたりこれまでのご厚意を心から感謝申し上げます．また，何らかの形でいつの日か復活することを期待いたします．

　2007年60歳で東京大学を定年退職し，その後2つの大学を経て2011年63歳から日本大学医学部微生物学教室と埼玉県新座市にある堀ノ内病院小児科に勤務しております．幾つかの病気を持ちながらも健康（？）で臨床と研究の二足の草鞋を履いた生活を17年間過ごしています．

　先輩方から50歳過ぎたら退職後の生き方について考えておくようにといわれたことがあります．また，ある先輩からは，「退職後の生き方は3つある．どれを選ぶか考えておきなさい」といわれたことがあります．すなわち，(1)仕事の延長上のことを行う，(2)全く新しい仕事に進む，(3)趣味やボランティア活動に進む．私は結果的に(1)の道を進みましたが，研究一筋という環境を作ることができず，研究を続けるためには研究費・活動費を得ることが必要となりました．定年退職後のことは，「多民族文化社会における母子の健康」（https://square.umin.ac.jp/boshiken/）の中の「国際協力と研究の歩み」から「あるがままの挑戦」に入りみていただければと思います．すなわち，環境の変化を受け入れながらも，行いたいことを進めております．

　私は1979年（臨床医になり7年目）にアラバマ州立大学微生物学教室に留学し，ブニヤウイルスの科，現在ではブニヤウイルス目の分子生物学的分類に携わりました．同時にその目の分子疫学の先駆けを経験しました．2年後，日本に帰国した時に属した帝京大学医学部小児科では，ヒトロタウイルスの細胞培養が始められていました．当時ロタウイルス（RV）のワクチンはまだなく，多くの子どもたちがRV胃腸炎による脱水，合併症で死亡していることを思うとこの分野の研究は魅力でした．下痢症研究グループの一員として分子疫学分野で研究を始めました．RVの場合，原理的にはマッチ棒先の赤い部分程度の便をSDS（石鹸の成分）の入った水に入れて混和後に遠心し，その上清をポリアクリルアミドゲル電気泳動（PAGE）し，銀染色（レントゲンフィルムの原理）するとはっきりと11本のバンドがみられます．すなわちSDSと遠心でウイルスその他の蛋白を除き，11本のdsRNAをPAGEで確認して診断するとともに泳動型が可能でした．その当時，先輩から「分子疫学は長年行うことによってわかることがあるものだ」「また検体を保存することは，必要不可欠」といわれました．現在では（RT-）PCR，遺伝子解析の手法が一般化され時代々々によってより深い研究が進んでいます．この結果は臨床，環境問題にフィードバックされています．

　一方，ウイルス抗原・抗体をイムノクロマト法（IC法）で行う技術が開発されました．RVは細胞培養が可能であることから，またその抗体はRVの多くの型と反応するためIC作製は容易な方でした．しかしノロウイルス（NoV）は細胞培養が

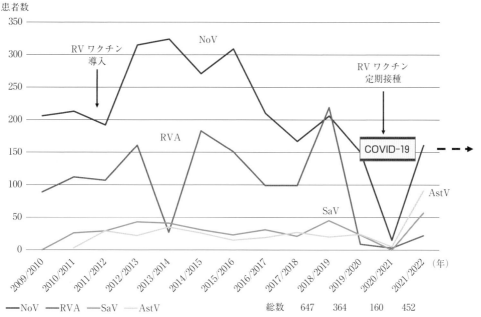

図1 わが国の小児科クリニックにおけるウイルス性胃腸炎の4ウイルス（ロタウイルス，ノロウイルス，サポウイルス，アストロウイルス）の患者数

一般にノロウイルス（NoV）患者数がロタウイルス（RV）患者数を超えている．ワクチン接種が任意の2013/2014年にRV患者減少．しかし2018/2019年はRVがNoVと同数．これはワクチン未接種者の学童の間でG8P[8]，G9P[8]の流行がみられたことによる．COVID-19パンデミックとRVワクチンの定期接種によりRV感染者は激減し，それが続いている．COVID-19パンデミック後，サポウイルス（SaV），アストロウイルス（AstV）のアウトブレイクが地域によってみられるが全般的にはNoVが多い．研究としては各ウイルスの遺伝子型の変異についても調べている．

難しく，バキュロウイルス（蛾のウイルスで，蛾の細胞内に大量に産生される）を用いて蛾の細胞でNoV様粒子（VLP）を作製し，その抗体を用いてキットができました．抗体も汎用性のあるMabが求められそれに成功しました．現在は，キットの未開発なアストロウイルス（AstV），サポウイルス（SaV）について開発を進めています．

ところで，ウイルス性胃腸炎では，ウイルスが糞便中に排泄されると同時に体内にウイルスが入り込むことは容易に推定できます．私たちは，下痢症ウイルスのウイルス血症，ウイルス尿症，ウイルス蛋白・遺伝子血症を報告しております．種々の臓器に急性の障害をきたすことはわかっていますが，慢性疾患・後遺症などについてはもう少し研究が必要と思っております．

RVの細胞培養は世界に先駆けたものの，ワクチンは残念ながら先を越されました．NoVのVLPはカイコに感染します．これを用いて食べるワクチン（VLPの精製あるいは昆虫食）が可能ではと期待しているところです．当然あと残るのは下痢症ウイルスの特異的な治療薬です．栄養状態，衛生環境の改善によって，下痢・脱水などによる死亡は少なくなりましたが，治療薬も視野に入れたいと思っています．

◆若い人への提言

私は，自然豊かな佐賀から東京の大学を出て，小児科医となりました．途中で大学紛争を経験しました．もともと生物が好きで，特に実験が好きでした．その結果，今でも臨床と基礎研究の両面を持ちながら生活を続けています．ただ私の基礎研究は現在では，下痢症ウイルスの分子疫学や診

表1 胃腸炎ウイルスの検査および分子疫学の流れ
（主にロタウイルス，アデノウイルス，ノロウイルス，サポウイルス，アストロウイルス）

迅速診断	分子疫学法（研究として）
材料　糞便	材料　糞便（血清　髄液　など）
方法　イムノクロマト法（IC法） 　　　リアルタイム-PCR法	方法　PCR法（逆転写-，multiplex-，nested-） 　　　遺伝子解析 　　　次世代シークエンス
注意点 ・市販のIC法はロタウイルス，ノロウイルス，アデノウイルスの抗原検査 ・偽陰性，偽陽性のこともある ・検査ウイルスが限られている	注意点 ・自分でプライマーのデザインができる ・多種多様なウイルスに利用できる ・一般に検査に時間がかかる
我々の新しい研究 ・ノロウイルスICキット開発 ・診断法の評価	我々の新しい研究 ・日本，アジアの下痢症ウイルス分子疫学 ・血液，髄液等中のウイルス抗原，遺伝子 ・multiplex RT-PCR（疾患別多種のウイルス診断） ・変異ウイルスの発見

断法の開発研究が中心となっています．今の下痢症ウイルスの分子疫学研究の研究材料は帝京大学病院で一緒の研究室にいた方やその時からのお付き合いがあった臨床医の先生が長年患者便の採取に協力してくださったおかげです．また，国立感染症時代の研究仲間の方から大きな刺激を受け，特に動物や環境からの感染の研究にも進んでいくきっかけになりました．米国での留学は，ブニヤウイルスを通じてウイルスの分子疫学を進めることになり，さらに国際間の共同研究の先駆けとなりました．東京大学では国際保健学専攻の中での発達医科学で，国内外からの大学院生が集まり，特にアジアの感染症に目を向けてくれました．若い方へのメッセージとしては，もう少し詳しく書いたものとして前述の「多民族文化社会における母子の健康」(https://square.umin.ac.jp/boshiken/) の中の「NPO国際健康開発」，さらにその中の「若手ドクターへの提言」に書いております．

若い方への提言として①Health ②Dream ③Challenge ④Together ⑤Step by Step ⑥Develop sense of science（英語として正しく言い表しているかわかりません）をお伝えします．すなわち，①健康であること．研究のアイディア作成，継続は野外での研究のために必要なことです．また体を壊した場合の対処についても良く知って実行することは健康を取り戻すために必要です．②研究を行う動機があると思います．常に夢を持ち，夢は修正されるかも知れませんが少なくとも向上する気持ちが必要です．③夢を持っていて挑戦する必要があります．一歩でも前に進むことと思います．④最近の研究には，色々な技術・機械・情報・材料などが必要です．より質の高い研究をできるだけ早く出すために共同研究が必要です．⑤格言に「千里の道も一歩から」とあるように身近なところから始めましょう．少しずつ，確実に進めていくということです．⑥科学を行う人はその方面のSenseというのが必要と思います．例えば砂利道，砂の道を歩いていて，その中からダイヤモンド（貴重なもの）を見出す感覚です．努力は大切ですが，もう一歩進めるためには，新しいものを見出せる力を養うことと思います．

その他，過去の経験から格好良いことを書いているかもしれませんが，どなたにおいてもある決断をしなければならないことがあります．選択が良かったかはわからなくても多くは前向きに進んで行くことと思います．私自身，胃腸炎ウイルス

の研究をまわりから支えていただきながら 45 年ほど進められたのはありがたいことでした．

◆略　　歴

　1946 年（昭和 21 年）佐賀県佐賀市で生まれ，佐賀県立佐賀高校卒業．1972 年（昭和 47 年）に東京大学医学部医学科卒業後，同附属病院，帝京大学病院小児科等で勤務（臨床と免疫，ウイルスの研究）．1979 年（昭和 54 年）に米国アラバマ大学微生物学室研究員（ブニアウイルスの研究）．1981 年（昭和 56 年）に再度帝京大学小児科等で胃腸炎ウイルスを中心に研究しました．1987 年（昭和 62 年）から国立予防衛生研究所外来性，エイズウイルス，腸内ウイルスの室長．1993 年（平成 5 年）に国立公衆衛生院衛生微生物学教室部長・教授としてウイルス性胃腸炎研究と地方衛生研究所微生物学研修事業に従事．1995 年（平成 7 年）に東京大学大学院医学系研究科国際保健学専攻発達医科学／母子保健学教授．2007 年（平成 19 年）東京大学名誉教授とともに鹿児島国際大学，藍野大学教授を経て 2011 年（平成 23 年）から日本大学医学部客員教授．現在，上席研究員（胃腸炎ウイルスを中心とした研究）と埼玉県新座市堀ノ内病院小児科勤務　（専門）小児科，感染症特にウイルス性胃腸炎，母子保健学［社会活動］日本小児感染症学会元理事長，日本母乳哺育学会理事長，日本ウイルス学会・日本感染症学会評議員等を務めています．

* 　　 * 　　 *

「臨床と微生物」と私の歩み

感染症の診療・検査・研究に携わる次世代へのメッセージ

小児マイコプラズマ感染症の研究をライフワークとした私の歩み

大石智洋　OISHI TOMOHIRO
●川崎医科大学臨床感染症学教室

はじめに

　私は，現在，川崎医科大学臨床感染症学教室に勤務しております．大学では本日のテーマの中心となる臨床研究をはじめ，学生の講義なども担当しています．同大学附属病院では臨床感染症科の医長として，成人向けの渡航・ワクチン外来診療や主に入院患者さんの感染症に関するコンサルテーションを受けております．また，感染管理室長として病院全体の感染対策業務を行っており，特にこの業務では，臨床検査技師の先生方に大変お世話になっています．そして，もともと小児科医であったため小児科特任部長も併任しており，小児科外来診療業務も行っています．

　私の現在の研究テーマは，小児マイコプラズマ感染症です．このテーマを私の研究テーマ，すなわちライフワークにするまでの経緯やきっかけを紹介させていただきたいと思います．

◆ 注力してきた研究テーマ ─小児マイコプラズマ感染症

1. 感染症の専門を目指して学ぶ

　私は新潟大学医学部を卒業後，大学病院や市中病院で臨床研修を積みました．ですが，現在専門にしている感染症分野は市中病院などでも探求でき，広く貢献できるという認識のもと，まずは感染症をサブスペシャリティにしたいと考えました．

　医師になってから5年目に，内山聖教授（当時の新潟大学小児科）のご高配により，感染症専門を目指し，国立病院機構東京医療センターで当時の小児科部長の岩田敏先生（元日本感染症学会理事長），そして北里大学感染症学教室で，当時の同教室砂川慶介教授（元日本臨床微生物学会理事長および元日本感染症学会理事長）のご指導の下，感染症診療の専門医としての考え方や，研究を行う際の基礎となる，培養検査やPCRなどの手法について，一からご指導いただきました．

　一旦地元の新潟県に戻った後，さらに感染症分野で研鑽を重ねるべく，当時の北里研究所抗感染症研究センター（現北里大学大村智記念研究所微生物資源研究センター）の花木秀明教授のご指導の下，感染症分野の基礎研究を学びました．

2. マイコプラズマの研究をライフワークに

　新潟県に戻ってから，再度市中病院での診療を主に行っていましたが，病院診療において，学童や若年成人を中心に発生する市中肺炎の1つであり，流行時には市中肺炎全体の20〜30%を占めることもあるマイコプラズマ肺炎の症例を多く経験しました．その際に，たまたま新潟県に講演に来られていた当時JR札幌病院の成田光生先生（現札幌徳洲会病院）にお話したところ，臨床検体の送付によりさらなる解析をしていただけることになり，成田先生に解析していただくことによって，英語論文も執筆させていただくことができました[1,2]．また，北里大学感染症学教室研修中にお世話になった野々山勝人先生より「感染症の中でもライフワークになるような，自分がスペシャリストになるものをみつけるべきである」とアドバイスをいただいていたこともあり，自分自身もライフワークになるような研究テーマを設置しようと考えるようになっていました．まさにこのマイコプラズマこそ，自身のライフワークになるのではと考えました．

3. マイコプラズマ研究を学びに海外へ

その後，新潟大学に赴任することになりました．大学ではこれまで学んだ手法をもとに，臨床検体を用いた遺伝子検査等に従事しました．この頃から，マイコプラズマの研究会などにも顔を出すようになった折，ちょうど海外からマイコプラズマ研究の第一人者の先生を招いての講演会があり，参加しました．その折にお越しいただいておりましたフランスのBordeaux University（ボルドー大学）のセシル・ベベア教授のところで，海外でのマイコプラズマ研究を学んでみたいと考え，新潟大学小児科齋藤昭彦教授のご高配により留学をさせていただくことができました．

ボルドー大学では，The development of Mycoplasmal and chlamydial infections 教授のセシル・ベベア先生のご指導の下，私が収集した *Mycoplasma pneumoniae* の株について，分子疫学的解析の手法を学びました．フランスのラボでは，私以外のスタッフはすべて女性が従事しており，女性の人権について世界に先駆けて検討してきたフランスはさすがだな，と感じました．そして，いろいろな国の方がラボに従事していましたので，いろいろな角度からの考え方も学ぶことができました．日本で検出された *M. pneumoniae* の分子疫学，具体的には multilocus variable-number tandem-repeat analysis（MLVA）法を用いた解析を施行したのですが，当然ながらフランスはじめ他国由来の株とは全く異なっており，感染症はやはりグローバルな視点で検討する必要があるのだと実感ました．それとともに，*M. pneumoniae* の研究を自分のライフワークにしようという気持ちが固まりました．

4. 小児マイコプラズマ感染症を一番多く扱っているところで研究

帰国後は *M. pneumoniae* の研究を今後どのように進めていこうとかといろいろ思案しておりました．せっかくであれば（小児科医ですので），小児マイコプラズマ感染症を日本で一番多く扱っているところに行きたいと考えました．2008年より日本全国から小児マイコプラズマ感染症由来の *M. pneumoniae* を収集していた当時の川崎医科大学小児科学教室尾内一信教授（現川崎医療福祉大学教授）の指導の下，2015年より従事することになりました．

私が赴任した当初より川崎医科大学小児科学教室でのラボでは，すでに数百株の *M. pneumoniae* 株が保存されておりました．*M. pneumoniae* は，ちょうど2011〜2012年に大きな流行があり，その折に世間にも周知されるようになりました．大きな流行と同時に，治療薬であるマクロライドに薬剤耐性を示す *M. pneumoniae*〔マクロライド耐性 *M. pneumoniae*（Macrolide-resistant *M. pneumoniae*：MRMP）〕の増加が問題となっていました．MRMPは2000年より検出され始め，マクロライド耐性を獲得する機序としては，マクロライド系薬の結合部位であるドメインVの23SrRNAの点突然変異であることが知られていました．同教室では，日本全国の小児医療機関から取集された15歳以下の小児由来の鼻腔ぬぐい液を用いreal-time PCR法にて *M. pneumoniae* を検出し，さらにダイレクトシークエンス法により23S rRNAのドメインVにおける2063，2064，2617番目の遺伝子変異を検索する手法を用いておりました．また，他施設においてマクロライド系薬のみならず，キノロン系薬やテトラサイクリン系などの治療薬の薬剤最小発育阻止濃度（minimum inhibitory concentration：MIC）の測定も施行しておりました．

5. *M. pneumoniae* についての解析のテーマにて文部科学省科学研究費も獲得

同教室ではすでにそれまでの症例数やマクロライド耐性率の推移のデータにつき，2011年の大流行ではマクロライド耐性率が81.8％まで上昇したことや，マクロライド耐性遺伝子変異部位は，90％以上がA2063G変異（2063番目のアデニンがグアニンに変異）であったことを，株を収集してく

ださった先生方や学術集会にて公表しておりましたので，この研究および解析を自身の手で継続していくことと，こちらのデータを論文にまとめる作業に着手し，論文投稿いたしました．

そして，M. pneumoniae についての解析のテーマにて文部科学省科学研究費も獲得することができたので，これまでの症例数およびマクロライド耐性率の解析に加え，培養法を用いた実験や，他施設に依頼していたMIC測定の自施設での施行を行うようになりました．

6．同じ研究テーマの先生方との出会い

また，マイコプラズマを専門に研究するようになってから，国内外のマイコプラズマ関連の学会にて参加，発表するようになり，そちらで同じくマイコプラズマの研究をしている先生方と多く知り合えるようになりました．そして，国立感染症研究所でマイコプラズマを専門に研究されております見理剛先生にいろいろご指導いただけるようになり，分子疫学的手法としての，M. pneumoniae の気道粘膜接着部位であるP1蛋白の構造遺伝子による遺伝子解析を，当教室の収集株について施行していただけることになりました．ちなみに，この遺伝子解析では，主に2つのタイプに分かれ（TypeⅠおよびTypeⅡ），これまで約10年ごとに，検出される主なタイプが入れ替わっていることが報告されておりました．

7．2つの大きな流行を比較しわかったこと

私が川崎医科大学に赴任した後，2015～2016年にも2011～2012年以来の小児マイコプラズマ感染症の大きな流行がありました．その折は，すでに述べたように様々な新たな解析を行うことで，2つの大きな流行において異なる点がいくつかあることがわかりました．

まず，マクロライド耐性率において最初の流行が落ち着いた後，一旦40％前後まで低下しましたが，再度の流行によりマクロライド耐性率も再度増加しました．しかしながら，2度目の流行では最大で65.3％にとどまりました．それぞれの流行時のM. pneumoniaeの株につき，P1蛋白の遺伝子解析を施行していただいたところ，最初の流行では90％以上がtypeⅠであったのですが，2回目の流行ではtypeⅡが約半数を占めるようになりました．さらにこの遺伝子解析とマクロライド耐性遺伝子の有無を照合すると，typeⅠではほぼすべての株がマクロライド耐性遺伝子変異を認めたのに対し，typeⅡではほとんど認めていませんでした．つまり2回目の流行時に1回目ほどマクロライド耐性率が上昇しなかったのは，新たにマクロライド耐性遺伝子変異のないtypeⅡが増加してきたため，相対的にマクロライド耐性率が1回目ほど上昇しなかったと考えられました[3]．

マクロライド耐性率の変化はこのような分子疫学的な面から説明できることと，もう1点，ガイドライン[1]の啓発により，マイコプラズマ感染症に対する治療薬の使い方が変化したことがあげられます．具体的にはマクロライド系薬を使用しても48時間以上解熱を認めない場合は，キノロン系薬やテトラサイクリン系薬を使用する例が増えることで，効果のある抗菌薬によるMRMPの除菌ができたことがあげられます．

しかしながら，マクロライド以外の抗菌薬の使用が増えれば，当然，これらの抗菌薬に対する耐性菌が懸念されます．このため，当教室にて2つの流行において分離された株につき，マクロライド系薬，キノロン系薬，テトラサイクリン系薬の薬剤感受性試験を施行いたしました．すると，キノロン系薬およびテトラサイクリン系薬においては，明らかな耐性菌（すなわち明らかにMICの高い株）は存在せず，また，両薬剤のMICは，両期間で明らかな差がないこともわかりました[4]．

8．抗菌薬がMRMPの出現に大きく関わっていることを解明

その後，COVID-19の流行も相まって，マイコプラズマ感染症の症例数は減少し，しばらくは流行を認めなくなりました．その期間「そもそも，

なぜ2000年になって急にMRMPが出現し始めたのか」という疑問を解決したくなりました．この時期までにいくつかのマクロライド系薬が開発され，使用されるようになりました．その1つであるアジスロマイシン（azithromycin：AZM）は，半減期が長く，長期間低濃度で体内に残存するため，抗菌薬の低濃度暴露が薬剤耐性を生じるのではないかと仮説を立てました．

そこで近年検出された，マクロライド系薬に感受性のあることがすでに判明している *M. pneumoniae*（type Ⅱ）を用い，MICよりわずかに高い濃度のAZM含有の培地へのこれらの株の培養を2回繰り返したところ，マクロライド耐性部位で最も頻度の高いA2063G変異のMRMPが検出されました[5]．このように抗菌薬がMRMPの出現に大きく関わっていることがわかりました．

おわりに

小児科医になり感染症を専門にしようと志してから，なかでもマイコプラズマの研究をライフワークにしようと決めたこと，その研究ができる環境に身をおいて，課題解決のための研究を進めていったことなどを述べさせていただきました．

マイコプラズマは細胞壁がない，培養に長時間を有するなど，一般細菌とは異なった特徴を持つため，その扱いが難しいのです．ですが難しいからこそやりがいもあります．また，あくまでも細菌の一種ですので，これまで一般細菌では明確にならなかった性質などが今後，一般細菌の謎を解きあかす鍵になるかもしれません．今後も少しでもいろいろな面で貢献できるよう，マイコプラズマの研究に精進していきたいと思います．

最後になりますが，これまで私をご指導いただきましたすべての先生方にこの場をお借りして，厚く御礼申し上げます．

◆次世代へのメッセージ

慣習にとらわれずに自分が本当にやりたいことを—

私は臨床医として市中病院に勤務しながら，40歳になってから大学勤務になり研究を進めていった，それほど多くはないコースをたどったと思います．また，今でこそ小児科領域でも感染症専門を志す方は少なくないですが，当時は，国内の小児科医では感染症は日常診療でどの医師も遭遇する疾患のため，知っていて当たり前という雰囲気もあり，あえて感染症を専門にするという医師はかなり少ないのが現状でした．

環境は時代とともにこれからも変化していく可能性があります．次世代を担う皆さんにはこれまでの慣習などにとらわれずに，自分が本当にやりたいこと，これであればライフワークにできるというものがみつけられるまで，いろいろなことにチャレンジしていただきたいと思います．

最後に，最近特に思うことは，他者の論文データなどを検索してそれを紹介したり，批判したりすることに長けている先生方はそれなりに見受けられるのですが，自身でわからないことを解決し，データを出そうというリサーチマインドを持った先生方が，私の若い頃に比べ少ない印象があります．ぜひ，そのリサーチマインドを持ち続ける先生方がこれからも増えることを期待して，私のメッセージに代えさせていただきたいと思います．

◆略　　歴

1996年新潟大学医学部を卒業し，新潟大学医学部小児科学教室に入局．新潟大学附属病院（現医学部医歯学総合病院）にて研修後，新潟県内の市中病院にて研修を行い，2000年より感染症の研修のため，国立病院機構東京医療センターでの研修を皮切りに北里大学医学部感染症学教室，北里研究所抗感染症薬研究センターでの研修を経て，2011年より新潟大学医歯学総合病院特任助教，2012年より同助教．2014年にBordeaux UniversityのThe development of Mycoplasmal and chlamydial infectionsに肺炎マイコプラズマの研究のため留学．2015年より川崎医科大学小児科学講座講師，2018年より同准教授．2022年より川崎医科大学臨床感染症学教室主任教授．2024年より川崎医科大学附属病院院長補佐．

資格は医学博士の他,日本小児科学会認定小児科専門医,インフェクションコントロールドクター,日本感染症学会認定感染症専門医,日本感染症学会認定指導医,抗菌化学療法認定指導医,日本小児科学会指導医,日本小児感染症学会指導医を取得.

所属学会および役職は,日本マイコプラズマ学会(副理事長),日本小児感染症学会(理事),日本感染症学会(評議員),日本化学療法学会(評議員),日本環境感染学会(評議員),日本小児科学会.

主な専門分野は,小児感染症,呼吸器感染症,抗菌薬,ワクチン,院内感染対策.

文献

1) Tomohiro Oishi, Mitsuo Narita, Kou Matsui et al.：Clinical implications of interleukin-18 levels in pediatric patients with Mycoplasma pneumoniae pneumonia. J Infect Chemother 17：803-806, 2011.
2) Tomohiro Oishi, Mitsuo Narita, Hitomi Ohya et al.：Rhabdomyolysis associated with antimicrobial drug-resistant Mycoplasma pneumoniae. Emerg Infect Dis 18：849-851, 2012.
3) Takaaki Tanaka, Tomohiro Oishi, Ippei Miyata et al.：Macrolide-resistant Mycoplasma pneumoniae infection, Japan, 2008-2015. Emerg Infect Dis 23：1703-1706, 2017.
4) Oishi T, Takahashi K, Wakabayashi S et al.：Comparing antimicrobial susceptibilities among Mycoplasma pneumoniae isolates from pediatric patients in Japan between two recent epidemic periods. Antimicrob Agents Chemother 24：e02517-18. doi: 10.1128/AAC.02517-18, 2019.
5) Tomohiro Oishi, Nemu Hattori, Daisuke Yoshioka：Novel knowledge of macrolide resistance in Mycoplasma pneumoniae by azithromycin exposure. Microorganisms 12：218, 2024.

* * *

「臨床と微生物」と私の歩み

感染症の診療・検査・研究に携わる次世代へのメッセージ

感染症診療を支える「コンシェルジュ」を目指して

大楠清文 OHKUSU KIYOFUMI
●東京医科大学微生物学分野

◆思い入れの強い微生物と「師匠との出逢い」

1. インフルエンザb型

　私の思い入れの強い微生物は「インフルエンザ菌b型（Hib）」でした．臨床微生物検査に携わるようになった千葉県こども病院検査科勤務時代は，Hibワクチンがまだ導入されていなかったため，Hibによる髄膜炎や関節炎などの全身感染症に遭遇することがありました．千葉県こども病院は第三次施設で，患児がすでに抗菌薬の先行投与を受け，塗抹・培養検査では診断できない症例を多く経験しました．

2. 師匠を超えたい思いもあり，留学を志すように

　2001年当時は，感染症の迅速診断として核酸増幅法が臨床検査室の現場で一般的に使用されていませんでした．そうした背景から，遺伝子学的診断法の修得と米国の臨床微生物検査体制を学びたいと思い，留学を志すきっかけとなりました．そしていま振り返れば，私に臨床微生物検査の魅力を伝授してくれた千葉県こども病院検査科長の川上浩氏（図1）との出逢いは，留学への一歩を後押ししました．川上師匠は，私の仕事のモットーである「菌は生き物だ」「菌は嘘つかない」「患者情報から起炎菌を想定せよ」のすべてを伝授してくれた恩師です．留学の本当の目的は，日本でこのまま仕事をしても川上師匠を超えるとはできない，師匠を超えたいというのが一番の理由だったかもしれません．

　千葉県こども病院検査科勤務時代には，小児期感染症の診断と治療に貢献すべく日常業務のかたわら検討を行い，論文執筆を行いました．その中で，①髄膜炎，関節炎などの全身感染症の診断における免疫学的抗原検出法とグラム染色法の併用は原因菌推定の精度を著しく向上させ，早期治療開始に極めて有用であることを明らかにしたことや，②日常検査における費用対効果を向上させるべく，グラム陰性桿菌の簡易迅速同定アルゴリズムを考案しました．本法は米国微生物学会（ASM）の「Manual of Clinical Microbiology 8th」および同9thにも引用・紹介されました．留学の約2年前，1999年にシカゴで開催されたASM（当時はASM General Meeting）で演題発表を行い，その際に知り合ったロサンゼルス小児病院（CHLA）の臨床微生物検査室の責任者 Ms. Hisae Nakayamaに米国の臨床微生物検査の事情を教えてもらい，翌年の2000年にASMがちょうどロサンゼルスで開催されたため，演題発表と同時にロサンゼルス小児病院（CHLA）と南カリフォルニア大学（USC）の施設見学を交渉しました．その際にCHLA検査部長＆USC教授のDr. Inderliedと面談し，研究留学したいという強い意志と熱意を伝えました．その後，約1年間継続的に交渉を重ね，正式に留学の許可を得ることができました（給与は年間約3万ドル）．

3. 留学中も常に「臨床」を意識した研究を実践

　USC＆CHLAでの留学期間中も常に「臨床」を意識して，最新の遺伝子解析技術と臨床の視点をリンクした検討や研究を実践しました．具体的には，①HIV陽性の播種性 *Mycobacterium avium* complex（MAC）感染患者のコロナイゼーションと感染に関する研究，②インフルエンザ菌性髄膜

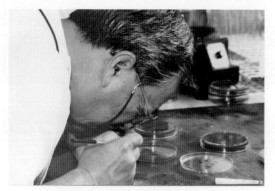

図1　臨床微生物検査の師匠「川上浩氏」

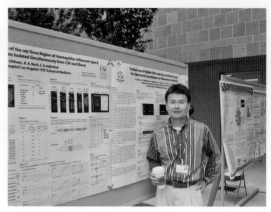

図2　南カリフォルニア大学＆ロサンゼルス小児病院での研究成果発表

炎患児から同時に分離されたa型株（髄液）と無莢膜株（血液）の分子生物学的な解析，③アデノウイルス感染症のPCR法による迅速診断およびreal-time PCR法による定量法の確立などでした（図2）．

　CHLAの臨床微生物検査室にも出入りして，米国の検査制度を学ぶ機会を得ました．また，臨床微生物検査と研究室との橋渡しとしての分子疫学的な解析を通して，臨床医や疫学者との交流を持つことができたことも財産となりました．ボスのDr. Inderliedは，現在の私の感染症検査のスタンスを以下のような叱咤激励で導いてくれました．「Kiyo（私の米国での呼び名），あなたは遺伝子検査と臨床の視点をリンクした研究を実践して，素晴らしい臨床微生物学者になるよう努力しなさい．あなたならそれができる！」．そして，抄録や論文の執筆に関しても丁寧に指導してくれた恩師です．

4．「コンシェルジュ」として患者の力に

　私は，臨床微生物検査に身を置くものとして，感染症診療を支える「コンシェルジュ」として，患者の力になりたいとの想いを持ち続けています．「コンシェルジュ」はホテルの宿泊客の様々な要望や案内に対応するサービス業の1つですが，宿泊客のあらゆる要望に応えることをそのモットーとしていることもあり，「宿泊客の要望に対して，決してNOとはいわない」とされています．同じく，我々は患者を支えるサービスを提供する医療職であり，患者や医師の「臨床」の要望に対して，決して「その検査に対応できないとはいわない」，プロフェッショナルを目指す専門家であることから，「コンシェルジュ」の役目と相通じるものがあると思います．ただし，これは単に医師がオーダーした検査にすべてNOとはいわないで黙々と検査を行うということではありません．重要なことは，患者のよりよい感染症診療のために「臨床」と一体となり，臨床微生物学者として自らの知識と経験に裏打ちされた「プロフェッショナリズム」を発揮することだと考えています．

◆次世代の後輩へのメッセージ

―私が挑む「臨床微生物検査の流儀」7箇条

　臨床微生物検査の醍醐味は「微生物と会話する仕事（"志"事）」であることだと思います．微生物検査において，すべての菌種をカバーするような培地や診断キットはなく，鏡検ですべての微生物がみえるわけでもありません．また，測定項目（検出菌種）があらかじめ決まっているわけでもありません．さらに，喀痰，尿，膿汁など常在菌の混入を避けられない検体もあるでしょう．常在菌のレベルである菌種や菌量の細菌を素直にすべて同定して薬剤感受性試験を行っても，患者の利益につながらないことがあります．患者の臨床症

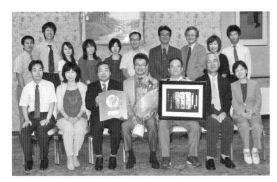

図3 江崎孝行先生＆岐阜県臨床微生物検査技師の方々と小島三郎記念技術賞の祝賀会

状，病態を把握したうえでのグラム染色像や集落の観察で推定される菌種と，その効率的な同定プロセスを継続的に鍛錬することがとても重要です．「筋トレ」のように，菌力アップトレーニング「菌トレ」に励んでもらいながら，勘，直感力，インスピレーションともいわれているシックスセンス（第六感）に磨きをかけて勤務力「勤力」アップにつなげてもらえればと思います！そして，臨床情報から起炎微生物を想定する訓練をさらに進めて，感染症診断の知識と経験を積み重ねながら，臨床微生物検査のプロフェッショナルを目指してほしいです．私が挑む「臨床微生物検査の流儀」を以下の7箇条に表現してみました．

1. 菌は生き物である．
2. 菌は嘘つかない．
3. 臨床情報から菌名を想定する訓練が大切．
4. 我々は時々自分の目標を見失う．そんなとき……「目の前の検体が，自分の一番大切な人から採取されたものだったら……」
5. 前向きな失敗は，次の挑戦への勇気とバネを与えてくれる「何事も経験！」．
6. 臨床微生物検査でしか得られない喜びとやりがいがある．
7. 患者診療に貢献するべく知識，経験，そして「匠」の技を融合して「実践臨床微生物学」を実践

◆略　歴

　私は1987年に東京医科歯科大学医学部附属臨床検査技師学校を卒業後，虎の門病院臨床化学検査部で7年間，千葉県こども病院で約7年間，臨床検査技師として勤務した後，2001年7月から2年半，ポスドク研究者としてロサンゼルスにある南カリフォルニア大学（USC）とロサンゼルス小児病院（CHLA）での留学を経験しました．留学に先だって，ポスドクとして給与を支給して貰うために，博士号の取得が必要条件でした．千葉県こども病院での勤務のかたわら，それまでの約7年間に執筆した幾つかの論文をもとにして，2001年2月に杏林大学大学院で保健学博士号を授与してもらい，7月から留学が現実のものとなりました．留学にあたって，千葉県こども病院（千葉県病院局）に2年間の無給休職をお願いしましたが，「医師は留学する職種であるが，臨床検査技師は留学するような職種ではない！」との理由から結果的に公務員職を辞しての渡米でした．

　2003年に帰国後，岐阜大学医学部の江崎孝行教授のもとで，助教，准教授として約10年間お世話になりました．この間，細菌の系統分類と分子進化の研究に研鑽を積みながら，臨床微生物検査の現場で培った経験を融合させながら，感染症患者検体から直接の迅速遺伝子診断法を確立しました（図3）．全国の病院・医療施設で感染症が強く疑われるにも関わらず診断がつかない検体や，日常の検査で同定できない菌株が多数届けられるようになりました．

　2014年4月に東京医科大学微生物学分野に教授として着任後も，継続的に全国の病院・医療施設から依頼される臨床検体（約1,650件）や菌株（約2,300件）の解析を通じて，「縁の下の力持ち」「名脇役」として我が国の感染症診療に微力ながら貢献しているとの喜びとやりがいを感じています！

「臨床と微生物」の好評バックナンバー

49巻6号（2022年11月25日発行）
【COVID-19パンデミック―他の疾患に及ぼす影響】

49巻増刊号（2022年10月31日発行）
【微生物検査をめぐる最近の動向
　―薬剤耐性菌・全自動遺伝子検査・微生物分類学に学ぶ】

49巻5号（2022年9月25日発行）
【この病原体，備えておくべき微生物検査】

49巻4号（2022年7月25日発行）
【医学細菌・真菌の分類と菌種の最新情報―注目すべき菌種を含めて】

49巻3号（2022年5月25日発行）
【パンデミック感染症COVID-19を経験して―危機管理の視点からの考察】

49巻2号（2022年3月25日発行）
【新型コロナウイルス感染症の流行で
　その他の感染症の発生動向はどう変化したか？】

49巻1号（2022年1月25日発行）
【呼吸器感染症―疫学・病態・診断・治療そして予防】

48巻6号（2021年11月25日発行）
【新型コロナウイルス感染症（COVID-19）対策のこれから―ワクチンを中心に】

48巻増刊号（2021年10月31日発行）
【感染症検査のdiagnostic stewardship（DS:診断支援）の実践】

48巻5号（2021年9月25日発行）
【血流感染症（BSI）の検査を適切に行うために】

48巻4号（2021年7月25日発行）
【感染症診療の最新ガイド/ガイドラインを読み解く】

特集の詳しい内容，書籍の検索，購入については小社のホームページをぜひご利用ください．

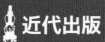
近代出版

〒150-0002　東京都渋谷区渋谷2-10-9
TEL 03-3499-5191　FAX 03-3499-5204
https://www.kindai-s.co.jp

「臨床と微生物」と私の歩み

感染症の診療・検査・研究に携わる次世代へのメッセージ

硫化水素産生菌

大毛宏喜 OHGE HIROKI
●広島大学病院感染症科

◆思い入れの強い菌—硫化水素産生菌

留学先でのボスとの出会いをきっかけに研究

2002年に日本抗生物質学術協議会（現日本感染症医薬品協会）のファイザー長期留学助成に採択され，渡米しました．助成の条件は感染症の研究をすること．「うーん，外科の勉強をしたいのに感染とは……」「でも留学できるなら」と，受け入れ先のミネソタ大学大腸外科に「感染症の研究室を紹介してほしい」と頼みました．

紹介されたのはミネアポリスVAメディカルセンター．研究室に行くと，頭ボサボサによれよれの白衣を着た気むずかしそうなボスが出てきました．使う単語が難しくて何をいっているのか全く理解できません．だんだん機嫌が悪くなってきて，最後は怒鳴られました．「金曜日って知ってるか！F・R・I・D・A・Yだ！！！」どうやら金曜日にもう一度来いといっているのがわかり，這々の体で研究室を後にしました．これがLevitt先生との出会いでした（図1）．

おならのどの成分が臭いのかを調べた論文を発表していて，gas manとのあだ名もあるほどユニークな研究者です．毎日「ヒロ！今日は何をみつけたんだ」と聞かれます．研究ノートをみせるとニコニコして頷き，次のステップを指示します．どこまで行けば論文執筆に取りかかれるか，方針が明確で楽しくて仕方がありません．日本にいる時の研究室との大きな違いでした．この実験は何を目標にしていてその結果をどう形にするのか……自分の現在地とゴールがみえることがこれほど大事とは思いませんでした．

炎症の原因はDesulfovibrio属
—患者さんの便を集め測定を繰り返す

研究のテーマは便の悪臭の原因である硫化水素を産生する腸内細菌です．主にDesulfovibrio属という嫌気性菌の実験をしました．最初はラットでした．抗菌薬を投与しているとだんだんラットの機嫌が悪くなってきます．ある日シプロフロキサシンとメトロニダゾールを併用すると，硫化水素を便中にほとんど産生しなくなることを発見しました．

次にヒトです．潰瘍性大腸炎で大腸を全部摘出した後に，小腸に不思議な炎症が起きることが知られています．この炎症の原因がDesulfovibrio属にあると考えました．そこで患者さんの家を1軒ずつ訪問して缶に便を集め，測定を繰り返しました（図2）．「お前は日本からウンコを集めに来たのか」と患者さんに大笑いされたこともしばしばあり，「トイレに行っている間，イヌの相手をしていてくれ」といわれて，巨大な犬にベロベロなめられ続けたこともありました．この研究結果は，米国の大腸外科学会で発表できました．

ただ研究自体はとても臭かった．服にも髪の毛にも染みつくので，家に帰ると家族に嫌がられました．それでも私が感染症の道に進むことになったのは，硫化水素産生菌のお蔭と感謝しています．

◆後輩へのメッセージ

「風を起こすにはもがくことが大事」

留学して外科の先生から最初に紹介された研究室は，実は別のラボでした．大物教授で，外部資金も豊富．「何でも好きな研究したまえ．抗サイトカイン療法なんかどうかな」といいます．次に紹

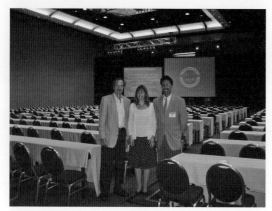

図1　Levitt 先生と，いつも研究で助けてくれた Julie

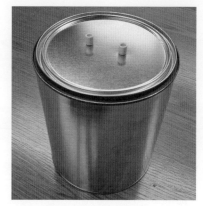

図2　患者の便を集めてまわったペンキ缶

介された若手の研究者2人と話をしました．色々話してくれましたが何か変，上手く説明できませんが引っかかりを感じました．翌日，もう一度2人に会いに行き，「正直に教えて欲しい」というと，目を合わせた2人が教えてくれました．「ここは止めた方がいいよ」

英語が聞き取れませんでしたが，研究テーマに発展性がないという趣旨の話でした．自分たちもゴールがみえないんだ，と．すぐに外科に戻って「すみません．別の研究室を紹介してください」と頼み込みました．理由を聞かれても説明できる英語力なんかありません．必死で「ごめんなさい」「あそこはいやだ」を繰り返しました．外科の先生はじーっと私の顔をみて，「わかった．少し時間をくれ」とだけいいました．

2週間ほどして紹介されたのが Levitt 先生だったのです．初対面では散々でしたが，不思議なほど嫌な印象はなく，むしろ「ここだ」と思いました．この出会いがなければ今の自分はありませんでした．行き詰まったらジタバタすること，その後は風に任せると何かが起きます．私は「struggle」という言葉が好きです．風を起こすにはもがくことが大事だと思います．

◆略　歴

1991年に大学を卒業し，心臓外科を目指して外科の医局に入りました．心臓外科の病院で2年徹底的にしごかれて，手が動くようになりました．その後消化器外科の病院に勤務したところ，手術時間が短いことに感動して，あっさり消化器外科を専門にすることに決めました．医局が外科感染症や腸内細菌の研究をしていたのが，感染につながるきっかけでした．2009年に新型インフルエンザが流行して，感染症の講座が必要ということになり，2010年に感染症科が新設され着任しました（図3）．外科の仕事もそのまま続け，二足のわらじを履いています．

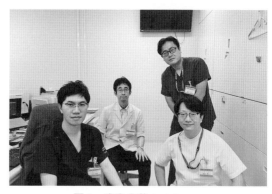

図3　感染症科のスタッフ

＊　　＊　　＊

「臨床と微生物」と私の歩み

感染症の診療・検査・研究に携わる次世代へのメッセージ

血液培養検査を感染症診療にさらに活かすには⁉

大城健哉　OHSHIRO TAKEYA
●那覇市立病院医療技術部検査科

◆血流感染症診療に不可欠―血液培養検査

1. 日本全体では極端に少なかった実施件数

　臨床微生物検査における各種培養検査の中でも，特に血液培養検査（以下，血培）は血流感染症診療に必要不可欠な検査であり，敗血症や菌血症，感染性心内膜炎など各種感染症が疑われる場合や38℃以上の発熱時，悪寒戦慄時，36℃以下の低体温時などに同時複数セットの実施が推奨されています．2024年現在では血培同時複数セットの実施は当たり前となっていますが，私が臨床微生物検査に携わり始めた当時の日本では，2セットどころか，血培自体もあまり実施されていませんでした．

　1998年に日本ベクトン・ディッキンソン社が行った調査（社内データ）によると，米国では1ベッドあたりの年間血培件数が平均29.6回であるのに対し，日本ではわずか2.4回と，極端に少ないことが明らかになっています．一方沖縄県においては，沖縄県立中部病院を経由して，米国式の感染症診療が浸透しており，熱があれば血培採取が当たり前のように実施されていました．

　そのような環境で私が血培に興味を持った理由は，血培から検出された菌のほとんどが起炎菌であったことや，電話で結果報告した際の医師のリアクションからその重要性が強く伝わってきたことです．臨床的に極めて重要な血培を感染症診療にさらに活かすには？ そもそも陽性検出数を増やすには？ と考えるようになり，研究を進めていきました．

2. 血液培養複数回採血の有用性について

　血培の適切な実施として，適切なタイミングや血液量，実施回数があげられます．まずは同時2セットの実施が重要であることを周知するために，血液培養複数回採血の有用性について研究を行い，論文発表しました（医学検査 53：1127-1130，2004）．血培があまり実施されていなかった大きな要因として，血培同時複数セット実施の2セット目以降が保険未適用であったことがあげられます．しかし，2014年4月の診療報酬改定で，血培の複数セット実施が保険適用となりました．その過程で提出された提案書（https://kyodokodo.jp/doc/teian1.pdf）に私の報告が引用されており，研究の成果が認めれたようで，とても嬉しく思いました．

3. 血培の精度向上を目的として血液量に着目

　血培陽性検出数向上には，適切な血液量での実施が最も重要です．血培同時2セット実施が当たり前に実施されていた那覇市立病院において，さらに血培の精度向上を目的として血液量に着目し，2012年に院内感染対策委員会主導で1セット（1穿刺採血）あたり20mLの血液量とする血培採血量アップキャンペーンを実施しました．その結果，キャンペーン開始から5カ月経過した頃に20mL採血が達成され，以降定着しました．血液量の増加に伴い，陽性率の向上が確認されたことから，陽性検出率向上には適切な血液量が重要であることが再認識されました（日臨微誌 32：1-13，2022）．

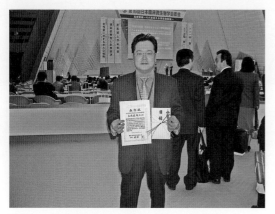

図1 日本臨床微生物学会の2004年度日本ビオメリュー学術奨励賞受賞

4. 検出されるCNSの有意性判断基準の設定

　血培陽性検出菌はほとんどが起炎菌と考えられますが，皮膚常在菌とされることが多いコアグラーゼ陰性ブドウ球菌（coagulase-negative staphylococci：CNS）が検出された際の判断が困難です．CNSはカテーテル関連血流感染症の起炎菌にもなることから，臨床的にも起炎菌の判断に苦慮することがあり，臨床微生物検査室へアドバイスを求められることも少なくありません．経験的に，血培から検出されるCNSには早期に検出される場合と遅れて検出される場合があることに気づいていました．この現象は有意菌が早期に検出され，汚染菌が遅れて検出されると推測し，その推測を証明すべく，さらに発展させて血培から検出されるCNSの有意性判断基準の設定を目的として研究を行いました．その結果，「中心静脈カテーテル留置あり，かつ30時間以内に陽性検出」という基準に合致する場合，臨床的に有意菌である陽性的中度が高く，補助診断に有用と結論し論文発表しました（日臨微誌14：177-182, 2004）．本論文は，日本臨床微生物学会の2004年度日本ビオメリュー学術奨励賞をいただき（図1），さらなる研究に取り組むきっかけとなりました．

　さらに血培を感染症診療に活かすには，陽性検出後の迅速報告も重要です．我々，臨床検査技師の腕のみせどころです．Gram染色結果の迅速報告や同定菌名の迅速報告，耐性菌検査・薬剤感受性検査結果の迅速報告が求められます．設備やマンパワーなど，施設によっては異なると考えられますが，それらを駆使して適切な感染症診療につなげるマインドが重要と思います．初心を忘れることなく，引き続き取り組んでいく所存です．

◆ 臨床微生物検査を目指す次世代の後輩へのメッセージ

学会研修会等に現地参加し，相談できる人脈づくりを—

　臨床微生物検査は，感染症診療や院内感染対策に必要不可欠であり，迅速かつ正確な結果報告が求められています．また近年，薬剤耐性菌による感染症が問題となっており，その対策には適切な抗菌薬使用が重要と考えられています．各施設においては院内感染対策チーム（Infection Control Team：ICT）に加え，抗菌薬適正使用支援チーム（Antimicrobial Stewardship Team：AST）の活動が推進され，われわれ臨床検査技師もチームの一員としての役割を担っています．

　これらに貢献できる臨床微生物検査の人材を育成するには，目標設定が重要で，育成対象者と指導者がゴールを共有することが重要と考えます．目標設定は施設や研修者によって異なると考えられますが，目標を具体的にあげて各目標と達成までの期間を明確化し，共通の認識とすることが重要です．

　また，教育プログラムを活用した効率的な指導法は，研修期間の短縮化に有用と考えられます．初心者を対象とした研修方法としては，本誌「臨床と微生物」45巻増刊号「微生物検査の初心者トレーニング法　教育プログラムによる迅速・確実な指導法」（2018年10月）が有用です．掲載されている具体的行動目標（SBOs）は研修者の習得状況確認に役立ちます．また，二級臨床検査士や認定臨床微生物検査技師（certified medical technologist in clinical microbiology：CMTCM）および感染制御認定臨床微生物検査技師（infection control microbiological technologist：ICMT）など各種認定資格取得は客観的評価方法として活用できます．ぜひチャレンジしていただきたいです．

研修会や学会・学術集会などへの現地参加も人材育成に重要と考えます．インターネットが発展した現在では情報を得やすい状況にあり，オンライン研修会などを活用することで座学での自己研鑽は可能かもしれません．しかし，対面での研修会や学会では最新の知識を習得するだけでなく，情報交換の場としても活用できます．自施設以外の方々と交流を深めることで，困ったときに相談できる人脈を築き，臨床にさらに貢献できると考えられます．そのような場に自ら積極的に参加してもらいたいです．

◆ 略　　歴

私は，1993年3月に大阪大学 医療技術短期大学部 衛生技術学科を卒業後，同年4月に医療法人宝生会 PL病院中央検査部（大阪府富田林市）に入職し，血液学検査に従事しました．その後，故郷近隣にある社団法人北部地区医師会病院臨床検査室（沖縄県名護市）で微生物検査を院内導入するために臨床検査技師の募集があり，地域の方からの推薦を受けて1995年7月に入職しました．学生時代から臨床微生物検査は大大大の苦手でかなり悩みましたが，地元の医療に貢献することを優先させました．

微生物検査室を立ち上げるにあたり，琉球大学医学部附属病院検査部にて4週間の研修を受け，試行錯誤を繰り返しながらどうにか院内導入にこぎ着けました．あんなに苦手だった臨床微生物検査でしたが，自分が報告した結果で適切な抗菌薬療法につながり，患者の予後が好転していくのを何度も目の当たりにし，やり甲斐を感じていくようになりました．臨床微生物検査が苦手な理由は学生時代あまり勉強しなかったこともあり，教科書（青本）を一から何度も何度も読みなおしました．それとともに，坂崎利一先生が監修された著書や訳書である「臨床細菌検査マニュアル」，「図

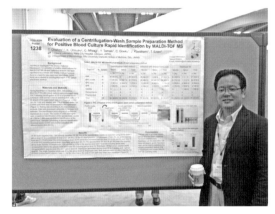

図2　初の国際学会「112th General Meeting, American Society for Microbiology in San Francisco」で発表

解臨床細菌検査」，「新 細菌培地学講座」，「Cowan and Steel's 医学細菌同定の手びき」などや，小栗豊子先生編著の「臨床微生物検査ハンドブック」，本誌「臨床と微生物」などを購入し，自己研鑽に励みました．そのような自己研鑽を客観的に確認する目的で，2001年8月に二級甲類臨床病理技術士（微生物学）を受験し取得しました．その後，2006年1月に認定臨床微生物検査技師（CMTCM），2007年1月に感染制御認定臨床微生物検査技師（ICMT），2022年1月にインフェクションコントロールドクター（ICD）を取得しました．

臨床微生物検査に従事して6年経過した頃，「さらに症例の多い施設で研鑽したい」と考え，2001年10月に特定医療法人仁愛会浦添総合病院臨床検査部（沖縄県浦添市）に異動し，その後2007年4月に那覇市立病院医療技術部検査室（沖縄県那覇市）に異動し，現在に至ります．

日常業務のかたわら放送大学に科目履修生として入学し，単位取得後，2002年2月に大学評価・学位授与機構より学士（保健衛生学）を取得しました．その後，職場スタッフの協力をいただきながら，2012年4月に社会人大学院生として岐阜大学大学院 医学系研究科 再生医科学専攻 再生分子統御学 病原体制御学講座 博士後期課程に入学し，

江崎孝行教授，大楠清文准教授のもとで研究を行い，2016年3月に博士（再生医科学）を取得しました．大学院生時代に大楠先生のご指導を受けながら，初の国際学会（112th General Meeting, American Society for Microbiology in San Francisco）で発表したことが強く思い出として残っています（図2）．

先にも述べましたが，周りの方々の協力を得ながら，何事も目標を持って取り組み，客観的評価を確認しながら進むことで未来は開けると思います．まだまだこれからも，引き続きがんばっていきたいと思います．

＊　＊　＊

「臨床と微生物」と私の歩み

感染症の診療・検査・研究に携わる次世代へのメッセージ

病原微生物に魅了されて

小栗豊子 OGURI TOYOKO
●順天堂大学医学部附属練馬病院研修センター

はじめに

本誌の創刊は1974年，雑誌名は「臨床と細菌」でした．この1年前より「臨床とウイルス」が刊行されていたので，これを受けての雑誌名とのことです．しかし，細菌だけでは感染症の特集が十分できないなどの理由で「臨床と微生物」に改題されました．雑誌の内容は一貫して，感染症領域を専門とする病院などの医療施設関係者や，保健所，衛生研究所の関係者にも興味をさそう特集が組まれておりました．私は長いこと編集委員に加えていただいたのですが，会議の合間の雑談も楽しく，時には業務の問題解決にもなり，たいへん有意義な機会を与えていただき感謝の念でいっぱいです．

◆生物学・医学への興味から臨床検査技師の道に

私は海と山の自然がいっぱいの南房総市出身で，高校時代は生物クラブ，体操部を活動の場としておりましたが，医学にも興味があり，東京文化医学技術学校（現新渡戸文化短期大学）で2年間学び，臨床検査技師の道を歩むことになりました．技師学校では微生物学が最も興味ある分野となり，病院実習では国立東京第一病院（現 国立国際医療センター病院）で廣明竹雄先生（日本臨床検査同学院一級臨床検査士，第1回小島三郎技術賞受賞）に出会い，検査で遭遇した解決が不可能に近いような問題も1つ，また1つと克服されてきたご経験を聞き，一段と微生物検査に魅せられ，幸いにも同窓生の先輩技師の紹介で，1963年4月，臨床検査医学の権威であられた小酒井望先生（順天堂大学医学部教授）のいらっしゃる順天堂医院の中央臨床検査室に入職させていただくことができました．

順天堂の検査部では，自己研鑽や研究に意気投合できる多くの同僚に恵まれ，海外も含め，多くの方々が研修にこられて，忙しさの中にも活気に満ち，目標達成に精一杯力を注ぐといった充実した日々であったと思います．また，開発途上国の現地（パラグアイ，ケニア）での微生物検査指導にも参加させていただくことができました．定年の1年前には順天堂大学医学部附属練馬病院に赴任し，定年を迎えました．

定年後は亀田総合病院，手稲渓仁会病院，済生会横浜市東部病院などで技師の育成や微生物検査室の立ち上げなどに取り組み，順天堂大学医学部附属練馬病院，東京医科歯科大学医学部臨床検査学科，東京医療保健大学大学院，新渡戸文化短期大学等で専門分野の講義や実習を担当しました．これらの一部は現在も続いております．

さて，本題の私と微生物学の関わりについて振り返ってみたいと思います．

◆各種病原菌の臨床材料からの検出状況と抗菌薬感受性の疫学的研究

臨床材料からの各種病原体の種類やこれらの抗菌薬感受性の動向は，感染症の診断や治療に不可欠な情報であります．当時，わが国では臨床検査の黎明期から日が浅く，このようなデータは皆無の状態でした．小酒井先生は毎朝，細菌検査室に来られ，すべての検体について技師の検査した培地や検査経過をチェックされ，その場で報告書をご自身で記載されたので，私たちはデータチェックの仕方や報告書の書き方などが自然に身につい

ていきました．この時間は「検閲」と呼ばれ，技師の技能の育成や検査に関する意思統一など大きなレベルアップにつながりました．すべての検査データはノートに転記され保存されて，集計作業に使用されました．当時の集計作業は紙と鉛筆だけの大変な作業であり，「2度とやりたくない」と思うのですが，小酒井先生に「データを」といわれると，不思議と快く引き受けてしまう，先生はそういうたいへんなカリスマ性に富んだお方でした．

　薬剤感受性は当時，ディスク法で行われておりましたが，重要な病原菌は保存しておき，後に希釈法で最小発育阻止濃度（MIC）を測定しておりました．こうして苦労して集計したデータやMIC測定ですが，小酒井先生は私たちの学会発表のテーマとして用いることもご指導され，スタッフの多くは仕事に対してますます興味を覚え，自然と研究心が高められていきました．

◆心に残る2つの病原菌の研究

　長年の間，いろいろな菌種に興味を持ち，その都度，研究テーマにしてきた中で思い出深い2つの病原菌の研究を紹介させていただこうと思います．

1. Haemophlus 属菌の同定[1]

　インフルエンザ菌（*Haemophlus influenzae*）は髄膜炎や呼吸器感染症などの原因菌として重要な菌種ですが，チョコレート寒天培地（当時は自家調製）の良否で発育が左右されるなど，検査技術の影響を受けやすい菌であり，当時は，病原菌として重要なインフルエンザ菌の菌種同定ができなかったことで，研究対象として興味のある菌の1つでした．Haemophlus 属菌の同定にはX（ヘミン），V（NAD）の要求性の検査が必須です．真菌の糖利用試験にオキサノグラフ法があり，これは炭素源を除いた合成培地に菌を接種し，ここに数種の炭素源を白金線の先につけて穿刺すると，利用できる糖の周りに菌が発育するといった方法です．この方法が同定法に利用できると考えたのですが，合成培地の調製が難しいことから進展しませんでした．この難題は文献を機に解決に至りました．X（ヘミン，10μg），V（NAD，2μg）因子含有の試作ディスクを調製し，両因子をほとんど含まない培地として Trypticase soy agar が利用できることがわかりました．被検菌をこの培地に濃厚に接種し，両ディスクを5mmの間隔で置き，1夜培養後判定します．両ディスクの間に凸レンズ状に菌が発育した場合，両因子要求株，XまたはV因子ディスク周囲に同心円状に発育した場合，各々の因子の要求株と判定します．X，V因子要求性の検査として十分使用に耐えることが確認できたことから，これらは市販され，その後改良されて，現在の市販品となりました．オキサノグラフ法を考えたとき，合成培地のみしか考えなかったことが研究展開の妨げの理由でした．入職後，5年たらずで着手した印象深い研究で，反省事項はその後の研究に活かされていくことになりました．

2. 肺炎球菌の疫学的研究

　順天堂に入職して10余年が経過したころ，学位を目指すよう小酒井先生よりお言葉をいただきました．研究テーマは経年的に調査研究してきた沢山の病原菌の中で，ペニシリン耐性肺炎球菌のMICが2μg/mL以上の株を分離したのは国内では当施設が初であったこと，肺炎球菌は全年齢のヒトに致命的な感染症を起こす重要な病原菌であること，菌が死滅しやすいのでデータが集めにくいことなどにやり甲斐を感じつつ，肺炎球菌を選びました．

　肺炎球菌の莢膜型の型別は1979年1月分離株から開始しましたが，これは福見秀雄先生らにより始められたわが国の肺炎球菌ワクチンの臨床応用にむけて行われた研究とほぼ同時進行となります．型別用血清はデンマークの Statens Serum institut から直接購入しました．当時，型血清は購入可能でしたが，亜型（例えば19型の19F，19Aなど）に型別する血清は市販されておらず，

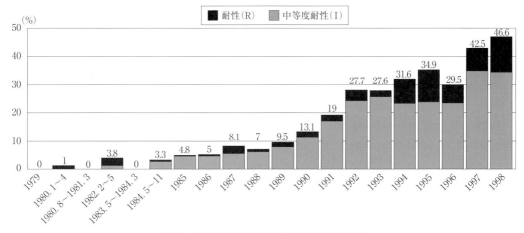

図1　ペニシリン耐性肺炎球菌の年次推移
百分率は各年度に分離された肺炎球菌の菌株数に対するペニシリン中等度耐性株および耐性株の頻度を示す．各年度の分離株数は次の通りである．1979年（106株），1980.1～4（101），1980.8～1981.3（78），1982.2～5（79），1983.5～1984.3（161），1984.5～11（213），1985（251），1986（343），1987（331），1988（214），1989（296），1990（289），1991（285），1992（242），1993（163），1994（158），1995（169），1996（150），1997（155），1998（154）

これが必要な場合は菌株をStatens Serum institutに送り，有料で型別する方式でした．血清は小さな小瓶に少量入っており，血清を節約する型別法を考えました．薄い菌液を調製し，メチレンブルーを1滴加えて染色したものをスライドグラスに塗抹乾燥しておき，これに型別血清の微量を載せ，カバーグラスをかぶせて行うことで血清が節約でき，莢膜膨化試験の観察もしやすいことがわかりました．

1977年7月，「南アフリカのヨハネスブルグで，2施設の病院の患者と職員からPCGのMICが0.1～4μg/mLの肺炎球菌が分離され，血清型は6A，19A，中にはベンジルペニシリン（PCG），テトラサイクリン（TC），クロラムフェニコール（CP），エリスロマイシン（EM），クリンダマイシン（CLDM）耐性の多剤耐性菌がみられた」とのニュースは非常に衝撃的でした[2]．当時，肺炎球菌のPCGのMICは0.06μg/mL以下であり，0.1μg/mLの株は非常にまれでした．わが国でも検出されるはずとの思いで検査していたところ，1980年2月，60歳代の男性，無γ-グロブリン血症を基礎疾患に持つ慢性びまん性汎細気管支炎患者の喀痰からトリディスク法（高，中，低の3種の濃度のディスクを用いた方法）でPCGに1+（低，中濃度のディスクには阻止円なし，高濃度のディスクのみ阻止円あり）を示す耐性菌が分離されました．形態や集落性状は典型的な肺炎球菌で，希釈法で測定したMICが3.13μg/mL，TC，CPには耐性でしたが，EM，CLDMには感性，菌型はあまり遭遇することはない45型でした．患者喀痰からは肺炎球菌と同時にABPC耐性インフルエンザ菌（ペニシリナーゼ産生菌）が検出されており，2種の菌が頻回に検出されました．その後も注視しておりましたが，このような耐性株はしばらくみられず，2例目は1982年6月，2歳女児，慢性気管支炎患者の喀痰から検出され，血清型は23A，この菌株はPCG，TC，CP，EM，CLDM耐性の多剤耐性菌でした．血清型は先の南アフリカで分離された菌とは異なりますが，薬剤耐性パターンは類似しておりました．その後，耐性株は少ないのですが認められるようになり，小児で多く，耐性菌8株の血清型は45型が1株，23Aが2株，23Fが5株となりました[3]．

図1は順天堂医院での成績ですが，ペニシリン耐性肺炎球菌の年次推移を示します[4]．耐性菌皆無の時期⇒耐性菌の出現⇒その後，「この程度の

耐性菌ならまだ，第一選択薬には使える」の時期⇒耐性菌が急激に増加する時期が到来，そこで「第一選択から外す」，といったことが種々の抗菌薬で経験されております．肺炎球菌は最近では第3，第4世代セファロスポリン系薬やメロペネム（MEPM）耐性菌が増加傾向にあります．耐性菌が出現しにくく優れた殺菌作用を有し，髄膜炎の治療に使用可能，副作用が軽度な薬剤の開発が強く望まれるところです．新薬，セフタロリンはどうか，ユニバーサルワクチンの開発も期待されます．

◆次世代へのメッセージ

「研究テーマは日常の疑問の中に」

　微生物検査に魅せられて歩んできた中で思うことは，好きな仕事であったので，日常業務を超えた作業も苦難を乗り越えることができたのだと思います．どんな仕事にも必ず面白いとか，興味があると感ずる部分があるはずです．向上心を持ち続け仕事を好きになることで，期待以上の成果をあげることができる可能性があります．

　検査技術の自動化が進む現在，微生物検査技師には感染制御や抗菌薬適正使用チームでの活躍が求められております．感染症の検査はもちろんのこと，診断，治療の面での基礎知識を身に着けるために，自身のスキルアップ，医師，薬剤師，看護師とのコミュニケーションを良好に保つことが必要と考えます．

　新しい菌種，新しい耐性菌を最初にみつけるのは検査技師です．専門知識や経験を重ねることで「珍しい菌」の判断がつき，みつけたら菌株を保存すること，専門家の意見を求めること，または地域の技師会の微生物班の役員に相談するのもよいでしょう．また，日常経験される疑問もそのままで終わらせないことです．これらの中に研究テーマがあります．

◆略　　歴

　1963年に東京文化医学技術学校を卒業後，順天堂大学医学部附属順天堂医院中央臨床検査室に入職しました．1969年に同主任となり，2006年8月からは順天堂大学医学部附属練馬病院に赴任し，臨床検査科主任を務めて2008年3月に定年退職となりました．その後は亀田総合病院臨床検査部の技術顧問，手稲渓仁会病院における細菌検査室の立ち上げに関わりながら，2008年9月から順天堂大学医学部附属練馬病院臨床検査部（現研修センター）に勤務しています．順天堂大学医学部臨床検査医学科の非常勤講師，済生会横浜市東部病院臨床検査部細菌検査室顧問，東京医療保健大学大学院医療保健学研究科教授（現客員教授）などを兼務しております．

　数々の業務を行いながら，臨床検査技師，認定臨床微生物検査技師，感染制御認定臨床微生物検査技師，インフェクションコントロールドクター（ICD），一級臨床検査士（微生物学），医学博士（順天堂大学）などの資格も取得しました．所属学会としては，日本感染症学会，日本化学療法学会，日本臨床微生物学会，日本臨床衛生検査学会，日本環境感染学会，日本結核・非結核性抗酸菌症学会，日本嫌気性菌感染症学会，日本臨床検査同学院，緑膿菌・グラム陰性菌感染症研究会などがあります．また，よき協力者に恵まれつつ1976年の小島三郎技術賞，1986年の日本臨床検査同学院緒方富雄賞，2021年の公益信託臨床検査医学研究振興基金藤田光一郎賞などを受賞することができました．

文　献

1) 小栗豊子, 小酒井望, 上原すゞ子ほか：X（ヘミン）およびV（DPN）因子含有ディスクを用いた *Haemophilus* の分類. 日本臨床検査医学会誌 17：78-80, 1969
2) Jacobs MR, Koornhof HJ, Robins-Browne RM et al：Emergence of multiply resistant pneumococci. N Engl J Med 299：735-740, 1978.
3) 小栗豊子：肺炎球菌の臨床細菌学的研究. 臨床材料からの検出状況, 菌型分布, 薬剤kン受精の推移, 特にβ-ラクタム剤耐性菌について. Jap J Antibiotics 39：783-806, 1986.
4) 小栗豊子, 三澤成毅, 中村文子ほか：日常検査における耐性菌の検出法, 2. ペニシリン耐性肺炎球菌の検査法とその疫学. 臨床病理レビュー特集第111号臨床検査 Year Book 2000, 48-55, 臨床病理刊行会, 2000.

「臨床と微生物」と私の歩み

感染症の診療・検査・研究に携わる次世代へのメッセージ

真菌研究に携わってきて思うこと

掛屋 弘 KAKEYA HIROSHI
●大阪公立大学大学院医学研究科臨床感染制御学

◆ 真菌に育てられたキャリアを振り返る

1. C. neoformans のHSPの感染免疫をテーマに研究をスタート

私は，現在大阪公立大学の感染症内科と感染制御部に属し，感染症患者の診療や病院全体の感染制御に携わっていますが，ルーツは長崎大学第2内科（呼吸器内科）の感染症グループで，呼吸器感染症を生業にしています．特に長年，真菌感染症の研究に携わってきましたが，1994年に大学院生としてCryptococcus neoformansの熱ショック蛋白質（heat shock protein：HSP）の感染免疫に関するテーマで研究をスタートしました．当時の研究指導者である河野　茂先生（前長崎大学学長，当時は第2内科講師）が，がん細胞のHSP研究に携わっていた鵜殿平一郎先生（現岡山大学教授）が米国留学から帰国されたときに，感染免疫のHSP研究として私にテーマを頂いたものでした．

夏休みには岡山大学の研究室に出入りをさせていただき，蛋白の精製や電気泳動，Western blotting法に挑戦しました．鵜殿先生のご指導や第2内科の仲間たちにも支えていただき，感染マウスや患者の血清中にHSP70の特異抗体を検出することができました．誰も知らなかったことを1つ明らかにできたことは，研究の醍醐味と感じました．

大学院生活の中で，1学年先輩の山本善裕先生（現富山大学教授）のお手伝いで，一緒に平和公園や原爆公園のハトの糞を採取してC. neoformansの分離に挑戦したことは良い思い出です．当時，ハトはクリプトコックス症の元凶と考えていましたので，長崎のハトはC. neoformansをどれくらい保有しているのかという疑問が私の中ではありました．結果として，長期間放置された堆積乾燥糞からは真菌が比較的分離されるのに対して，排出されたばかりの糞からは真菌が分離されませんでした．すなわちハトがC. neoformansを持っているのではなく，ハトの糞が真菌の良い培地となって増殖することを結果の中から知り得たのです．ハトは悪者ではなかった……．研究って面白い！やってみなければわからない．私の中で研究心が踊った瞬間でした．

2. NIHに留学，遺伝子変異の研究に携わる

大学院を卒業後（1998年），米国国立衛生研究所（National Institute of Health：NIH）に留学の機会をいただきました．米国では抗真菌薬アゾール系薬に高度耐性のCandida albicansの耐性機序解明に挑戦しました．アゾールの標的酵素（14α-demethylase）をコードする遺伝子（ERG11）の2つの変異が高度耐性に関わることを明らかにすることができました．

NIHで遺伝子変異の研究に携わっていたおかげで，現在，新型コロナウイルスのスパイク蛋白の遺伝子変異の意義を理解することに役立っています．20年以上前の知識が，現在の感染症を深く理解することにつながることに研究の素晴らしさを感じています．2年間の海外生活で様々な経験をさせていただきました．家内は米国で出産し，長男が誕生しました．少しぐらい通じると思っていた私の英語は全く通じず，仲間との会話は続かない日々．その中で厳しいボス（Dr. John Bennett）にご指導をいただき，時には実験の結果に一喜一憂しながらも，思い返せば何にも代えがた

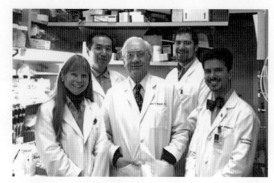

図1　NIH留学中ラボスタッフとの記念写真
中央はDr. Bennett

い貴重な経験をさせていただきました（図1）．

3．帰国後，未解決のMucorの研究に挑戦

　帰国後（2000年）は，長崎市内で勤務しながら，午後は大学で研究の時間をいただきました．その中でAspergillus fumigatusに対する新規抗真菌薬の基礎研究や慢性肺アスペルギルス症の臨床研究に携わる機会をいただきました．さらに数年間，一般病院で呼吸器内科としての臨床経験を積ませていただいた後に，2007年より長崎大学に教官として務めることになりましたが，これまでに3つの主要な真菌症の研究に携わりましたので，未解決のMucorの研究に挑戦したいと考えました．

　ムーコル症には血清診断法がないことに注目し，新たな検査法の開発を試みました．宮崎義継先生（現国立衛生研究所真菌部部長）にご指導をいただきながら，ムーコル症の代表であるRhizopus oryzae由来の未知の抗原（RSA）に注目し，その遺伝子配列を決定しました．クローニング後に大腸菌で蛋白を発現させて精製し，マウスに免疫して抗体を抽出，その精製抗体を利用してELISA法を開発しました．

　このように研究過程を記せば，たったの数行でいい表すことができますが研究は予定通り進まないものです．教官として病棟医長等も勤めながら，年に数日間パイペットマンを握ったことを思い出します．2013年に大阪市立大学（現大阪公立大学）に移動してから，金子幸弘先生（本学細菌学

教授）のお力添えをいただき，仲間たちが論文にまとめてくれました．本研究をスタートしてから10年位経っていましたが，継続は力なりですね．

　振り返ってみれば，真菌に育てていただいた私のキャリアです．恩師である河野　茂先生をはじめとする第2内科の諸先生のご指導，真菌との出会いに改めて感謝を申し上げます．

◆次世代へのメッセージ

―1人の研究者の絶え間ない努力が世界を大きく変える

　私の研究テーマはメジャーではない真菌症です．研究をスタートした約30年前，感染症領域の研究の主流は一般細菌や耐性菌，抗酸菌の遺伝子研究でした．当時仲間たちは，真菌の研究テーマを与えられた私に，真菌症は免疫不全患者の最終段階で罹患する感染症で確立した治療法はなく，研究をやっても虚しいのではと心配をしてくれました．しかし，その後に移植医療や抗体製剤等の医療技術が発展するとともに，免疫不全に伴う深在性真菌症患者が増加し，現在は課題となっています．抗真菌薬も複数上市され，真菌症の領域も1つの研究領域として注目されるようになりました．そのさきがけの一員となれたこと，さらにいくつかの真菌症研究に挑戦する機会をいただけたことに感謝しています．

　2012年長崎大学に在職中，第86回日本感染症学会総会・学術集会（会長：河野　茂先生）の事務局長を担当させていただきました．その学会でオワンクラゲの緑色蛍光蛋白質（GFP）の発見がその後の生命科学，医学研究用の重要なツールに発展した功績で，2008年にノーベル化学賞を受賞された下村　脩先生（長崎大学薬学部ご出身）をお招きして特別講演を賜りました．ご講演のテーマは「探求する心　GFP研究の壁をいかにして乗り越えたか」でしたが，トライ・アンド・エラーの中で諦めずに研究を続けた研究姿勢は参加者の心を捉えました．また，下村先生はきっと世界中で何度もご講演をされていたと考えますが，読み

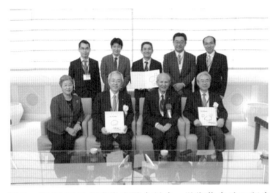

図2 第86回日本感染症学会総会・学術集会時の記念写真
前列中央左は河野　茂先生，中央右は下村　脩先生，後列右端は筆者

原稿をご用意され，私達に大切なことを1つも漏らさず教えていただいたことに感激しました．タイトルスライドには，光るクラゲが泳いでいたことを鮮明に覚えています．

下村先生の著書「クラゲに学ぶ」にも記されていますが，先生はご家族とともに合計約85万匹のクラゲを採取し，蛍光物質の精製に成功されています．奇妙なことにその研究が終了した後には，シアトルの港（フライデーハーバー）からクラゲは姿を消したそうです．下村先生は「天の指図で研究したのではないかと思う」と記されていますが，1人の研究者の絶え間ない努力が世界を大きく変える「研究の素晴らしさ」を改めて感じました．私は，下村先生に直接お会いできる機会をいただいただけではなく，クラゲの絵を記した先生のサインをいただき，わが家の家宝として大切にしています（図2）．

私は，本学医学部1年生の「医学序論」の講義の中でこのエピソードを話すようにしています．

医師として1人の患者に寄り添う「臨床」は重要ですが，「基礎研究」は世界中の病めるヒトに利益をもたらす可能性があります．長い医師人生の中で数年間でも基礎研究に挑戦してほしいと期待しています．日本臨床微生物学会には臨床検査技師を対象とした海外留学支援制度があります．ぜひ，海外にも挑戦をしてください．きっとその後の世界が変わります．私も医師になって30年が経過しました．いまだ後世に残るような研究は1つもできていないのは事実ですが，これまで多くの機会を頂きました．関係者の皆様に感謝を申し上げます．これからも「探求する心」を持ち続け，今後も挑戦したく存じます．

◆略　歴

1992年（平成4年）長崎大学医学部卒業，第2内科に入局．（前，長崎大学学長）河野　茂先生のご指導の元，呼吸器感染症，特に真菌の研究に従事．大学院卒業後，米国国立衛生研究所（NIH）に留学．帰国後は，関連病院で呼吸器内科医として臨床経験を重ね，2007年6月より長崎大学病院・助教，その後，講師，准教授を経て，2013年4月より大阪市立大学大学院　臨床感染制御学講座　准教授として赴任．2014年10月より教授に就任．

2022年4月より大学名が大阪公立大学に変更～現在に至る．

主な所属学会は，日本内科学会，日本感染症学会，日本化学療法学会，日本呼吸器学会，日本医真菌学会，日本臨床微生物学会，他．研究分野は，「呼吸器感染症」，特に「深在性真菌症の診断と治療」．

*　　*　　*

「臨床と微生物」と私の歩み

感染症の診療・検査・研究に携わる次世代へのメッセージ

感染病態の解明を目指して
～ディフィシル菌とピロリ菌～

神谷 茂 KAMIYA SHIGERU
●杏林大学名誉教授

◆注力した研究テーマ

1. Clostridioides difficile

筆者は1985年4月金沢大学医学部微生物学教室の助手として細菌学研究を開始しました．西田尚紀教授（故人）の退官前1年間，西田先生よりご指導を受けたことは幸運でした．後任の中村信一教授（後に金沢大学学長）からはマンツーマンでクロストリジア（特にディフィシル菌：Clostridioides difficile）の培養を含めた基礎実験手技をご教示いただきました．当時，ディフィシル菌のトキシン検出用迅速ラテックス凝集試験キットが国内メーカーにより世界で初めて発売されました．しかし，本キットではディフィシル菌有毒株のみならず無毒株，他のクロストリジア（ボツリヌス菌やClostridium sporogenes）などでも陽性所見を示すことを論文報告しました．本報告は米国の研究者の興味を引き，本非特異的反応は本菌が産生するグルタミン酸デヒドロゲナーゼ（glutamate dehydrogenase：GDH）に起因することが明らかにされ，現在でもディフィシル菌の検出に有用な抗原としてスクリーニングに使用されています．

英国Wellcome Trustがスポンサーであるウェルカム・リサーチ・フェローシップ Wellcome Research Fellowshipに選抜され，1987年11月から1989年2月まで英国ロンドン郊外にあるMedical Research Council（MRC）Clinical Research Centreのピート・ボリエロ博士の下で研究に従事し，ディフィシル菌トキシンAの高度精製法（ウシサイログロブリンアフィニティークロマトグラフィー＋ゲル濾過法＋陰イオン交換クロマトグラフィー）を確立することができました（図1）．英国留学は1年4カ月と長いものではありませんでしたが，研究に対する英国人の姿勢を学ぶことができました．加えて国際学会はある種のクラブのようなもので，多くの研究者と知り合う場であることも体得しました．帰国後，中村教授のご指導の下，ディフィシル菌トキシンAに対するモノクローナル抗体の作製に成功し，論文報告しました．その結果，本モノクローナル抗体は海外メーカーの作製するトキシンA検出用ELISAキットに使用される最終候補となりました（残念ながら商品化までは行きつけませんでした）．またディフィシル菌のトキシン産生が芽胞形成の時期と一致すること，芽胞形成抑制剤により毒素産生が抑制されることを明らかにしました．

縁あって1991年4月に東海大学医学部微生物学教室助教授を拝命することとなりました．小澤敦教授（故人）はディフィシル菌の臨床医学的観点からの研究を志向され，教室の大崎敬子先生とディフィシル菌陰性下痢症患児の糞便中のディフィシル菌抑制性腸内細菌の探索を行いました．連続流動培養法装置を用いて各種分離腸内細菌のディフィシル菌への増殖抑制効果を評価した結果，*Enterococcus avium, Klebsiella pneumoniae, Parabacteroides distasonis, Eubacterium lentum, Clostridium ramosum, Clostridium perfringens* の組み合わせが最もディフィシル菌の増殖を抑制することを明らかにしました．現在，ディフィシル菌に対する糞便移植法が大変注目されていますが，1994年の筆者らの論文は糞便移植法の先駆けであったと認識しています．

1994年4月，緒方幸男教授（故人）の後任として杏林大学医学部微生物学教室（後に感染症学教

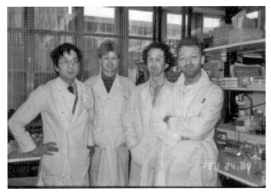

図1　1989年2月,英国MRC Clinical Research Centre留学時の同僚
左より筆者, Dr. Smith, Mr. Reed, 指導者Professor Pete Borriello

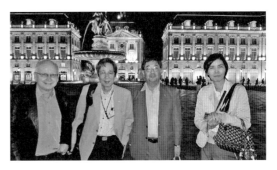

図2　2017年9月,欧州ヘリコバクター会議にて
フランス・ボルドー市. 左よりProfessor Steffen Backert, 筆者, 菊地正悟先生, 大﨑敬子先生

室）の教授を拝命しました．杏林大学でも教室の田口晴彦博士（後に杏林大学保健学部教授），ミヤリサン製薬の高橋志達博士，岡　健太郎博士とともにディフィシル菌の研究を継続しました．3人の先生方のおかげで，東海大学医学部で習得した無菌マウスの実験系を杏林大学へ技術移転することができました．ディフィシル菌感染症（CDI）患者からの分離株の細菌学的性状を比較した結果，再発性感染患者由来株は単一感染および再感染患者由来株に比べ発芽率が有意に高値を示すことを報告しました．さらに社会人大学院生であった大島利夫博士（当時，東海大学医学部付属病院臨床検査学副技師長，後に千葉科学大学教授）が中心となって，臨床細菌学的観点からGDH陽性・トキシン陰性の糞便検体の追加培養（toxigenic culture）がCDI診断に有用であることを示しました．1985年から40年近くディフィシル菌研究に従事することができたことを大変嬉しく思っています．

2. Helicobacter pylori

1991年当時，東海大学医学部微生物学教室は消化器内科学教室とピロリ菌（Helicobacter pylori）に関する共同研究を始めていました．本プロジェクトに中途から参加できたことは幸運でした．ピロリ菌の迅速ウレアーゼテストの細菌学的解析を行い論文報告しました．ピロリ菌研究は1994年に杏林大学医学部へ異動した後も精力的に進めることができました．微生物学教室の山口博之博士（後に北海道大学教授）が中心となり，ピロリ菌の熱ショック蛋白60kDa（HSP60）は本菌の胃上皮細胞への付着因子として作用するとともに同細胞からのサイトカイン産生を誘導することを明らかにして，HSP60が病原因子の1つであることを明らかにしました．東海大学から杏林大学に異動していた大﨑敬子博士とともにピロリ菌のクオラムセンシング（QS）機構が本菌の病原性と関連することを報告しました．さらに国立感染症研究所から杏林大学へ異動した米澤英雄博士（現東京歯科大学）はピロリ菌のバイオフィルム形成および外膜ベジクルがピロリ菌の病原性発現に関連するという先駆的な研究成果を報告しました．

またバングラデシュからの留学生，シンシア・ザーマン博士は大﨑博士とともにスナネズミ胃粘膜でのピロリ菌の定着に関与する胃内細菌叢の解析を行いました．定量的リアルタイムPCR法により，ピロリ菌の定着に際して，*Clostridium leptum*, *Clostridium coccoides*, *Bifidobacterium*などは促進的に，*Eubacterium cylindroides*, *Prevotella*などは抑制的に作用している可能性が示されました．研究の輪はさらに広がり，愛知医科大学公衆衛生学の菊地正悟教授，兵庫医科大学小児科の奥田真珠美教授と兵庫県篠山市民を対象としたピロリ菌

の疫学的研究を実施するとともに，ピロリ菌の家族内感染についてのMLST（multi-locus sequencing type）解析による伝播経路の特定に関する研究成果を報告することができました（図2）．

◆若手へのメッセージ

―幸運は準備のできている人だけに訪れる

　筆者が医学部助手の頃，西田尚紀教授より，ドイツのノーベル賞受賞者ポール・エールリッヒ博士の残した言葉「優れた研究者になるためには4つのGが必要である．」を教えていただきました．4GとはGeschick（技術），Geduld（忍耐），Geld（資金）とGlück（幸運）のことです．若かった当時，前3者はなるほどと理解できましたが，Glückについては少なからぬ抵抗感を覚えました．日夜，研究に精を出し「技術」を磨いて，地道な研究を「忍耐」強く継続することにより，結果として「資金（グラント）」と「幸運」がついてくるのだと後輩の研究者に指導したことがありました．しかし，自分にとってのGlückとは何であったかを自問した時，なかなか答えが出てきませんでした．大学を退任した今，これまでの研究生活を振り返りますと，自分と同じ気持ちで研究と向き合うことができました多くの先輩，同輩，後輩の方々と知り合えたことが小生にとっての大きなGlückであったと確信しています．

　ルイ・パスツール博士は多数の金言を後世に残しましたが，最も高く評価されている金言（仏語，英語，邦訳）は以下のものです．

　　L'hasard favorise l'esprit préparé.
　　Chance favors the prepared mind.
　　幸運は準備のできている人だけに訪れる

　上記のエーリッヒ博士の金言にも示されているように研究上の大きな発見の裏には，時に幸運が付いてまわることがあります．しかし，漫然と幸運が訪れることを受け身的に待っているだけでは幸運を獲得することはできません．「継続は力なり」とはよく知られた格言ですが，研究者にとって継続的に準備しておくというサイエンスに対す

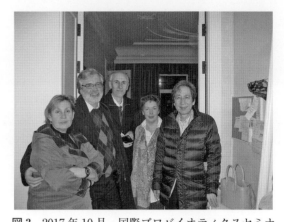

図3　2017年10月，国際プロバイオティクスセミナー後にProfessor Suvorov宅にてディナー
サンクトペテルブルク，左よりProfessor Nadiya Boyko, Professor Vyacheslav Melnikov, Professor Alexander Suvorov，同奥様，筆者．Professor Suvorov, Professor Melinikovはロシア人，Professor Boykoはウクライナ人であり，ロシアのウクライナ侵攻を複雑な気持ちで見守っています．

る真摯な姿勢を持ち続けることが研究を進展させる極意といえるでしょう．

◆略　　歴

　筆者は1978年3月，金沢大学医学部卒業後，同年4月金沢大学大学院医学研究科に入学しました．がんウイルスの研究を目指して，金沢大学がん研究所の波田野基一教授（故人）の門をたたき，ヒヒ内在性レトロウイルス，風疹ウイルス，ヒトサイトメガロウイルスの持続感染に関する研究に従事しました．1982年に大学院を修了後，3年間のがん研究所ウイルス部研究生を経て，1985年4月，西田尚紀教授が主宰する医学部微生物学講座の助手に採用していただきました．ウイルス学を7年間学んだことは細菌学に転向した後も大変役立ちました．1986年から後任の中村信一教授の御指導の下，クロストリジウム属細菌の病原性に関する本格的な研究に従事いたしました．1987年11月から1989年2月まで，英国MRC Clinical Research Centreのピート・ボリエロ博士の下でディフィシル菌毒素の研究を行うことができました．1991年，東海大学医学部微生物学講座の助教

授を拝命し,佐々木正五教授(故人),小澤 敦教授の御指導を受け,ピロリ菌や腸内フローラに関する研究を開始するとともに,無菌マウスを用いた実験系を習得しました.1994年4月,杏林大学医学部微生物学教室の教授に就任し,それ以来26年間,杏林大学医学部および同保健学部にて教育および研究に従事してまいりました.この間多くの国際学会,国内学会を主催することができ,国内外の多数の研究者と懇意になることができました(図3).2020年3月に杏林大学をリタイアしましたが,以降ミヤリサン製薬中央研究所メディカルアドバイザーおよび大山健康財団理事長を仰せつかっております.

* * *

「臨床と微生物」と私の歩み

感染症の診療・検査・研究に携わる次世代へのメッセージ

キノコとの遭遇

亀井克彦 KAMEI KATSUHIKO
●千葉大学真菌医学研究センター

思い入れの深い感染症
◆—Schizophyllum commune（スエヒロタケ）

1．自分で研究してみることの必要性を痛感
—真菌医学研究センターへ

　大学卒業後，大学の医局に属することなく，都立府中病院（現：都立多摩総合医療センター）と都立広尾病院で内科研修を行いました．いまでは卒業後に一般病院で研修を行ったり就職することは当然の選択になり，母校の医局に残るほうが珍しくなりましたが，当時としてはかなり異色の選択だったと思います．たまたま一緒に国家試験の勉強をしたグループでは，誰がいい出したのか「大学に残った人間は臨床ができないダメな医者」という雰囲気が強く，これが大きく影響したと記憶しています．結局，研修期間が終了した後，呼吸器内科医として都立府中病院の呼吸器科に就職しました．さらには公立昭和病院に移動してその呼吸器内科の開設に携わるなど，呼吸器内科医としての経験を重ねてきました．

　しかし現場の経験を重ねれば重ねるほど，著名な教科書に書いてあることや有名な先生方のコメントのとおり診療を行っても，実際には解決しない問題やわからない疾患が数多くあることに不満を感じるようになってきました．また，それらの「定説」がどのように作られていったのだろうかという疑問も感じました．一方で「理由はわからないし証明もされていないが，こういう患者さんにはこのような治療をしてみると結果が良い」というような「伝説」のようなことも数多くあり（実際にうまくいくことも多かった），医学にはまだまだ未知の部分が数多くあること，大切なのに埋もれてしまっていることなど，自分で研究していることの大切さを感じるようになりました．

　大学の医局を嫌って一般病院での研修の道を選んだものの，このようにして自分で研究してみることの必要性を痛感して，母校の千葉大学の呼吸器内科に入局しました．都立府中病院における呼吸器病学の恩師（鈴木 光先生）が感染症を専門とされていたこともあり感染症研究を志しましたが，当時呼吸器内科の感染症グループは壊滅状態にあり，また大学院に入ろうとしても，当時の大学院は実質的にほとんど機能していませんでした．これでは研究というもののどうやって進めたらよいのかさっぱりわかりません．そこで，当時学内でもっとも感染症の研究が充実していた真核微生物研究センター（現：真菌医学研究センター）で研究を行うことになりました．真菌にはなんの興味もなかった人間が，真菌症の世界に放り込まれたわけです．附属病院で呼吸器内科の外来・病棟の診療も並行して行っていました．

2．S. commune との出会い
—世界初の症例として Clin Infect Dis に掲載

　ある日，呼吸器外科から咳嗽を訴える中年の女性が紹介されてきました．診断は「肺アスペルギルス症」となっています．中葉に異常陰影があり「気管支鏡の塗抹検査でアスペルギルスと思われる菌糸が検出された」というのがその診断の根拠です．培養は実施されていませんでした．紹介の趣旨は「これは外科の適応疾患ではないから，あとは内科でよろしく」ということでしょう．しかし，アスペルギルス症のあらゆる病型を思い浮か

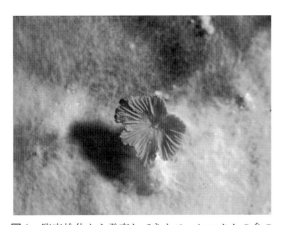

図1 臨床検体から発育してきたスエヒロタケの傘の1例
実際に臨床検体からこのような傘が発育するのはきわめて稀である（千葉大真菌センターHPギャラリーより）

べても，また症状や血清学的検査の結果をみてもアスペルギルス症には当てはまりません．強いていえばアレルギー性気管支肺アスペルギルス症（ABPA）に近いのですが，ABPAであれば著明な高値を示すはずの総IgEはほとんど正常で，特異抗体や特異的IgEといったアスペルギルスの気配をうかがわせる手がかりは検出されませんでした．

しかし，塗抹で「胞子」ではなく「菌糸」が検出されたということは，糸状菌が気道に定着して発育していることを意味しています．「細胞診ではアスペルギルスと読んでいるが，この菌糸はアスペルギルスではない．アスペルギルスとは違う糸状菌が疾患の本態に関与しているはずだ」と確信し，カルテにもそのように記載しました．本来であれば再度の気管支鏡検査などを行うべきだったのでしょうが，幸いにも陰影も症状も次第に落ち着いていったため，確定診断のつかないまま対症療法で様子をみていました．半年ほどして陰影が広がり症状も増悪してきました．この機会にぜひ診断をつけなければ，と患者さんを説得して再度気管支鏡を行い，今度はしっかり培養しました．

培養や同定は，当時，研究の指導をいただいていたセンターの西村和子教授にお願いしたところ，白色の糸状菌がしっかり発育してきました．糸状菌は胞子を作る際にそれぞれの菌種の特徴が表れて同定が可能となるのですが，この菌はいくら待っても胞子を作らず，ただの白色糸状菌のままです．西村先生はさまざまな工夫をして胞子を作らせようとしますが，何もつくりません．当時，遺伝子同定法は未完成であり，菌種が不明のまま迷宮入りかと思っていたある日，外来診療中の私に西村先生から突然電話がありました．開口一番「先生，大変よ．キノコはえたの！」．私は外来が終わるのももどかしく，研究センターに飛んでいきました．そこには糸状菌から立ち上がった，キノコとはいえないほどささやかな構造物が立ち上がっていました（図1）．これが後日スエヒロタケ（*Schizophyllum commune*）と判明したことにより（西村先生は交配試験でこれを証明されました），この患者さんはスエヒロタケによるアレルギー性気管支肺真菌症（ABPM）ではないか，という症例の全貌が初めてみえてきました．

当時，キノコがヒトの深部臓器に感染することはほとんど知られておらず，想像することすら難しかった時代です．キノコが検出されても「そんなもの，意味ないでしょ？」と笑う人が少なくありませんでした．しかし，アスペルギルス以外の糸状菌が原因であって，このキノコが本態に違いないという確信がありました．その後，菌体や培養上清から抗原を抽出し，ELISA法で特異的なIgGとIgEを証明することに成功し，この菌によるABPMが確認された世界で初めての症例として米国感染症学会の機関誌であるClin Infect Disに掲載されました．

3. 疑問を感じ，しつこく追及することが発見のカギに

後日，私自身が研究センターの教室を任されることになり，ヒトの気道から分離された糸状菌の遺伝子解析を行ったところ，*S. commune*が高頻度に含まれていることがわかりました．また，当時のスタッフである豊留孝仁博士（現：帯広畜産大准教授）の尽力でスエヒロタケの特異抗原物質が

glucoamylase であること発見し，ELISA 法によってスエヒロタケに対する特異抗体（IgG，IgE）を簡単に測定できるようになりました．これらを用いて全国の病院から送られてきた検体の検査を進めていくと，スエヒロタケによる ABPM が珍しくない当たり前の疾患だということがわかったのです．近年はアレルギー性真菌性鼻副鼻腔炎の原因としても重要になりました．

では，それまでどうしてみつからなかったのでしょう？理由はいろいろ考えられますが，結局のところキノコが同定できなかったことが最大の原因と考えられます．キノコは培養しても「傘」を作ることはきわめて稀で，遺伝子解析を行わない限り「形態学的に同定できないやっかいな白色の糸状菌」として扱われがちです．このため意味のない雑菌に違いない，と誤解されて多くの症例で無視されてしまったと考えられます．

現在は，キノコの臨床的重要性が理解されていますので，キノコは大切な病原菌の1つとして理解されていますが，もしこの患者さんが紹介されてきた時，診断を鵜呑みにしてそれ以上追求せず「ちょっと変わったアスペルギルス症」とだけ考えて対応したり，あるいは「キノコが感染するはずがない．検査のエラーだろう」と黙殺してしまえば，そのままに何もわからずに終わってしまっていたでしょう．

スエヒロタケによる ABPM はこれだけ頻度の高い疾患なので，私がみつけなくても，早晩誰かが発見したと思います．しかし，最初の対応で疑問を感じ，しつこく追求した結果が現在につながったと考えています．他人の診断を信じない…研修医の皆さんにもよく話していますが，これは既製の知見を信じない，と置き換えることもできます．疑問を持つこと，そして粘り強く研究することの重要性を改めて強調したいと思っています．

◆次の世代の皆さんへのメッセージ

「自分で研究を行い論文を書くこと」で力を蓄える

50 年におよぶ歴史を持つ本誌が休刊となるのは実に残念です．これまで努力を重ねて素晴らしい出版を継続されてきた関係者の皆さまに深く敬意と感謝を捧げたいと思います．

さて，これから飛躍を目指す若い医師の皆さんにとって，学位と専門医のどちらが大切かというのは，web 上でもしばしば議論になるようです．技師さんの場合もさまざまな認定制度があるようです．専門医取得にはそれなりの意味がありますが，私は学位取得も強く勧めます．学位自体に意味があるのではなく「学位を取るために自分で研究を行い論文を書くこと」にこそ意味があるのです．現代は医学雑誌の数が急増し，論文数も増えました．その中味は玉石混合ですが，どれほど優れた研究でも弱点があり，またどのような論文でも欠点があるものです．論文にウソや誤りがあるという意味ではなく（そういう論文も時々みかけますが），どの研究も結論を実際の診療に当てはめるには限界があるという意味です．これを理解できないと，論文の表面的な結論ばかりを鵜呑みにしてしまいます．個々の論文が不安なら systematic review を読めば良いという考えもありますが，sysytematic review も結局は雑多な論文の集まりです．それぞれの論文の信頼性やそれらをまとめて集計することの意義を理解しておかないと，review を正しく使えないことになります．このように他人の研究や論文を理解するためには，自分自身が研究や論文作成という経験を重ねるのが有効な方法です．近道はしっかりした指導者のもとでの学位取得だと考えています．技師さんでも修士を含めた学位取得を志してがんばっている人をしばしばみかけますが，ぜひお勧めしたいと思います．

今どき学位なんて！と思われそうですが，自分で研究をやってみる，論文を書いてみるという作業を通じてこそ，自分自身の目で確かめる，自分の頭で考える，という習慣と力が生まれてきます．ご自身の力を蓄えて，ぜひ難しいこの時代の荒波を乗り切ってほしいと思っています．

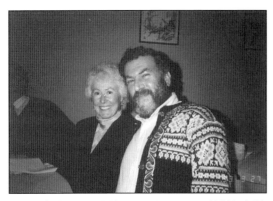

図2 留学中にお世話になったStevens教授と奥様
現在も研究に関与されている

◆略　歴

　1981年に千葉大学医学部を卒業し，都立府中病院（現 都立多摩総合医療センター）および都立広尾病院で研修後，呼吸器内科医として都立府中病院および公立昭和病院に勤務していました．しかし，自分で研究することの必要性を実感し，感染症の研究を志して千葉大学呼吸器内科に入局．特に真菌に興味はなかったのですが誘われて真核微生物研究センターで真菌症の研究を開始し，医学部附属病院呼吸器内科での診療のかたわら，真菌症の研究に従事しました．

　1991年米国Stanford大学感染症内科のDr. Stevensのもとに留学（図2）．帰国後，真核微生物研究センター感染研究部門助教授に着任．ブラジルサンパウロ州立大学に短期専門家として出張の後，2003年千葉大学真菌医学研究センター（真核微生物研究センターより改組）感染研究部門（現：臨床感染症分野）教授となりました．着任後，呼吸器内科領域で重要性を増していたアスペルギルス症を中心とした研究を進めるとともに，当時弱体であった同センターの診療活動にも力を入れ，附属病院の感染症内科に真菌症専門外来を設立しましたが，これは深在性真菌症をターゲットとするわが国初の専門外来となりました．また，アスペルギルス症を中心とする糸状菌感染症の研究を活性化するため，全国組織である「アスペルギルス研究会」を設立して毎年研究会を開催し，全国の数多くの大学，病院，研究機関による発表・討議の場を提供しました．

　2022年3月に定年退職となり千葉大学名誉教授および真菌医学研究センター特任教授となる一方，同年4月から石巻赤十字病院に感染症内科部長として着任し，以後2年間にわたり同病院の診療と教育に従事しました．

　学会活動では各学会の理事，評議員などを拝命していましたが，2014年に日本感染症学会東日本地方会を，また2019年に日本医真菌学会を会長として開催することができました．前者は感染症全般を対象とした学会ですが，真菌症の専門家が会長となるのは初めてであり，真菌症の重要性を認めていただいたと感じています．また2015年に日本医真菌学会学会賞を受賞し，日本感染症学会からは第49回二木賞，日本化学療法学会から第35回志賀潔・秦佐八郎賞をいただきましたが，後二者はいずれも真菌症研究者での受賞者の前例がなく，これもまた真菌症の重要性が増していることを示すものと考えています．

＊　　＊　　＊

「臨床と微生物」と私の歩み

感染症の診療・検査・研究に携わる次世代へのメッセージ

時代の変化とともに歩む，難しさと面白さからの学び

清祐麻紀子 KIYOSUKE MAKIKO
●九州大学病院検査部

はじめに

「臨床」と「微生物」の関わりは，時代とともに変化しています．私のこれまでの臨床検査技師人生も，その時代に合わせた保険点数の変遷や感染制御活動，抗菌薬適正使用の取り組み，薬剤耐性（AMR）対策などに応じて変化しながら現在に至ります．これまでの時代の変化を振り返りながら，当時の経験を振り返ってみたいと思います．

◆ICT活動への参加

病理検査担当を希望していた私が細菌検査の担当となり，当時勤務していた国立病院機構九州医療センターで新設された感染制御対策チーム（ICT）に入ることになりました．感染防止対策加算に準じて新しく結成されたICTに入り，「職種も年齢も関係ない．やる気がある人が活躍すればいい」というリーダー医師（泌尿器科，井口厚司先生）のもとで行う感染管理の仕事は，細菌検査を始めたばかりの私にとって経験するすべてが新鮮で面白く感じました．ICUや新生児集中治療室（NICU）などの臨床現場に滞在することが多くなり，院内を縦横無尽に駆けまわる私に，井口先生から「水を得た魚だね」といってもらったことを覚えています．

細菌検査についても新人だったので，検査技術も学びながらの日々でしたが，院外の多くのベテラン技師さんに指導していただきました．様々な研修会や学会に積極的に参加し，みるものすべてを吸収したいと思っていました．メチシリン耐性黄色ブドウ球菌（MRSA）に関する疫学解析を研究テーマとし，学会発表や論文作成を通じて，日常検査を研究に発展させることの面白さや推論を証明することの難しさも学びました．また，感染管理に携わるなかで，情報発信の重要性，データのみせ方，コミュニケーションの重要性を実感するようになりました．日々のデータはサーベイランスとして活用できること，しかし，そのみせ方やフィードバックなしにはそれらのデータが活用できないことを体験し，その頃から「みせる工夫」や「伝える工夫」を始めるようになりました．この時代に培った基礎力がその後，様々な場面で役立つことになります（図1）．

◆質量分析装置，全自動遺伝子検査機器の導入

微生物検査は時間がかかる検査ですが，その後，新しい検査技術や検査機器が登場し，それらを活かした業務フローを考える作業が必要となりました．遺伝子検査の導入，MALDI-TOF MS，全自動遺伝子検査などの新たなツールが導入されるタイミングと，認定臨床微生物検査技師（CMTCM），感染制御認定臨床微生物検査技師（ICMT）として活躍する時期が重なっていたことは私にとってラッキーであり，考え方を大きく変えるタイミングとなりました．新たな技術の導入に従い，選択肢が増える分だけ細菌検査が複雑に難しくなっていきます．それをいかに工夫していくかを考えることは大変ですが，「現状維持は衰退」といい聞かせながら，皆で業務改善する日々を過ごして現在に至ります．また，国内におけるAMR対策や抗菌薬適正使用の推進が求められるようになり，抗菌薬適正使用支援（AS）活動における臨床検査技師の役割が提示されました．確実に，検査技師に求められる役割が増えていくな

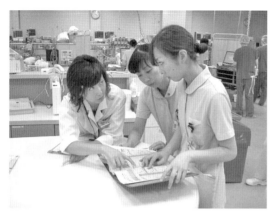

図1 2012年，病棟ラウンドの一場面
左が筆者：病棟看護師に自らが作成した MRSA 月報の説明を行っている様子です．

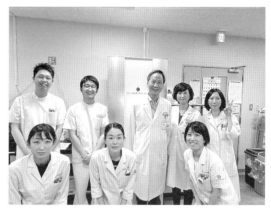

図2 VITEK MS と細菌検査室のメンバー
九州大学病院では，康　東天部長の許可を得て 2013 年から VITEK MS を稼働させることができました．康先生が退官される最終日（2022 年 3 月 29 日）に記念として撮った写真です．

かで，効率よく働くためにも，重症・重要な症例に必要な時間をかけたいと思うようになりました．そんな時に出てきたワードが診断支援（diagnostic stewardship：DS）でした．先行して AS の重要性が求められるなか，AS と同時に実践する DS は，最新機器を活用するだけではない検査前後のプロセスを含み，検査技師として適切な感染症診療のアプローチに携わることができる絶好の機会になると感じました（図2）．

◆ diagnostic stewardship (DS) の実践

DS の実践に取り組むようになり，DS はすべての職種が理解して実践すべきであり，そのための教育や周知を継続する必要性を感じています．そのためにはお互いの職種の役割や業務を理解することも必要であり，検査室にこもり検査技術だけ磨けば良いのではないことを再認識しています．新人だった私も時間の経過とともに，専門資格を取得後，後輩を育成する立場になりました．私のモットーは"楽しく学ぶ"です．また，誰のため，何のための検査なのか見失うことなく，臨床の役に立つ情報提供ができることを意識して検査を行っています．そのためにも臨床の知識が絶対に必要であり，病棟を飛び回っていた時代にみて聞いて教えていただいた知識が，その後の微生物検査に役立っていることを実感しています．後輩にも臨床の知識の必要性を知って欲しいと思い，医師に依頼して臨床現場を見学する機会を作るようにしています．微生物検査には直結しない臨床現場の見学であっても，それを経験した技師と経験していない技師では"何か"が変わります．臨床現場をみて，聞いて，知ることはスタッフのモチベーションアップにもつながり，その小さな"何か"はいずれ大きな変化になっていくことを私は身をもって経験してきました．そのバトンを今，後輩につないでいます．

◆後輩へのメッセージ

私のこれまでの失敗や成功体験を活かして，管理者の立場でこれからできることは何だろうと考えています．私が得意なコミュニケーションスキルを活かして臨床と検査室をつなぐこと，後輩の良い見本となること，後輩に良い検査をつないでいくことが今の私にできることかなと思っています．振り返れば，私自身が新人の頃，「この人に任せたら大丈夫」といわれるような検査技師になりたいと思っていました．その思いは今も変わることはありません．後輩へのメッセージとして，まずは興味を持つこと，楽しく学ぶこと，自分の知

識が人の役に立つことを経験する成功体験が重要だと思います．これまでの私の経験の中には成功もありますが，失敗も沢山あります．失敗も長い目でみれば，成功だったかもしれません．様々なことが急にできるようになることはなく，振り返った時に，以前より少し成長している自分に気づくのだと思います．

以下，私から後輩へのメッセージです．
・日常検査の中で疑問をもつことが重要
・自分が担当している仕事や項目は，人にきちんと説明できる知識が必要
・自分が主治医だったら，と考える視点
・どうせこんな検査をやっても……と思いながらの検査はやらない
・誰かと意見交換する時には，自分の意見は変えてもいいという気持ちで臨む
・無駄なことはなにもなく，失敗は成功の元になるというポジティブな考え方
・一人でできることはないので，コミュニケーションはなにより重要
・自分の短所だけではなく，長所も認めること

私は医療人でいるかぎり，一生勉強が必要だと思っています．そして，専門知識を感染症というチーム医療の中で活かせる微生物学は本当に面白いと思います．また，他施設の微生物検査とのつながりも重要です．この仕事を通して出会えた全国の仲間との絆は一生の宝物だと思っています．

これからも，微生物学の難しさを面白さに変えて日々前進していく，そんな検査技師でありたいと思っています．

◆略　歴

1996年3月に九州大学医療技術短期大学衛生技術学科を卒業し，臨床検査技師免許を取得して国立病院九州がんセンター臨床検査科に勤務しました．1998年4月からは国立病院九州医療センター臨床検査科で勤務しつつ，二級臨床検査士（微生物学），認定臨床微生物検査技師，感染制御認定微生物検査技師，保健衛生学士の資格を取得しました．

2008年4月に現在の勤務先である九州大学病院検査部に転籍すると同時にグローバル感染症センターを兼任しながら，佐賀大学大学院医学系研究科に通い，2010年に医科学修士，2016年に医学博士を取得できました．2023年にはインフェクションコントロールドクター（ICD）も取得し，現在は同院検査部の副臨床検査技師長として日々尽力しています．

その間，日本臨床衛生検査技師会，日本臨床微生物学会（理事），日本環境感染学会，日本臨床検査医学会，日本感染症学会，臨床微生物迅速診断研究会，日本医用マススペクトル学会，日本医療検査科学会，日本医真菌学会など様々な学会に所属し，見聞を広げるとともに自己研鑽に努めています．

*　　　*　　　*

「臨床と微生物」と私の歩み

感染症の診療・検査・研究に携わる次世代へのメッセージ

蚊と語らう

倉井華子　KURAI HANAKO
●静岡県立静岡がんセンター感染症内科

◆蚊との数奇なる触れ合い

1. 嫌われながらもヒトに寄り添おうとする生命体に魅せられて

　皆さまは蚊が好きでしょうか？多くの方は嫌いと答えるでしょうが，私は好きです．先日行ったホテルの朝食会場にカルピスの原液が置いてありました．水で割って飲むと，懐かしさとともにある夏の記憶がよみがえりました．約40年前の夏の日，コップに水滴をまとったカルピスを飲みながら腕に止まった一匹の蚊をみていました．蚊は静かに口を皮膚に沈め少しずつ体を膨らませた後に重々しい体を空に浮かせ去っていきました．蚊という生命体に魅せられた瞬間です．蚊との数奇なる触れ合いは，その後の人生でも続きます．高校時代は農学部（樹医），獣医学部，医学部に進むか迷っていました．医学部入学を決めたのは目黒寄生虫館を立ち上げた亀谷了先生の著書「寄生虫館物語」でした．寄生虫や蚊といった嫌われながらもヒトに寄り添おうとしている生命体に魅せられたのです．

　富山大学（旧：富山医科薬科大学）に入学後，寄生虫学教室に入り浸るようになりました．奇しくも寄生虫学教室のリーダーは「蚊のはなし」の著書である上村清先生であったため，様々な寄生虫に触れ合うとともに，蚊の飼育や吸血行動の観察を手伝う学生時代を過ごしました[1]．国内を飛び出し，インドネシアまで蚊の採取に連れて行っていただきました．上村先生を踏み台として木の洞にいるボウフラを取り，ブタ小屋で網を振り回したためブタを怒らせ逆襲にあい，夜は蚊を引き付けるための野外飲み会をするという今から考えてもハチャメチャの採取ツアーでした．

　その当時，蚊に何匹刺されると脱感作するのかという馬鹿なチャレンジを行っていました．飼育している蚊たちに定期的に刺され続けるという試みです．蚊の飛ぶゲージに腕を突っ込み続ける日々です．日々刺され続けるうちにかゆみと発赤がひどくなっていきましたが，1,000匹を超える頃にはだんだんと腫れなくなっていきます．逆感作の成立です．蚊に刺されて腫れるから嫌いという方にはぜひ試していただきたい手段です．

2. 多くの感染症を媒介する蚊

　蚊が嫌いという方の中には，蚊は多くの病気を媒介するからという理性的な方もいらっしゃると思います．確かに蚊はマラリア，デング熱，ジカウイルス，日本脳炎，フィラリアなど多くの感染症を媒介する公衆衛生上重要な生き物です．他の生物を差しおいて最も多くの人命を奪う生き物です．蚊との適切な距離を保つこと，これは確かに大事です．

　もう少し蚊のことを深掘りしてみましょう．蚊は世界に3,000種類以上，国内に100種類以上いるとされますが，ヒトを吸血する種類は限られています．国内ではヒトスジシマカ，アカイエカが2大種です（図1）．ヒトスジシマカは黒く背中に白い筋をもち，タイガーモスキートとも呼ばれます．空き缶など小さな水たまりでも繁殖するため都市部でもよくみます．昼間に活動することが多く，梅雨が明けたころから活動を始めます．

　ヒトスジシマカはデングウイルスやジカウイルスを媒介します．デング熱の国内感染はまれとされていましたが，2014年渡航歴のない患者が都内

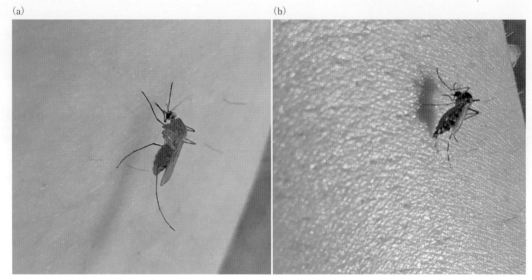

図1　アカイエカとヒトスジシマカの吸血
(a) アカイエカ，(b) ヒトスジシマカ
(著者吸血/撮影)

で多発しました．聞き取り調査などにより推定感染地が都立代々木公園であることが判明しました[2]．公園内の蚊からもデングウイルスがみつかり，患者と一致するウイルスであることが確認されています[3]．国内にデング熱ウイルスが入りこめば，感染が拡大することを示した一例です．

アカイエカは少し小型で茶褐色をしており，夜間に活動します．比較的大きな水たまりや水田などで増え越冬も可能なため，春から秋にかけて長く活動します．夜寝るときにプーンという独特の羽音を立ててくる蚊といえばイメージができるでしょう．アカイエカは日本脳炎ウイルスや，ウエストナイル熱ウイルスを媒介します．日本脳炎の国内症例届け出数は10例以下と少なくなっていますが，九州や四国を中心としてブタの日本脳炎ウイルス抗体保有状況は80%を超える地域が存在するのも事実です[4]．日本脳炎の症例を経験する可能性があることは忘れてはいけません．

3. そして現在―その後，虫好きの医学生は

さてその後，虫好きの医学生がどうなったのでしょうか？大学を卒業後は経歴にもありますが，輸入感染症やHIV感染症の多い病院で勤務をし，2010年から現在の静岡がんセンターに移動しています．がん患者の感染症をみる日々でめったに寄生虫や動物媒介感染症の症例はきません．ただ，虫好きアピールを続けていた結果，寄生虫や動物媒介感染症に関する講演・原稿・企画の依頼を多くいただくようになりました（専門のがんと感染症を上回るくらいに）．幼少時からの興味を今は仕事にして楽しく生きることができます．ありがたいことです．変化といえば，手にする飲み物がカルピスの水割りから焼酎になったこと．今夜も酒を片手に，網戸を少し開けて高い羽音を響かせる美女たちを部屋に招き入れようと思います．

◆次世代へのメッセージ

―感染症を学ぶということは，多くの生命体とヒトとのつながりや反応をみること

微生物をみるということはヒトを取り巻く生命をみるということです．人間なんてこの地球の中のたった1つの種族にすぎません．細菌や真菌や寄生虫の方がもっと地球では豊富に存在します．感染症を学ぶということはヒトだけではなく，多

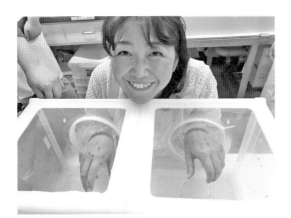

図2 蚊のゲージに手を入れて吸われるのを喜ぶ筆者

くの生命体とヒトとのつながりや反応をみるということです．本当に面白い学問です．ようこそ生き物がうごめくこの感染症の世界へ．どうぞこの世界を好きになってください．好きこそ物事を動かす強い原動力です．この世界に足を踏み入れてしまった方，面白いなと思った方，いつでも気軽にお声がけください．虫とともにはせ参じます（図2）．

◆略　歴

1997年，岐阜県で生まれました．2002年に富山大学医学部卒業後，東京都立駒込病院レジデントとして入職．2005年に横浜市立市民病院感染症内科を経て，2010年から静岡県立静岡がんセンターで感染症内科副医長，2013年同センター感染症内科部長．2017年から臨床検査部長を兼任しており，現在に至っております．

専門は，臨床感染症，寄生虫感染症，人獣共通感染症などです．

文　献

1) 上村清：蚊のはなし―病気とのかかわり―．朝倉書院，東京，2017．
2) Kutsuna S, Kato Y, Moi ML et al.：Autochthonous dengue fever, Tokyo, Japan, 2014. Emerg Infect Dis 21：517-520, 2015.
3) 齊木 大，長谷川道弥，岡崎輝江ほか：平成26年に都内で発生したデング熱に関するデングウイルス媒介蚊ならびにデングウイルス検査対応（平成26年度及び27年度の結果），デングウイルス検査対応．東京都健康安全研究センター研究年報（1348-9046）67号：27-35．（2017.03）
4) ブタの日本脳炎抗体保有状況―2022年度速報― https://www.niid.go.jp/niid/ja/je-m/2075-idsc/yosoku/sokuhou/11554-je-yosoku-rapid2022-11.html

*　　*　　*

「臨床と微生物」と私の歩み

感染症の
診療・検査・研究に
携わる次世代への
メッセージ

食中毒の原因究明に向けて
―調査研究にやりがい

小西典子　KONISHI NORIKO
●東京都健康安全研究センター微生物部食品微生物研究科

◆細菌性食中毒の検査と分子疫学解析

　東京都健康安全研究センターでは，東京都内で発生する食中毒の感染源や原因食品を特定するための検査と，関連する調査研究を行っています．都内で発生する食中毒は毎年100事例前後ですが，これは行政的に食中毒と決定した数で，有症苦情や関連調査を含めると年間1,000事例以上を扱っています．

「試行錯誤の日々」

　1997年に東京都で発生した食中毒103件の病因物質はサルモネラ（26件，25.2%）が最も多く，次いで腸炎ビブリオ（25件，24.3%），カンピロバクターおよび黄色ブドウ球菌（各6件，5.8%）の順でした．

　腸炎ビブリオの病原株であるthermostable direct hemolysin（TDH）産生株は，患者糞便からは容易に検出されますが，原因食品や環境中から検出することは非常に困難です．しかし食中毒の原因食品を特定するためには，食品から患者由来株と同じ血清型の病原株を検出することが重要となります．食品から分離した数集落の菌のみを検査したのではTDH産生株を検出することはできません．そこで食品の増菌培養液からTCBS寒天培地数枚に塗抹後，出現した100集落以上を対象にTDH産生株を分離するということを繰り返し行っていました（図1）．忍耐と根気が必要で修行のような日々でしたが，その中で，どうしたら少しでも楽に効率的に検査できるかを考え工夫することで，効率的な検査が可能となりました．また東京湾の複数地点から採取した海水，海泥，あさりを対象に，腸炎ビブリオの汚染実態調査を実施し，環境中にTDH産生株は存在するが，菌数は非常に少ないことを明らかにしてきました．

「先輩から受け継いだもの」

　私が当時所属していた細菌第一研究科は，以前から下痢原性大腸菌の病原因子等の研究を精力的に行っていました．1966年以降に発生した集団下痢症由来株で，当時はまた病原性がはっきりしていない株が数多く保存されていました．1970年代に毒素原性大腸菌（ETEC）の病原因子を調べる方法として細胞変性効果（LT産生性）や乳飲みマウス法（ST産生性）が確立されると，それらの株を対象に遡り調査が行われていました．1990年代以降には，これらの病原因子はELISA法，逆受身ラテックス凝集反応（RPLA）法およびPCR法で調べることが可能となりました．さらに遺伝子検査ではタイプの異なる毒素（SThおよびSTp）の決定も可能となりました．過去に分離・保存されていた大きな財産の菌株を引き継ぎ，遺伝子検査法を用いた毒素産生性の確認および毒素型の分布，血清型別試験等の細菌学的解析をまとめ，論文発表することができました．

　下痢原性大腸菌のうちETECによる食中毒は近年減少しており，東京都では年間1～数事例が発生するに過ぎません．しかし大規模な事例になることも多く，2020年に発生した仕出し弁当を原因とするO25：NM（LT産生性）による食中毒では，2,548名の患者が報告されるに至りました．

　食中毒の原因となるETECの血清型や毒素型の傾向をみると，海外旅行中の食事や飲用水（井戸水）等が原因と推定される場合は複数種類の菌

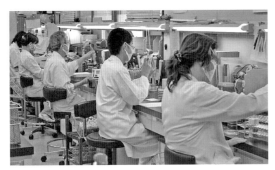

図1 修行のような厳しい検査に耐える職員達（2009年）

が検出されることが少なくありません．一方，国内で発生する食中毒では，通常は1種類の血清型，毒素型であることが多い傾向です．しかし2003年に発生した仕出し弁当を原因とした食中毒では，原因菌として6種類ものETECが分離・同定されました．大腸菌の検査で重要な点は，常在菌と病原菌の区別です．病原菌のみを分離できる選択分離培地や選択増菌培地があればいいのですが，そのような理想的な培地はありません．この事例では患者糞便をDHL寒天培地に塗抹培養後，平板上に発育した集落を対象としてランダムに綿棒で集菌（colony-sweep）し，懸濁液からDNA抽出を行いPCR法でスクリーニングする方法（colony-sweep PCR法）を用いました．そしてPCRが陽性であった検体から集中的にETECの分離を試みました．その結果，O25：NM（LT），O25：NM（STh），O27：H20（STp），O27：H7（STp），O78：NM（STh），O148：H28（STh）の6種類のETECを分離することができました．本事例ではcolony-sweep PCR法を用いることで効率的な検査が可能となり，以降，食中毒の解明のための検査法として重要な手法となりました．

「分子疫学解析の導入」

1990年代以降の食中毒検査では，患者や食品から原因菌を分離するに留まらず，分離された病原菌が同一起源由来であるかをより詳細に調べる分子疫学解析が導入され，重要な位置づけとなりました．特に腸管出血性大腸菌O157による集団発生が多発した1996年以降，同一血清型菌の菌株間を識別するための解析が求められるようになりました．O157による食中毒では，短期間に広範囲な地域で患者が発生することがあります．各々は散発患者として届けられ，一見関係がなさそうにみえますが，実は同一の食品が原因であるという散在的集団発生が起きる可能性があるからです．散在的集団発生を早期に発見し最小限に抑えるためには，感染源の迅速な把握が必要です．東京都では毎年300～400株の腸管出血性大腸菌が分離・収集されています．これらの菌株を対象にパルスフィールドゲル電気泳動法（PFGE）〔現在，O157，O26，O111については反復配列多型解析法（MLVA）〕を行い，関連性の有無を解析しています．これまでに7,000株以上のPFGEを行いました．改めて考えると相当な数です．

地方衛生研究所は行政機関の研究所なので基礎的な研究を中心に行うことはできません．しかし，今回紹介したような食中毒の原因菌や感染源・原因食品の解明に関する調査研究に携わり，少しでも貢献できたことをやりがいとして感じています．

◆次世代へのメッセージ

学生時代の私は病理組織学に興味を持っており，将来は細胞診あるいは病理解剖に携わりたいと思っていました．それがまさか東京都立衛生研究所に就職し，細菌検査を行うことになるとは，当時は想像すらできませんでした．なぜなら私は学生の頃，最も苦手な教科が微生物学だったからです．正直，配属された時は焦りました．全く興味が湧かず，知識も何もない，ただただ忙しい中，早く仕事を覚えないといけないと焦る自分．大学の先輩からは「聞けるのは1年目だけだぞ」といわれ，わからないことがあって質問すると，「ここは教育機関ではないのだから自分で調べなさい」といわれ，本を渡されたこと．厳しいなあ，涙が出そうでした．

今，皆さんはどのような思いで毎日の検査や研究に取り組んでいるのでしょうか．毎日，楽しく

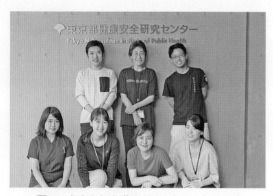

図2　未来を担う若者達と（2024年7月）

過ごしていますか？それとも，ただやらされていると思っているのでしょうか？もし，「やらされている」と思っている方がいたら，どうかその考え方を変えてください．日々の仕事を漫然と行っているだけでは面白くないと思います．常に色々と考えながら取り組んでみてください．検査を行う意味，何かをみつけてやろう，本当にこの検査法でいいのかな，思っていた結果と違うけど何故だろう等々，色々な疑問が出てくると思います．そしてその疑問を解決するために，何ができるのかを考え，できることから試してみることです．必ずしも論文や学会発表につながるとは限りませんが，このような一つひとつが自分の経験となって蓄積していくのだと思います．また上司や同僚の他，学会等で出会った仲間と沢山ディスカッションをしてください．思わぬところからアドバイスが貰えたり，解決に向けたヒントが得られたりすることもあります．

私もいつの頃からかそのように過ごしていたら，いつの間にか20年以上が経ってしまいました．結果が気になるから，朝，誰よりも早く来てドキドキしながら真っ先にふ卵器を開ける，そんな気持ちを大切にしてください（図2）．

◆略　歴

1997年に大学を卒業後，東京都立衛生研究所微生物部細菌第一研究科食中毒研究室に配属になりました．食中毒や腸管系病原菌に対して，特に強い思いや希望があったというわけではなく，たまたまの配属先が腸管系病原菌に関する調査・研究を行っている部署でした．

前年の1996年，腸管出血性大腸菌O157による全国的なアウトブレイクが発生していました．当時，O157は医療機関でもあまり知られておらず，食中毒発生防止対策推進や都民への普及啓発が課題の1つでした．配属後に上司にいわれて取り組んだのが，O157に関する情報収集を行うとともに，O157の基礎的な研究（発育可能温度，pH，食塩濃度等，発育・生存に与える影響）や加熱による殺菌条件，野菜の洗浄方法，調理器具の除菌効果等，より実践的に使えるデータを示すということでした．試行錯誤や失敗を繰り返し，最終的にデータをまとめ，神戸で開催された第19回日本食品微生物学会学術総会で発表を行うことができました．これは私にとって人生初の学会発表となりました．また，神戸の老舗鉄板焼き店で食べたステーキの味が忘れられません．この時まとめたデータの一部は，現在でも東京都のホームページに掲載されています．

このまま研究職としてやっていくのであれば学位を取得した方がいいとアドバイスされたことから，学位取得にもチャレンジしました．1966年～2009年までの長期間に分離された毒素原性大腸菌を対象に疫学的解析および細菌学的解析を行った結果をまとめ「Journal of Clinical Microbiology」に投稿，2012年に藤田保健衛生大学（現 藤田医科大学）で学位（博士（医学））を取ることできました．当時，英語試験に備えるため，仕事を終えてから英語教室に通い，終わったらまた職場に戻って仕事をしていたことが懐かしく思い出されます．

その後，腸管出血性大腸菌を対象とした分子疫学解析，東京都で発生したエルシニアやチフス菌による集団食中毒の原因究明に関する調査・研究，サルモネラや大腸菌を対象とした薬剤耐性菌動向調査や遺伝子解析等種々の仕事に携わることになり，現在に至っています．

「臨床と微生物」と私の歩み

感染症の診療・検査・研究に携わる次世代へのメッセージ

微生物検査の醍醐味は感染症診断と治療の両方に深く関与できること

小松　方　KOMATSU MASARU
●天理大学医療学部臨床検査学科

1. 臨床微生物学との出会い

1991年4月，私が臨床検査技師養成校在籍時の卒業論文のテーマが「PCR法を用いた抗酸菌感染症の迅速診断法の開発」と決定しました．そのテーマについて研究する部署が，のちに私が臨床検査技師として勤務する検査室となり，臨床微生物学の領域に人生を投入するきっかけとなった天理よろづ相談所病院の微生物検査室でした（図1）．その時の指導者は就職後も恩師となる相原雅典先生と島川宏一先生です．PCR法は1983年にMullisにより論文発表された耐熱性DNAポリメラーゼを用いた核酸増幅法ですが，私が着手した当時においては学会レベルでの話題程度でした．感染症領域でこの技術を臨床応用している施設は皆無でした．まず，学生の頃，島川宏一先生とともに岐阜大学医学部微生物学講座の江崎孝行先生のもとで喀痰からの結核菌DNAの抽出とPCR技術を学び，天理の地においてその反応系を作成するところから研究が始まりました．その時のランドマークペーパーがBoddinghausらが報告した「Detection and identification of Mycobacteria by amplification of rRNA. J Clin Microbiol 28, 1990」の論文です．現在のようにPCRプライマーの作成が簡単にはできる状況ではなく，院内にヒトゲノム解析用に導入されていたDNAシンセサイザーを用いて抗酸菌16S rDNA共通配列を合成して実験に取り組みました．

2. 臨床検査技師として論文を初投稿

1992年に私は臨床検査技師としてデビューしました．卒業論文のテーマから，就職後もプロジェクトリーダーとしての任を与えられ，最終的にはアルカリホスファターゼを標識したプローブを作成し，ドットブロットハイブリダイゼーションを原理としてナイロンメンブレン上で結核菌とMycobacterium avium complex（MAC）を識別する系の臨床応用にたどりつきました．この成果は「Polymerase chain reactionおよびアルカリホスファターゼ標識オリゴヌクレオチドプローブを用いた3菌種の抗酸菌及び属の検出同定法」のタイトルで「感染症学雑誌70巻」（1996年）に掲載されました．これが私の初めて投稿した原著論文です．以降，この検査室における結核菌PCRの仕事は後に登場するアンプリコアマイコバクテリア（ロシュ・ダイアグノスティクス）に譲りました．この経験は後に，腸管出血性大腸菌感染症，非定型肺炎病原体による感染症の迅速診断や16S rDNAのシークエンスを用いた菌種同定へと臨床展開していきました．

1995年，Ishiiら（Antimicrob Agents Chemother 1995）によりセフォタキシムを加水分解する大腸菌が報告され，Toho-1と名付けられました．臨床微生物領域でも海外で流行しているESBL産生菌として話題が上がりましたが，当時は国内においてESBL検査法はなく，また分離例の報告も皆無でした．1997年に近畿耐性菌研究会（https://plaza.umin.ac.jp/~SBRK/）が発足，まずは近畿圏におけるESBL産生菌の臨床材料から探すプロジェクトが立ち上がりました．私はその解析担当者となりましたが技術を保有していないため，上司の取り計らいにより東邦大学医学部微生物学・感染症学講座（山口惠三教授）の門を叩きました．その時，私へ技術伝承くださったのがToho-1の発見者である石井良和先生でした．1

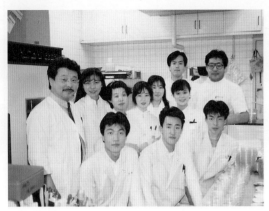

図1 学生時代の頃（1991年）に天理よろづ相談所病院微生物検査室における卒業研究で
ご指導いただいたスタッフの方々と同級生
後列左端が恩師の相原雅典先生，後列右端が島川宏一先生

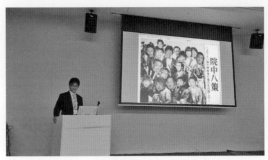

図2 「第27回日本臨床微生物学会学術集会」（仙台国際センター，2016年1月）ワークショップでの講演風景

週間ほど在籍しβラクタマーゼ活性測定法，外膜蛋白の精製，プラスミド接合伝達試験等の解析技術を伝授いただき天理へ帰省しました．

その後，全国の検査室内でのESBL産生菌に関する着目が広がり，2001年に近畿圏内で発見されたMEN-1型ESBL産生 *Klebsiella pneumoniae* の本邦で初めてのアウトブレイクを報告（J Infect Chemother 2001），引き続きESBL産生菌の検査法の評価と問題点（Diagn Microbiol Infect Dis 2003）について論文発表を行いました．

抗菌薬耐性菌や遺伝子手法を使用した感染症迅速診断に関する研究を実施している中，1999年に開催された「第10回日本臨床微生物学会総会」においてCraigが報告（Clin Infect Dis 1998）したPharmacokinetics（PK）/Pharmacodynamics（PD）パラメータを用いた抗菌薬の効果判定に関する論文発表内容が話題に上がりました．これまで臨床検査室が使用しているCLSIブレイクポイントを引用した薬剤感受性結果について疑問を覚えることが多々ある中で，私はこのCraig理論をはじめて知り，今まで疑問に思っていたことが一気に解消されました．

当時の米国臨床検査標準化委員会（National Committee for Clinical Laboratory Standards：NCCLS）（2005年よりCLSIに改名）は米国の化学療法を基礎に設定されており，日本の抗菌薬の使用法とは大きく異なる部分がありました．これを見直すための1つの手法として，Craigが報告したPK/PDパラメータの概念は国内の用法用量に従った薬効評価のためのMICブレイクポイントを算出することができます．これらブレイクポイント値の差を比較すると，化療ブレイクポイントや国内用法用量から導き出したPK/PDブレイクポイントは多くの薬剤においてNCCLSブレイクポイントを下回ることが明らかとなり，その事実を私は報告しました（Jpn J Antibiot 2003）．

これらの概念を院内でコンセンサスを得たのち，検査室で使用しているMICブレイクポイントに適応し運用を開始しました．いわば，脱NCCLSを行ったのです．以降，2010年代から欧州EU-CAST，少し遅れて米国CLSIがブレイクポイントの修正をPK/PDパラメーターを算出根拠として，毎年のようにブレイクポイントの引き下げが行われており現在もなお続いています．今後，検査室から臨床へMICを絡めて抗菌薬の用法用量に関するアセスメントが可能となれば，より感染症治療のレベルが高まるはずです（図2）．

◆次世代の後輩へのメッセージ

―情熱がキャリアを支える原動力に

私は臨床検査技師として，そして研究者としてこれまで多くの経験を積んできました．私の臨床検査技師の半生は病院の微生物検査室での現場経

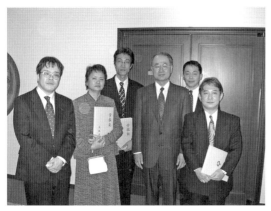

図3 「2003年度大阪大学大学院医学系研究科学位授与式」での記念撮影
右から3人目が指導教官の岩谷良則先生(医学系研究科教授，当時)

験と臨床研究であり，これをテーマとして大阪大学大学院に進学し博士（保健学）の学位を取得しました（図3）．

そして現在に至る残りの半生は，大学教員として学生指導と研究です．その中で，日本臨床微生物学会や日本感染症学会などの学会活動にも積極的に参加し，業界全体の発展にも貢献してきました．私が強調したいのは，学び続けることの重要性です．医学や臨床検査の分野は日々進化しているため，常に新しい知識を取り入れ，自分自身をアップデートすることが求められます．私は学会活動や研究を通じて，多くの知識を得ることができました．また，他の専門家と交流することで，新しい視点やアイデアを得ることもできました．皆さんも積極的に学会や研究活動に参加し，広い視野を持つことを心掛けてほしいと思います．

以上，臨床の現場には数多くの課題が山積しており，これをいかに疑問として捉え，それを解消するためにどのように動くべきか？これを常日頃から自分自身の責務として，わが事と捉える姿勢を保つことが重要です．感染症診断や治療に検査室が工夫をし，多くの情報をどのように工夫して医師に伝えることができるのか？このような情熱を持ち続けることの大切さを皆さんに伝えたいです．私は臨床検査技師として，そして研究者としての情熱を持ち続けてきました．この情熱が，私のキャリアを支える原動力となったと思っています．皆さんも，自分の目標に向かって情熱を持ち続け，努力を惜しまずに進んでください．このことが感染症診療に大きく貢献する臨床検査技師のスタイルであると，私はこれまでの経験から次世代の皆さんへ強くメッセージとして伝えたいと思います．

◆ 略　歴

私は1988年3月に天理高等学校を卒業し，1992年3月に天理医学技術学校の医療専門課程臨床検査技術学科を修了しました．その後，2001年4月に大阪大学大学院医学系研究科の博士後期課程に進学，2004年3月に同課程を修了して博士（保健学）の学位を取得しました．博士論文の題名は「拡張型βラクタマーゼ産生菌の疫学調査と簡易検出法の開発」です．

私の職歴は1992年4月に天理よろづ相談所病院の臨床病理部に入職したことから始まります．ここで経験を積んだ後，2006年8月にファルコバイオシステムズ総合研究所検査三課の担当課長に就任しました．2011年4月には天理医療大学の設立準備室に教員として参加，翌年4月からは同大学の医療学部臨床検査学科の准教授として教鞭を執ることになりました．2017年4月には同学科の教授に昇進，2021年4月からは同学科の学科長として学科運営に携わりました．2023年4月には天理医療大学と天理大学の合併に伴い，天理大学医療学部臨床検査学科の学科主任に就任しました．現在は，2024年4月から天理大学医療学部の学部長として，さらなる教育と研究の発展に努めています．

私は日本臨床微生物学会の評議員として2001年から活動を続け，2022年からは理事としても活動しています．また，同学会の検査法ガイド等作成委員として2005年から関わり，2020～2021年にかけては認定臨床微生物検査技師精度研修施設認定委員会の委員長も務めました．さらに，日本感染症学会の評議員（2002年から），日本化学療

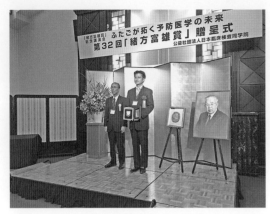

図4 「第32回緒方富雄賞贈呈式」(2016年11月)
左側が松尾収二先生（天理医療大学臨床検査学科長，当時）

法学会の評議員（2012年から），臨床微生物迅速診断研究会の幹事（2013年から）としても活動中です．日本臨床検査同学院では，2017～2022年まで臨床検査士資格認定試験主任試験委員としての役割を果たしました．

　私が持つ資格・認定としては，臨床検査技師，一級臨床検査士（微生物学），認定臨床微生物検査技師，感染制御認定臨床微生物検査技師，およびInfection Control Doctor です．受賞歴には，2016年に日本臨床検査同学院から授与された第32回緒方富雄賞があります（図4）．この賞は，私の研究と貢献が評価された結果として大変光栄に思っています．

＊　　　＊　　　＊

「臨床と微生物」と私の歩み

感染症の診療・検査・研究に携わる次世代へのメッセージ

パレコウイルスA3感染症

齋藤昭彦　SAITOH AKIHIKO
●新潟大学大学院医歯学総合研究科小児科学分野

思い入れのある研究テーマ
◆―パレコウイルスA3感染症の病態生理の解明

米国での体験

　米国カリフォルニア州サンディエゴ市にあるRady Children's Hospitalは、私が小児感染症のトレーニングを行った病院で、小児感染症科には9名の指導医がいて、多方面から指導をいただきました。その中のDr. Mark Sawyerはウイルス診断や予防接種の専門家で、特に無菌性髄膜炎疑いの患者に対する髄液のエンテロウイルス（EV）のPCRを臨床応用[1]したことで著名な先生です。新生児や早期乳児の発熱児で細菌感染症が否定できない場合、ほぼウイルス性と考えていても、抗菌薬の投与や入院の継続を余儀なくされることがあります。EVのPCR検査が陽性であると、直ちに抗菌薬を中止し、患者を退院させることができました。ウイルス診断が患者の利益となることを実際の臨床現場で体験し、このシステムを日本の小児医療の現場に持ち帰りたいとその当時、強く思いました。

パレコウイルスA3との出会い

　2008年に帰国し、成育医療研究センターで感染症科を立ち上げました。同時に、病院の隣にあった研究所の一部を借りて「感染症迅速診断検査室」を設立しました。そこで小児領域で重要なウイルスのPCRアッセイを確立し、朝10時までに受けた検査は、夕方までに結果を返すことを目標にその検査体制を整備しました。

　その検査室の運営が軌道に乗ってきた頃、研修医からコンサルテーションを受けました。「齋藤先生、全身状態のよくない生後26日の児がいるのですが、四肢に"あみあみ"状の発疹がでています。一度、みてもらえますか？」

　患者の心拍数は200/分を超え、四肢にはいわゆる網状チアノーゼを認め、さらに手掌や足底には紅斑がありました。全身状態は不良でこれまでにみたことのない病態でした。新生児の敗血症の診断で、まずは細菌感染症を念頭に直ちに血液培養を採取後、アンピシリンとセフォタキシム、さらにアシクロビルの投与を開始しました。しかしながら血液の炎症所見は陰性で、加えて抗菌薬投与48時間を過ぎても解熱せず頻脈を認め、抗菌薬が効いているという印象は乏しかったです。その時に頭をよぎったのが、当時欧州を中心に新生児や早期乳児に敗血症をきたす新興ウイルスとして報告されていたヒトパレコウイルス3型（Human Parechovirus type 3、後にParechovirus A3、PeV-A3に改名）感染症でした[2]。

　このウイルスは1999年に日本で初めて同定された新興ウイルスで[3]、ピコルナウイルス属に分類されます。これまでに19の遺伝子型が同定されていますが、主に3型が新生児や早期乳児に重症感染症を引き起こします[4]。当時の論文では、発疹の精細な記載はなく、その頻度も数十％程度と高くはありませんでした。その当時PCRアッセイを確立し、この患者の血清を検査したところ陽性であることがわかりました。これが私がPeV-A3感染症の診断をした初めての症例です。

PeV-A3の皮膚所見の特徴の報告

　その後、立て続けに同様の発熱と皮膚所見を呈

する新生児や早期乳児が入院し，ほぼすべての患者がPeV-A3陽性でした．同時にこの流行は全国各地で広がりをみせており，複数の国内の施設から同様の相談，検体検査の依頼を受けました．行った検査はすべて陽性でした．この特徴的な皮膚所見を臨床経過とともにまとめ，論文として発表したことがこの感染症の研究の足掛かりとなりました[5,6]．この特徴ある皮膚所見は，新生児や早期乳児のPeV-A3感染症を疑う重要な所見として認識されています[7]．

新潟県におけるPeV-A3アウトブレイクの経験

2011年に新潟大学に異動し，大学の研究室に同様の感染症の迅速診断検査室を設立しました．そして県内の新生児や早期乳児の発熱患者に対して，PeV-A3を含むPCRの検査体制を確立し，2014年には新潟県における大規模なPeV-A3のアウトブレイクを経験し，特に血清による診断の有用性を報告しました[8]．

なぜ，新生児，早期乳児だけが重症化するのか？

多くの患者を経験し，臨床所見が明確になるにつれ，なぜPeV-A3だけが新生児と早期乳児で重症化するのかという疑問が生じました．この疑問に対して，母体からの移行抗体が重要であるという仮説のもと，児の臍帯血を用いて抗PeV-A3に対する中和抗体価を調べました．その結果，約30％の症例で十分な抗体価を有しておらず，これらの児に感染のリスクがあることがわかりました[9]．また，実際にPeV-A3に感染した児の中和抗体は感染初期には陰性でしたが[9]，感染後抗体価は上昇し，発症3年を経過しても高い抗体価が維持されることがわかりました[10]．

感染源はどこか？

次の疑問は，新生児や早期乳児は通常外出することが少なく，接触するのは家族内に限られているにも関わらず，なぜ感染を起こすのか，感染源はどこなのかという点でした．家族内の感染ルートを調べるために，PeV-A3感染児の同胞や両親などから感染後もウイルスが数週間残存する糞便を集め，ウイルスの検索を行いました[11,12]．その結果，同胞や両親の糞便から高率にウイルスが同定されたほか，遺伝子配列が完全に一致するウイルスがみつかりました．一部の家族には先行する上気道炎などの症状があり，児の感染源であることが示唆されました．一方で無症状であるにも関わらず，PeV-A3を糞便から排出している小児と成人はそれぞれ29％，77％であり[11]，その感染源である可能性が示されました[11]．デンマークの国レベルでの調査[13]では，PeV-A3の感染リスクで最もオッズ比が高いのは児に同胞がいることであり，この報告とも一致する結果でした[14]．

エンテロウイルスとの臨床症状の違いは？

新生児や早期乳児に敗血症をきたすウイルスで頻度の高いものとしてエンテロウイルスがあげられます．PeV-A3とエンテロウイルスに感染した新生児や早期乳児の診療を経験していくうちに，その2者の臨床像を精細に検討し，それをスコア化しました[15]．また，血清と髄液ではウイルスの陽性率に差があることも明らかになりました[16]．さらにその差のメカニズムを解明するため，患者の血清と髄液の自然免疫に関与するサイトカイン，ケモカインを測定したところ，2者のパターンは明らかに異なり，その差が臨床像に関連していることがわかりました[17]．

PeV-A3の受容体の検索

一方で，PeV-A3が新生児と早期乳児だけで重症化する直接の答えは依然わからず，試行錯誤しながらこの課題に取り組んできました．その中でPeV-A3特異的受容体が存在するという仮説のもと，その検討を我々のグループと共同研究者で行いました．その結果，Myeloid-associated differentiation marker（MYADM）と呼ばれる蛋白質がその受容体として同定することに成功しました[18]．この蛋白質は，細胞膜に存在する8回膜貫

通型の蛋白質で，造血幹細胞が骨髄系細胞に分化する際に発現量が増加します．MYADMは体内の多くの臓器に発現し，免疫および炎症反応に関与することが示唆されています．一方でこの受容体はPeV-A3特異的なものではなく，すべてのPeV-Aの受容体であることがわかりました．

◆次世代へのメッセージ

Physician-scientistとして仕事をする上で最も重要と感じていることは，日常の臨床現場で出会う様々な疑問を大切にすることです．その疑問に対して，その答えを探るための方法がないかを問い続けることが必要です．PeV-A3感染症は，新生児や早期乳児が重症化する特別な感染症であり，小児感染症医にとっては非常に研究しがいのある題材でした．今回紹介した一連の研究は，実際の患者の診断から始まりその後臨床像をまとめ，そして付随する病態生理に関する疑問に対して，どのような方法論でその答えを出すかを問い続けてきた結果です．そして最終的には，このウイルスの新しい受容体の同定にたどり着くことができました．これらの疑問に対して答えを出してきた積み重ねが，この新興感染症の病態解明に役立ったと考えています．

実際の研究を行う上で，特に若い研究者の方々に必要と感じていることは，まずは目の前にある自然現象に対して好奇心を持つことです．そして様々な研究の方法論や手技を学び，それを会得して自分の武器として備えておくことです．研究で微生物と向き合う際には，武器のバリエーションは多く揃えておいた方が有利です．また，研究を行う上で他の領域の専門家と共同して研究を行う環境に身を置くことは重要です．研究者同士の関係や研究の広がりが，今後の研究活動の糧となることは間違いありません．そのためには研究の環境が重要で，その面白さを分かち合い，自らの研究を確実に指導してくれる良きメンターをみつけることも大切と考えています．

◆略　　歴

1991年に新潟大学医学部を卒業し，聖路加国際病院での小児科研修後に渡米しました．米国カリフォルニア州の南カリフォルニア大学小児科レジデント，カリフォルニア大学サンディエゴ校小児感染症クリニカルフェローとしてトレーニングを積み，2000年に日本人として初めて米国小児科学会認定小児感染症専門医を取得しました．2004年よりカリフォルニア大学サンディエゴ校小児科assistant professorとなりphysician scientistとして，小児感染症のコンサルテーションを行う傍ら，自らの研究室で小児のHIV患者の薬理遺伝学研究に従事しました．米国のPACTG（小児のHIVの臨床トライアルグループ）のcore facilityとして，この領域で業績を残し，その一部は米国のHIV診療ガイドラインなどにも引用されています．

2008年に帰国し，成育医療研究センターの感染症科を立ち上げ，感染症の迅速診断検査室やワクチンセンターなどを開設しました．2011年に新潟大学（図1）に異動後は，特にパレコウイルスA3感染症の病態生理に関わる研究を行い，その業績は臨床と研究室を結ぶ研究であり，国内外での招待講演や医学・文化賞の受賞につながりました．また，日本感染症教育研究会（IDATEN）の代表世話人として，医学生や研修医の感染症教育活動にも関わってきました．さらに日本小児科学会の活動を通じて，国内の予防接種制度の改革や抗微生物薬の適正使用の活動にも取り組んでいます．

文　献

1) Ramers C, Billman G, Hartin M et al.：Impact of a diagnostic cerebrospinal fluid enterovirus polymerase chain reaction test on patient management. *JAMA* 283：2680-2685, 2000.
2) Harvala H, Robertson I, Chieochansin T et al.：Specific association of human parechovirus type 3 with sepsis and fever in young infants, as identified by direct typing of cerebrospinal fluid samples. *J Infect Dis* 199：1753-1760, 2009.
3) Ito M, Yamashita T, Tsuzuki H et al.：Detection of

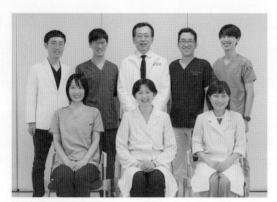

図1 新潟大学小児科感染症班のメンバー（筆者後列中央）

human parechoviruses from clinical stool samples in Aichi, Japan. *J Clin Microbiol* **48**：2683-2688, 2010.
4) Aizawa Y, Izumita R, Saitoh A. Human parechovirus type 3 infection：An emerging infection in neonates and young infants. *J Infect Chemother* **23**：419-426, 2017.
5) Shoji K, Komuro H, Miyata I *et al.*：Dermatologic manifestations of human parechovirus type 3 infection in neonates and infants. *Pediatr Infect Dis J* **32**：233-236, 2013.
6) Shoji K, Komuro H, Kobayashi Y *et al.*：An infant with human parechovirus type 3 infection with a distinctive rash on the extremities. *Pediatr Dermatol* **31**：258-259, 2014.
7) UpToDate：Enterovirus and parechovirus infections：Clinical features, laboratory diagnosis, treatment, and prevention. https://www.uptodate.com/（Accessed/2024/9/20）
8) Aizawa Y, Suzuki Y, Watanabe K *et al.*：Clinical utility of serum samples for human parechovirus type 3 infection in neonates and young infants：The 2014 epidemic in Japan. *J Infect* **72**：223-232, 2016.
9) Aizawa Y, Watanabe K, Oishi T *et al.*：Role of maternal antibodies in infants with severe diseases related to human parechovirus type 3. *Emerging infectious diseases* **21**：1966-1972, 2015.
10) Izumita R, Aizawa Y, Watanabe K *et al.*：Persistence of high neutralizing antibody titers after neonatal and early infantile infection with parechovirus-A3. *Pediatr Infect Dis J* **38**：e159-e61. doi：10.1097/INF.0000000000002245, 2019.
11) Izumita R, Deuchi K, Aizawa Y *et al.*：Intrafamilial transmission of parechovirus A and enteroviruses in neonates and young infants. *J Pediatric Infect Dis Soc* **8**：501-508, 2018.
12) Aizawa Y, Yamanaka T, Watanabe K *et al.*：Asymptomatic children might transmit human parechovirus type 3 to neonates and young infants. *J Clin Virol* **70**：105-108, 2015.
13) Nielsen NM, Midgley SE, Nielsen AC *et al.*：Severe human parechovirus infections in infants and the role of older siblings. *Am J Epidemiol* **183**：664-670, 2016.
14) Saitoh A. Re："Severe human parechovirus infections in infants and the Role of older siblings". *Am J Epidemiol* **184**：603-604, 2016.
15) Izumita R, Aizawa Y, Habuka R *et al.*：Novel scoring system for differentiating parechovirus-A3 and enterovirus infection in neonates and young infants. *J Clin Virol* **124**：104256, 2020.
16) Suzuki Y, Aizawa Y, Izumita R *et al.*：PCR detection rates for serum and cerebrospinal fluid from neonates and young infants infected with human parechovirus 3 and enteroviruses. *J Clin Virol* **135**：104736, 2021.
17) Habuka R, Aizawa Y, Izumita R *et al.*：Innate immune responses in serum and cerebrospinal fluid from neonates and infants infected with parechovirus-A3 or enteroviruses. *The Journal of infectious diseases* **222**：681-689, 2020.
18) Watanabe K, Oka T, Takagi H *et al.*：Myeloid-associated differentiation marker is an essential host factor for human parechovirus PeV-A3 entry. *Nature communications* **14**：1817, 2023.

*　　*　　*

「臨床と微生物」と私の歩み

感染症の診療・検査・研究に携わる次世代へのメッセージ

下痢症ウイルスをひたむきに追求

左近直美 SAKON NAOMI
●大阪健康安全基盤研究所微生物部

◆地方衛生研究所とノロウイルス

1. ウイルス学との出会い

　大学生にとって卒論および将来どのような道に進むのかが決まる最重要通過点，それが研究室決め（配属）です．第1希望は異常な人気で，第2希望の微生物学教室配属となりました（先生ごめんなさい）．それ以来，30年以上下痢症ウイルスに携わらせていただいています．

　大学時代はブタロタウイルスが研究室のテーマだったので，養豚農家さんのところに出向き小豚の下痢便を採取させていただき，研究室に持ち帰っていました．養豚農家さんに行く前には，サンプリングに備えて美味しいトンカツを先生にご馳走になりました．なんとなく複雑です．持ち帰った便はポリアクリルアミドゲル電気泳動（PAGE）にかけ泳動パターンを確認し，時には電子顕微鏡でウイルス粒子の形態観察を行い，メインイベントは分離培養でした．当時ロタウイルスCの培養を行われていた愛媛県立衛生研究所への見学，導入初期のサンガー法による塩基配列決定およびクローニング法の研修のため他学部に赴くなど，先生にはたいへん贅沢な経験をさせていただき感謝しかありません．サンプリングや研究への積極的な姿勢が，その後の研究の基本となったと思います．このことが公衆衛生を続ける理由となり，就職先に地方衛生研究所（地衛研）を選択することとなりました．といいつつ就職先が決まらず，野生動物に強い海外の大学院にすすむか就職浪人するかの瀬戸際で，大阪府立公衆衛生研究所の採用試験があり，採用していただくことができたというのが本当のところではあります．

2. 就職先でも下痢症ウイルスの担当に

　就職先でも偶然というべきか下痢症ウイルスの担当となりました．当時，ノロウイルスは小型球形ウイルス（small round structured virus n：SRSV）と呼ばれており，電子顕微鏡によるウイルス粒子の形態観察による検出が積極的に実施されていました．入庁1年前にあたる1995年（平成7年）に「最近5年間の食品媒介ウイルス性胃腸炎集団発生全国実態調査」の総合報告書が発行されていますが，非細菌性食中毒様胃腸炎におけるウイルス陽性事例のうち92%からSRSVが検出されたと報告されています．この調査班には62地衛研（89%に相当）が協力機関として参加しており，非細菌性食中毒の原因究明に対する地衛研の熱量および研究班をとりまとめておられた先生達の牽引力に圧倒された記憶があります．この活動成果により，1998年ノロウイルス（SRSV）が食中毒の病因物質として認められることとなりました．私の担当する下痢症ウイルス，特にノロウイルスの調査研究の発端でもあります．電子顕微鏡によるウイルス粒子の観察が使用されつつも，感度の良い方法としてPCRによる高感度検出の開発・運用がこの研究班の次のテーマでした．ウイルス検査において遺伝子検出はいまや通常の検査になっていますが，地衛研で広く用いられることになったきっかけはノロウイルスであったといえます．

3. 国際学会は情報のシャワー

　1999年には米国CDCでヒトカリシウイルスの国際ワークショップが開催され，多大なサポートのもと初めて国際学会に参加しました（図1）．多

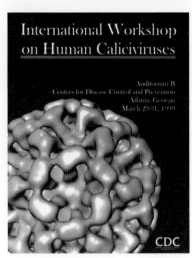

図1　1999年に米国CDCで開催されたワークショッププログラムの表紙

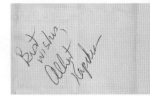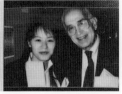

図2　Kapikian先生とアトランタにて

様な遺伝子型とその型別方法，western blottingによる血清抗体と遺伝子型，リコンビナント株の存在などノロウイルスの調査研究を開始したばかりの私にとって，まさに情報のシャワーを浴びている状態でした．また，論文で拝見する大御所の先生に直接お会いし，お話しさせていただくことができました（図2）．良き上司に恵まれ（下痢症界隈では世界的権威に「大阪マフィア」とよばれていたとか），海外発表や短期留学の機会を与えていただきました．この成果を活かしきれていない自分，後輩に同じようにできていない自分にただ反省するばかりです．

ウイルス学との出会いから一貫して下痢症ウイルスに携わってきたわけですが，地衛研での仕事を通じて私ができることはなんだろうと考え，ノロウイルスが検出された全年齢層のデータをとりまとめてみました．そうすると，小児のノロウイルス再感染，施設における数回にわたる集団胃腸炎があり，2回続けて同じ遺伝子型が検出されることは異なる遺伝子型が検出される場合に比べ有意に少ないことを示すことができました．年齢と有症期間や同じ遺伝子型による再感染までの期間，繰り返す再感染といった事象をつぶさにみていく

ことで，ノロウイルスの流行遺伝子型と免疫の関係をもとにノロウイルスの環境サイクルを提示することができました．この仕事は培養できないウイルスであっても，長期のシステマティックな検査体制によって流行疫学理論を展開することができ，地衛研ならではの仕事だったと思います．その後の国際学会で海外の先生からも評価のお声をかけていただくこともできました．

◆ 地衛研だからこそできた感染循環についての論文化

下痢症ウイルスの研究を長く続けてこられたのは，依頼されたことはとにかく受けてみなさいと指導いただき，背中を押し，そして支えてくださり，たくさんの機会を与えて下さった多くの先生皆さま（名前を書ききれませんことお許しください），研究の考え方や論文化についてご指導くださった先生，ここにはあげきれない感染研や地衛研の先生のご指導とつながりのおかげです．

長期のノロウイルス検出データに基づいて，感染循環についてを論文化できたことは地衛研だからこそできた仕事だと思っています．残りの研究生活でやってみたいことに向けて，新しいことにも臆することなく取り組みたいです．そして先生方に与えていただいたことを少しでも次に返していきたいと思っています．

◆ 略　歴

1996（平成8）年3月　鳥取大学獣医学科を卒業し，同年4月に大阪府立公衆衛生研究所公衆衛生部ウイルス課に配属されました．2003（平成15）年9月　大阪大学にて学位取得（医学）．2017

（平成29）年4月，地方独立行政法人大阪健康安全基盤研究所微生物部ウイルス課に配属されました．

その他委員等は，次の通りです．日本ウイルス学会評議員，日本食品微生物学会評議員，茨木市環境保全対策専門指導委員，内閣府食品衛生委員会微生物・ウイルス専門調査会専門委員．

＊　　＊　　＊

「臨床と微生物」と私の歩み

チームで挑んだ感染症診断

感染症の診療・検査・研究に携わる次世代へのメッセージ

佐々木雅一　SASAKI MASAKAZU
●東邦大学医療センター大森病院臨床検査部

◆ 思い出深い2症例

　私にとって思い入れのある症例は，岡秀昭先生（現埼玉医科大学総合医療センター 総合診療内科・感染症科教授）と関東労災病院で働いていたときの症例で2つほど紹介させていただきます．

1．咳嗽・喀血・背部痛の症例

　1つ目は咳嗽・喀血・背部痛で精査加療目的で紹介されてきた60代男性の症例です．診察では38℃台の発熱と左上肺野の呼吸音低下を認めていました．糖尿病の方で，喫煙者，北米・南米，アジア，ヨーロッパなど多くの地域への渡航歴があり，趣味は園芸という方でした．胸部X線像では左上肺野にすりガラス影，CTでは左S3にreverse halo様の陰影，S1・S2にconsolidationの周囲にすりガラス影を認めていました．市中肺炎，肺抗酸菌症，肺真菌症（慢性肺アスペルギルス症，クリプトコッカス症，ヒストプラズマ症），肺ノカルジア症，アクチノマイセス症，肺胞上皮癌などが鑑別診断にあげられました．HIV，β-Dグルカン，アスペルギルス抗原，クリプト抗原，痰細胞診，血液培養，喀痰培養を行いました．血液培養は陰性，喀痰と気管支洗浄液の培養検査でも有意な所見は得られませんでした．喀痰の塗抹検査では起因菌と考えられる菌体は認めませんでしたが，少し気になる所見がありました．というのも喀痰ではあまり見慣れない結晶成分です．その結晶成分とは尿沈渣ではおなじみのシュウ酸カルシウム結晶でした．頭の片隅に，喀痰のシュウ酸カルシウムについての報告をなにかでみた記憶があったため検索をかけると細胞診での報告がヒットしてきました．シュウ酸カルシウムの存在はアスペルギルス感染を示唆するという内容です．さらに色々と調べてみると*Aspergillus niger*による慢性壊死性肺アスペルギルス症（CNPA）の場合にシュウ酸カルシウムが認められることは病理・細胞診検査の世界では一般的な所見であることを知り，岡先生とシュウ酸カルシウムの意義についてディスカッションを行い，ちょうど外注に提出したアスペルギルス抗原も陽性となったことから抗真菌薬の投与にスイッチしました．その後に培養を繰り返しましたがアスペルギルスの検出はありませんでしたが，患者は抗真菌薬の治療に反応し改善していきました．病原体検出以外の所見で感染症診断に結びつけた経験がなかったこと，ディスカッションから診断にたどり着いたことも私にとって大きなインパクトを残しました．

2．嘔気・嘔吐，心窩部痛，左季肋部痛の症例

　2つ目は20代の男性で嘔気・嘔吐，心窩部痛，左季肋部痛を主訴とした症例でした．富士山を登山している最中に症状が出現し，近医で急性胃腸炎の診断にて対症療法をうけて帰宅した患者です．消化器内科を受診しましたが診断がつかず感染症科にコンサル依頼がありました．もともと健康な方で，既往歴はなくタバコも酒も飲まずアレルギーもなくシックコンタクトも認められません．嘔気・嘔吐，心窩部痛，左季肋部痛以外に特に問題となる症状は認められませんでした．胸部X線像で異常所見は認められませんでしたが，腹部CTで脾臓に梗塞所見を認めました．採血では基準値を外れていた項目は白血球（16,000/μL），CK（494IU/L），CRP（8.4mg/dL），Glu（115mg/dL），

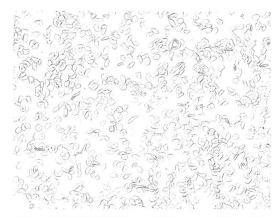

図1 血液培養嫌気ボトルで認められた鎌状赤血球

HbA1c（2.9％），D-Dimer（2.51μg/mL），FDP（9.13μg/mL）という結果でした．鑑別診断は感染症として胸膜炎，心筋炎・心膜炎，急性膵炎，感染性腸炎，感染性心内膜炎（IE），非感染症として尿路結石，腎梗塞，脾梗塞，腹部大動脈瘤，糖尿病性ケトアシドーシス，イレウスなど，そしてアフリカ系の方であることから鎌状赤血球症が鑑別診断にあがりました．鎌状赤血球症については他科の医師は経験に乏しいこともあり否定的でしたが，感染症科は本命の鑑別でした．しかし，血液塗抹標本（ギムザ染色）では鎌状赤血球は認められませんでした．私自身，鎌状赤血球症というのは学生時代に勉強した程度でほとんど忘れていましたが，調べてみると低酸素状態で鎌状化が進むことがわかり，「血液培養とっていたな．嫌気ボトルみたらすぐにわかるのでは？」と思いつきすぐに確認したところ見事に鎌状赤血球が認められました（図1）．このようなアイデアもカンファレンスに参加しているからであり，臨床検査技師の立場でも自由に発言できる環境が診断に大きくつながったと考えています．「思い入れの強い感染症」というテーマの中で非感染症を取り上げてしまいましたが，臨床とのコミュニケーション，そして手持ちのツールの自由な発想での活用ということは私の中に強く刻み込まれた症例となりました．

◆臨床微生物検査技師へのメッセージ

―微生物検査では一歩踏み込んで「読み取る」

　微生物検査に従事していると，興味を引く症例に出会う機会が必ずあります．若手の技師の皆さんはその症例を大切にしてください．大切にするというのは発表や論文化はもちろんですが，検査の記録・菌の記録を残して検査室のスタッフや臨床と共有してください．グラム染色画像についてはカルテに報告している施設も増えていると思いますが，検査室から「この症例はこんな写真が撮れましたよ」と，コロニー写真などを医師に提供することでお互いの症例発表を後押しすることが多々あります．また，臨床が必要な情報を与えてくれないという悩みを多くの検査室が抱えていると思いますが，そのようなやり取りから臨床情報をしっかりと伝えてくれるようになったりします．また，自施設で使用する培地における菌の顔（コロニー）を記録しておくことで，珍しい菌が再び検出された場合に写真があると参考になります．質量分析の普及やシークエンス解析による菌種同定も使われるようになりましたが，微生物検査は「みる」ことがスタートです．「検体をみる」「グラム染色をみる」「コロニーをみる」，このように自分の目でみるステップが必ずあり，そしてとても重要です．「みる」ということは「読み取る」ことです．「良い痰だった，悪い痰だった」ということだけではなく，「良い痰ではないがオレンジ色をしている．レジオネラも想定する必要がある」など，一歩踏み込んだ読み取りが必要です．これは経験することが一番の教育となりますが，珍しい症例はそうそう経験できません．しっかりと記録をとり皆で共有してほしいなと思います．

◆略　　歴

　臨床検査技師学校を卒業し北海道の片田舎の美唄労災病院（現北海道せき損センター）で臨床検査技師をスタートしました．微生物検査室にローテーションされてから毎日が楽しい微生物検査ラ

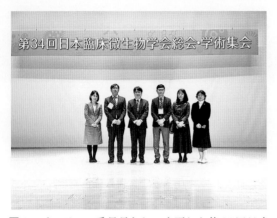

図2 プログラム委員長として企画した第34回日本臨床微生物学会総会・学術集会にて
松本哲也先生，村田正太先生，学会事務局の皆様と

イフを過ごしていたと思います．孵卵器を開けるのが待ち遠しいと思う日々でした．その頃に *Arcanobacterium hemoliticum* の症例を経験しました．しかし，自分ではどうしても菌種同定できず，当時岐阜大学に在籍されていた大楠清文先生（東京医科大学 基礎社会医学系 微生物学 教授）にお願いして同定していただきました．現在では質量分析で難なく同定できますが，弱いβ溶血，グラム染色でやや球菌よりの形態を示すことがあり，

ランスフィールド型別でB群に凝集を認めたことからGBSとの鑑別に悩んでいたことが思い出されます．その頃，熱心な感染症医が定期的に来ているという川崎市の関東労災病院へ転勤することになりました．その熱心な感染症医というのが岡秀昭先生でした．感染症の治療にペニシリンGを用いることに大変驚き，しかも治療が完遂できることにも驚愕した記憶があります．研修医の教育的な点も考慮しての使用だったと思いますが，ペニシリンGの力を研修医の胸に刻んだことでしょう．また，培養結果を予言する医師として日々その診断能力に驚愕していたことが思い出されます．岡先生は他院へ異動し，私も縁あって舘田一博先生の東邦大学医療センター大森病院にお世話になることになりました．市中感染症が大変多くみられる大学病院であり，肺炎球菌やインフルエンザ菌などのコモンな病原体からCPEなどの薬剤耐性菌，髄膜炎菌性髄膜炎など多くの疾患を経験することができました．舘田先生がよく仰る言葉の1つに「検査技師の気づき」という言葉があります．ここではいろんな「気づき」を教えていただきながら今に至ります（図2）．

* * *

「臨床と微生物」と私の歩み

感染症の診療・検査・研究に携わる次世代へのメッセージ

小児喀痰検査

静野健一 SHIZUNO KENICHI
●千葉市立海浜病院臨床検査科

◆ 臨床に貢献できると実感
　―多くの施設での「小児喀痰検査」を期待

1. はじめに

　千葉市立海浜病院では，小児科医が乳児や小児の喀痰誘発採取を行い，微生物検査技師は膿性部分を選別し，滅菌生理食塩水で洗浄後に検査を実施しています．得られる病原体情報は多く，臨床に貢献できる検査であると実感しておりますが，千葉県外の施設ではほぼ行われていないのが現状です．より多くの施設で小児喀痰検査が行われることを期待し，当院での経験を紹介致します．

2. 洗浄操作・採取法

1) 洗浄喀痰検査法

　私が把握する最も古い報告は，1892年に北里柴三郎先生が，「喀痰からの結核菌および他の病原菌の純培養の獲得」[1]において，「患者の口腔と咽頭を無菌の水か生食水で洗浄した後に，喀出される喀痰を無菌シャーレに回収し，検査すべき部分を取り出して無菌生食水で洗浄し検鏡・培養に供する」との報告です．帝京大学医学部名誉教授の紺野昌俊先生の著書[2]に，詳細に紹介されています．

　当院での洗浄方法は，千葉大学の上原すゞ子先生らが，Bucherらの報告[3]を基に行っておられた滅菌シャーレに滅菌生理食塩水を入れて3回洗浄する方法を実施していましたが，その後，上原先生が異動された埼玉医科大学より，洗浄操作1回でも起炎菌推定は十分可能であったとの報告[4]を認めたため，現在は1回洗浄法を実施しています．

　喀痰検査は，膿性部分における菌の不均一性から定量培養法が推奨されることもあります[5]．一方，小児から得られる喀痰は成人より得られるような大量の膿性痰は認めず，少量の膿性成分であることが多いため，定量培養法を実施しなくともその影響は小さいものと思われます．

2) 採取法

　小児の喀痰誘発採取法は，古くは千葉大学の久保政次先生が1966年に報告されており[6]，当時は喀痰の採取には捲綿子を使用していました．現在受け継がれている方法は，日本臨床微生物学会の検体採取ガイド[7]に記載されており，小池式舌圧灯を使用することにより片手で誘発刺激と視野確保を行い，1mLの注射筒を使用し誘発された喀痰を採取します．

3. 小児喀痰検査の有用性

1) 培養発育株の起炎性判断

　3歳までの定期健診において上気道の保菌状況を調査したところ，70%の児がインフルエンザ菌を，50%の児が肺炎球菌を保菌していたことが報告されています[8]．そのためこれらの菌は培養検査において常在菌叢としても発育を認めますが，塗抹検査を実施して検体評価を行うことにより，培養発育株の起炎性を判断することが可能となります．

　小児喀痰検査は，膿性成分が少量でも含まれていれば非常に有用性が高い検査結果が得られます．当院では喀痰の品質評価に，外観的評価であるMiller & Jones分類は使用せず，顕微鏡下での評価であるGeckler分類のみ用いています．塗抹評価で，Geckler分類1, 2群の検体不適とされる検体において，培養検査で多数の常在菌叢の発育下

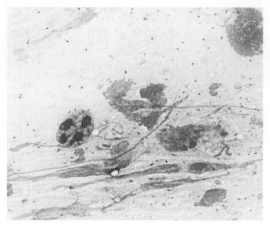

図1　パラ百日咳菌症例（1歳男児）

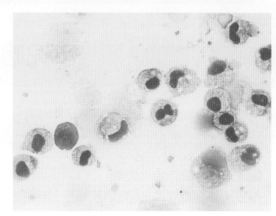

図2　肺炎マイコプラズマ症例（13歳女児）グラム染色所見報告後にLAMP法実施

にインフルエンザ菌や肺炎球菌が少量発育している場合，薬剤感受性検査は実施せず，これらの菌株は取り置きとし担当医の指示を待つこととしています．Geckler 分類4，5群と評価された検体にて，塗抹検査でインフルエンザ菌や肺炎球菌を認めた際は，培養検査で常在菌叢と比べて少量の発育であったとしても，同定・薬剤感受性検査を実施し，報告を行っています．

2）一般培養検査で見逃される病態の報告

①百日咳菌，パラ百日咳菌

塗抹検査でグラム陰性短桿菌を認め，インフルエンザ菌を疑ったが翌日にチョコレート寒天培地に発育を認めず，百日咳菌やパラ百日咳菌の検査を追加し，検出する経験を認めています（図1）．

②肺炎マイコプラズマ

Geckler 分類5群で単核の白血球を多く認める場合，「肺炎マイコプラズマまたはウイルスの関与が疑われる」との報告を行い，追加で遺伝子検査法（LAMP法）が依頼されて肺炎マイコプラズマを検出する経験を多く認めています（図2）．

なお，Geckler 分類は，leucocyte（白血球）とbuccal squamous epithelial cells（頬部扁平上皮細胞）の割合で評価を行います[9]．単核の白血球も下気道感染症に関与しますが，白血球ではなく「好中球」で分類するとの誤訳資料を多く認めますので，注意ください．

③シャルコー・ライデン結晶を認めた喘息患者

ウイルス性肺炎疑いで入院した7歳女児において，入院後も酸素需要が続き，入院6日目に細菌性二次感染を疑い喀痰検査を実施したところ，塗抹検査にて細菌は認めずシャルコー・ライデン結晶を認め，アレルギーの関与が疑われるとの報告を行いました．担当医は，細菌を認めないため抗菌薬は投与せず喘息関与を疑いステロイドを投与し，翌日には酸素需要の消失を認め，軽快退院された症例を経験しています．

前述の①～③は，いずれも微生物検査室が喀痰塗抹検査から得られた情報を提供することにより，最終診断に至っています．前述の起炎性評価を含め，小児下気道感染症において，非常に臨床に貢献できる検査であることを実感しております．

4. これからの課題

小児喀痰検査が普及するためには，採取する医師，洗浄検査を行う微生物検査技師，の両者が揃うことが求められます．現在，日本臨床微生物学会と日本小児感染症学会は，学術集会時に合同企画を開催しており，このような場で有用性を報告し共有することで，全国に普及していくことを期待しています．

◆次世代へのメッセージ

―20年の経験より―

　経験年数20年，まだまだ未熟な立場での所感ですが，あらためて20年前の入職時と比べると，検査室の環境は大きく変わっていることを実感します．紙カルテから電子カルテへと代わり，検査時に臨床情報を確認することが容易になりました．検体数の多い大規模施設ではどこまで確認するか難しいところもありますが，当院のような中小規模の市中病院で勤務されているのであれば，積極的に情報を収集し，検査に活用する姿勢が重要であると感じています．

　質量分析法や遺伝子検査法など，新しい技術は今後もますます導入されると思われますが，都度，検証を行い取り入れることが重要です．検証を行いきれずに導入せざるを得なかった新型コロナウイルスの遺伝子検査法は，当初，試薬によっては偽陽性などの問題が生じ，周囲の施設と連携して検討し対応致しました．検査には必ずピットフォールが存在するため，検査技師がそれらを把握した上で活用することで，臨床に有益な情報を提供することが可能となります．

　新しい技術，新興感染症の発生は今後も続いていきます．学術集会や研修会に積極的に参加し，知識を備えることが臨床へ貢献できる仕事につながります．また，検査技師は，医師と情報交換を行える関係性を築くことがとても重要です．臨床微生物学会は，医師と技師が協同することで検査室のレベルを向上させることを目的の1つとして設立されたと伺っており，実際医師の先生方との活動は多くの学びがあることを学術集会で感じています．私自身，これからも続く変化に対し，積極的に学び続ける姿勢を維持し臨床に貢献していきたいと存じます．

◆略　　歴

　2003年千葉市入職．2006年に異動されてきた郡美夫氏に師事し，以後，微生物検査に従事しています．小児喀痰検査を行っていく中，2013年にLAMP法が導入され肺炎マイコプラズマ，百日咳菌の検出が容易となり，2016年の肺炎マイコプラズマ流行時（年間229件の陽性を経験）には，塗抹検査にて単核細胞が目立つ症例を多く経験しました．

　現在，喀痰検査で定量培養法は実施していませんが，膿性成分中の菌は不均等である，との松本慶蔵先生の考えに賛同できる経験があり，現在も残る課題であると考えています．小児喀痰検査実施時は，洗浄後の膿性成分を培地上で切り分け，塗抹と培養検査に同一部分を使用することで，結果の乖離を防ぐようにしています．

文　献

1) Kitasato S: Gewinnung von reinkulturen der tuberkelbazillen und anderer pathogener bakterien aus sputum. *Z. Hyg. Ingekt-Kr* **11**: 441-444, 1892.
2) 紺野昌俊：インフルエンザとインフルエンザ菌．―ヒトの鼻腔に棲息し，時に病原を発揮する細菌の研究をする若い研究者への提言―, 5-12, 新日本印刷株式会社, 東京, 2010.
3) Bucher U: Die sputumuntersuchung bei unspezifischen krankheiten der tiefen luftwege, Hans Huber, Stuttgart, 1965.
4) 村山圭，伊東敦子，山崎勉ほか：小児気管支・肺感染症における起炎菌の検討 特に喀痰1回洗浄法について. 小児感染免疫 **14**: 196-197, 2002.
5) 松本慶蔵，荒井澄夫，横山紘一ほか：材料採取上の問題点. 臨床病理 **19**: 248-253, 1971.
6) 久保政治，吉田亮，上原すゞ子ほか：喀痰（気管支分泌物）検査．小児科臨床 **19**: 1191-1212, 1966.
7) 日本臨床微生物学会検査法ガイド等作成委員会：検体採取・輸送・保存方法およびPOCT検査法ガイド. 日臨微誌 **32**: Supplement 2: 26-28, 2022.
8) Otsuka T, Chang B, Shirai T et al.: Individual risk factors associated with nasopharyngeal colonization with *Streptococcus pneumoniae* and Haemophilus influenzae: A Japanese birth cohort study. *Pediatr Infect Dis J* **32**: 709-714, 2013.
9) Geckler RW, Gremillion DH, McAllister CK et al.: Microscopic and bacteriological comparison of paired sputa and transtracheal aspirates. *J Clin Microbiol* **6**: 396-399, 1977.

「臨床と微生物」と私の歩み

感染症の診療・検査・研究に携わる次世代へのメッセージ

分離培養のすすめ

錫谷達夫　SUZUTANI TATSUO
●福島県立医科大学微生物学講座（名誉教授）／大原綜合病院ワクチンセンター

◆研究者の道へ

　札幌で過ごした高校生時代，とにかく数学や理科が大好きで，大学は理学部への進学しか考えていませんでした．生物や化学の授業で実験を行う日は朝からワクワクで，実験をしながらも「ズーッとこうして実験に浸っていられたらどんなに幸せだろう」と思っていました．しかし希望大学の理学部には合格できそうもなく，「今年は受験しないで予備校に行こう」と決めていた私に，父が「ダメでもどこか受験しろ」といったのは当然のことです．当時，国公立大学は1期校，2期校に分けられ，2校受験できました．浪人第一希望の私は，遠くに受験に行かなくても良い北海道内の生物系の大学で，受かりそうもなく，浪人生になれそうな大学として北海道大学の医学部と旭川医科大学を受験しました．医師になろうなんて一度も考えたこともなかったのですが….

　ところがどうしたことか旭川医科大学に合格してしまったのです．いい加減なもので，合格してしまうとやっぱり浪人するのは嫌でしたし，幸運にも合格できた大学に行かないのはバチが当たりそうでしたので，「医学も生物学の1つだ」と考え直し，喜んで入学したのは1977年です．

　医学の勉強は実験が少なく，講義ばかりだったのは残念ではありましたが，臨床医学の勉強が思いのほか楽しくて，臨床医になりたいという気持ちも頭をもたげてきました．しかし日中は医師として働き，夜は空が白むまで研究をしている先生達を見て，私に2足の草鞋は履けないと思いました．そこで研究者になるという初心を貫徹し，基礎医学の微生物学に進みました．

◆ヘルペスウイルスの研究

　学生時代に学んだ微生物学や寄生虫学で特に興味をひかれたのは，私たちの体内に慢性的に微生物が寄生するという事実でした．ウイルスの中には自身のゲノムを宿主DNAの中に潜り込ませてしまうウイルスすらある．不思議なようでもあり，気持ちの悪い話でもあります．一体全体，私たちの体のどこまでが私達なのか….

　そう思って微生物学を専攻した私に与えられたテーマがヘルペスウイルスであったことはありがたい話だったと思います．感染すると100％潜伏感染を成立し，生涯決して消えることのないウイルスだからです．

心機一転，新たにCMVの研究をスタート

　留学期間を含め，旭川医科大学での大学院生〜助手時代には単純ヘルペスウイルスや水痘―帯状疱疹ウイルスに対する抗ウイルス薬やそれに関連するウイルスの酵素の研究を続けていました．そして2002年，福島県立医科大学に教授として採用され，多くの仲間と研究できる環境をいただけましたので，心機一転，ヘルペスウイルスの中でも研究が遅れていたサイトメガロウイルス（CMV）の研究を新たに始めることにしました．

　DNAウイルスでは正確にDNA複製が行われるため，RNAウイルスのように突然変異を起こしません．ですから，RNAウイルスによくみられる血清型というのは存在しないと考えられています．ところがCMVでは中和抗体のエピトープに多型（血清型）が存在するという論文をみつけ，この部分のペプチドを抗原とするELISAを開発

することにしました．このELISAで抗体価を測定することによって，その人に感染しているCMVの血清型を特定できるようにしたのです．

この研究を担当してくれた助教が泌尿器科の専門医であったこと，1970年代から腎臓移植後の急性拒絶反応にCMVが関与するか否かが争点であったことから，東京女子医大泌尿器科と共同で，ドナーとレシピエントに感染しているCMVの血清型を特定し，急性拒絶反応との関係を解析しました．その結果，CMVに感染しているドナーに異なる血清型のCMVに感染している腎臓を移植したとき，抗体で増殖を抑制されないためCMVは増殖します．その後，免疫抑制剤を減量し，細胞性免疫が戻ってきたとき，増殖したCMVに対して強い免疫反応が起こり，それが引き金となって移植片（腎臓）に対する拒絶反応を惹起することがわかったのです（Clin Infect Dis 45：60-67, 2007）．柳の下のドジョウを狙って，他の臓器移植でも同様のメカニズムで拒絶反応が起こるか否かを研究しようと計画しました．しかし，腎臓以外の臓器移植を受ける患者さんは全身状態が悪く，移植までに何度も輸血を受けています．その結果，沢山のCMV株に再感染している可能性が高く（輸血でCMVに感染するため），同様のメカニズムは働きにくいと予想できました．深く考えて腎移植をテーマに選択した訳ではなく，本当にBeginner's Luckだったと思います．

高度聴覚障害者の15％が先天性CMV感染

もともとCMVは奇形を持って生まれる新生児から発見されたウイルスです（先天性CMV感染）．先天性CMV感染者の10％に奇形や精神発達遅滞が起こりますが，残り90％の感染者は不顕性感染と考えられていました．ところが1990年代から，不顕性感染のお子さんたちにも遅発性の精神発達遅滞や高度聴覚障害が起こることが明らかとなってきました．先天性CMV感染は日本人では300人の出生に1人いる非常に頻度の高い母子感染です．しかし，いざ感染者を集めて研究するとなると，数千人の新生児にスクリーニング検査を行って感染者をみつけないと解析はできません．後発の我々にはハードルの高い研究でした．

そんな時，私の共同研究者の一人，旭川医科大学・小児科の古谷野講師が「臍帯は胎児の組織だから，臍帯をPCRして後方視的に障害者の先天感染を診断できないだろうか」というアイデアを出してくれました．福島県立医科大学・耳鼻科の力を借りて，県内の聴覚障害者67名の乾燥臍帯を少しいただいて調べたところ，400人に1人いる小児期の高度聴覚障害者の15％が先天性CMV感染が原因であることがわかったのです（J Infect Dis 195：782-788, 2007）．その後，マウスCMVを使って，マウスで100％聴覚障害が起こるモデルを作り，一過性のウイルス増殖が抑制された後，内耳で続く慢性炎症が外有毛細胞を傷害して聴覚障害を起こすことを明らかにしました（J Clin Virol 69：138-145, 2015, Acta Otolaryngol 142：647-652, 2022）．これらの研究は，色々な科の先生が立ち上げられた研究班に参加させていただき，5期にわたって厚生科学研究費やAMEDからの研究費をいただいて続けられたもので，大変ありがたいことでした．

◆分離培養の重要性

CMVの研究を行うにあたって，ウイルス研究者としてこだわってきたことがあります．それは検体からウイルスを分離するということです．CMVの研究を始めて驚いたことは，「こんなに増殖が悪いウイルスがいるのか！」ということです．日和見感染で，末梢血中に沢山のCMV抗原陽性細胞が流れている患者さんの血液（アンチゲネミア）を全国の先生達から依頼されて培養したのですが，なかなかウイルスが分離できないのです．もしかすると抗原を発現しているだけで，感染性のウイルスは増えていないのかもしれません．たまにウイルスによる細胞変性（CPE）が観察でき，「分離できた！」と喜んでいるとウイルスの増殖が細胞の増殖より遅く，感染細胞が消失してしま

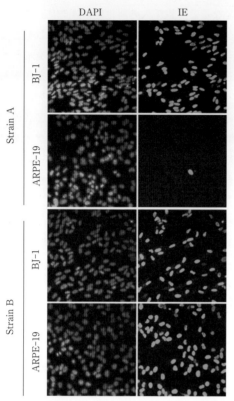

図1 1つの検体から分離できた2株（A，B）の細胞指向性の違い．
B株は線維芽細胞（BJ-1）にも上皮細胞（ARPE）にも同じ効率で感染できるが，A株は上皮細胞へ線維芽細胞の1/100の効率でしか感染できない．
DAPIは細胞の核を染色したもので，IEは同じ視野でウイルスIE蛋白を免疫染色したもの．

うということすらありました．一方，ウイルス分離が陰性という結論を出すには，2カ月以上細胞を継代・維持し，細胞変性を観察しなくてはならず，とても手間暇のかかる作業なのです．それでも必ず分離培養を行ってきた結果，1つの検体から細胞指向性の異なるウイルス株が分離できました．これらの株間でDNAシークエンスには違いがないことから，患者さんの体内でエピジェネティックな修飾を受けて表現型の異なるウイルスへと変わっていくと予想しています（図1は未発表データ）．

◆次世代へのメッセージ

私は残念ながら昨年度末に定年退職し，研究できない立場となりましたが，私が分離したウイルス株は次の世代の人たちの研究材料となり，新しいウイルス学の進展に役立つものと期待しています．今回，～感染症の診療・検査・研究に携わる次世代へのメッセージ～ というテーマでこの原稿を書かせていただいております．私が残したいメッセージは，感染症の診断や研究をPCRのみで終わらせてほしくない，必ず微生物の分離培養を行ってほしいということです．実験室で使われている微生物の業室株には数限りない突然変異が入っていて，培養に適応しています．患者さんを病気にしている株とは別物です．またウイルスの研究に使う細胞株もできる限り様々な細胞株を使って検査・研究してください．この分子生物学全盛の時代に古臭いと思われるかもしれません．でも，そこには世界で進められている基礎研究からは予想もできなかった世界が広がっています．若い皆さんのますますのご健闘を願い，エールを送らせていただきます．

◆略　歴

私は京都市の生まれですが，2歳の頃に和歌山市に，小学校入学時に札幌に移り，その後旭川医科大学に進学するまで札幌で暮らしておりました．1983年に同大学卒業後は，同大学大学院小児科学講座にて臨床研修，細菌学講座にて基礎研究を得て，1987年大学院修了，医学博士を取得しました．同年4月同学細菌学講座助手に採用していただき，1989年にはNational Institute for Medical Research（英国国立医学研究所）ウイルス部門へポスドクとして長期出張しました．その後，2001年にCenters for Disease Control and Prevention（CDC）のヘルペスウイルス研究グループ客員研究員を経て，2002年，福島県立医科大学医学部微生物学講座教授を拝命しました．2023年に退職し，現在は大原綜合病院ワクチンセンターでセンター長として携わっております．

「臨床と微生物」と私の歩み

感染症の診療・検査・研究に携わる次世代へのメッセージ

消化管感染症とワクチン

高梨さやか TAKANASHI SAYAKA
●国立感染症研究所感染症疫学センター

◆思い入れの強い感染症

はじめに

 早いもので医学部卒業後,四半世紀が過ぎようとしています.この度の執筆依頼にて,「思い入れ強く対峙してきた感染症は?」との問いかけをいただいて思案するに,やはり興味を持って取り組む機会が多かったのは,消化管感染症全般であり,その対策を考慮する中でご縁をいただいて,国立感染症研究所(感染研)の予防接種部門に異動後,vaccine preventable diseases(VPD)全般を対象とする仕事に従事させていただいてきた流れを振り返っておりました.本稿では,消化管感染症の研究および現職のVPD対策の中でみえてきたものなど,綴らせていただければと思います.

1. 消化管感染症研究

 医局の大先輩でいらっしゃる牛島廣治先生に,「小児におけるノロウイルス感染症:迅速診断法の開発と分子疫学的特徴に関する研究」を博士論文のテーマとして,大学院のご指導をいただきました.イムノクロマト法が保険収載され実臨床に応用される喜び,流行遺伝子型の変遷で有効性にも影響が生じることなど経験しました.全国5~6都市の外来小児科の先生方にご協力をいただいて,胃腸炎ウイルスの代表格であるヒトノロウイルス(HuNoV),ロタウイルス(RV)等から,無症候性感染もきたすサポウイルスやアストロウイルス等まで検出可能なマルチプレックスPCRの系で,縦断的にデータを積み上げる過程をご一緒でき「継続は力なり」の教えをいただきました.
 大学院時代からいつか海外に留学したいとの夢を抱いて,各方面へapplicationを出してはファンディング付きの研究職を得ることの難しさに直面しておりましたが,幸運にも,牛島先生の元で修士号を取得したオハイオ州立大学「Food Animal Health Research Program」のDr. Qiuhong Wangが,postdoctoral researcher(ポスドク)を募集中であるとの情報をいただきました.恐る恐る応募,Dr. Wangの上司でラボのトップであるDr. Linda J. Saifより一生忘れることのできないポスドクのオファーレターをいただくことができました.1つの研究テーマは,ヒトノロウイルス(HuNoV)の細胞培養系確立への挑戦で,何より思い出深いのは,無菌豚(gnotobiotic pigs:Gn pigs)を用いた実験でした.Dr. SaifはGn pigsがHuNoVの感染モデルになり得ることを示されていた知見に基づいて,フレッシュな豚小腸および小腸由来細胞を用いて感染実験を行いました.1頭の母豚から子宮摘出術(hysterectomy)で出産させた仔豚(通常12~16頭)に,ラボの各グループがそれぞれ感染実験を行っている中で,そのmockコントロールがeuthanizeされる日にその小腸を一部いただいて,実験に供するのでした.結果的に大変困難なテーマであり,その後のテキサス州立大学 Mary Estesラボによるバイオプシー由来のエンテロイドを活用した培養系確立のブレイクスルーを待つことになりましたが,留学先の素晴らしいリソースを使って思いっきり研究に打ち込めたのは,本当に幸せなことであったと回顧しているところです.オハイオでのHuNoVのアウトブレイク株の解析を通じて,ノースカロライナ大学の憧れのノロ研究者や,感染研の先生方とコラボレーションする機会も得,この仕事の論

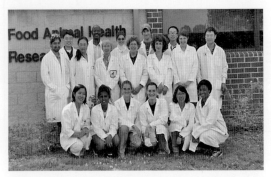

図1 オハイオ州立大学 Dr. Linda J. Saif's lab の仲間たちと (Dr. Saif：後列左より5人目)

文作成で非常に充実した経験をさせていただきました．ラボの同僚は，留学終了時に数えると9カ国（米国，中国，韓国，日本，インド，ロシア，レバノン，ケニア，エチオピア）から集まってきていた個性豊かな人々（図1）で，その後も文部科研の国際共同研究加速基金でご一緒したり，学会で往来する折など，継続して連絡を取り合ったりしています．

帰国後は，東京大学発達医科学教室で，各国からの留学生含む大学院生，学部生と楽しくワクチン累積接種率調査や，定期接種にワクチンの導入が検討されだしていたロタウイルス（RV）研究を行わせていただきました．文部科研に加え，予防接種リサーチセンターの研究助成金をいただく機会も得たことなどから，ワクチン関係の先生方ともご縁が生まれ，現職場に異動することとなりました．

2. 感染症疫学センター予防接種部門

予防接種部門は，予防接種政策室，予防接種評価室，予防接種普及室，血清疫学室で構成され，現在，私は予防接種政策室の室長を務めさせていただいております．VPD の疫学調査にも深く関わっていることから，サーベイランス部門とも日々連携させていただいています．脳炎脳症の疫学研究の研究班にも参画する機会を得ておりますが，RV ワクチン導入後，胃腸炎として定点把握される RV 感染症のみならず，最重症の病態としての脳炎脳症における RV 検出割合の低下など，複合的にワクチンの効果をみることができる環境に大きな意義を感じながら仕事をさせていただいております．予防接種政策室の大切な所掌業務として，ワクチンを国策として導入するか検討する審議会に提出するファクトシートの作成があります．直近では，ヒトパピローマウイルス（HPV）ワクチンの男性への定期接種化を議論するため，HPVワクチンファクトシート追補版を提出したばかりです（図2）．ファクトシートは，疾病負荷，ワクチンの安全性，有効性，費用対効果の知見をまとめる文書で，病原体部の先生，医療経済の専門家とのコラボレーションの中で，ラボでの経験や社会医学系の調査をさせていただいてきた経験が活かされるのを感じています．元・部門長の多屋馨子先生からのご紹介で，本誌「臨床と微生物」の編集委員をさせていただく機会も頂戴しました．新型コロナワクチンで予防接種は全世代にわたって必要なものである意識が浸透してきた感がありますが，COVID-19 パンデミック以前より WHO は「Life-course immunization」のコンセプトの重要性を提示してきておりました．このテーマで1本と，「消化管感染症 Up to date」のテーマでさらに1本の特集号を企画しながら，こうした取り組みをさせていただけるのは，自分の今までの歩みを支えてくださってきたメンター，同僚のおかげであると感謝の念を覚えています．

3. まとめにかえて

今，感染研は来年度に予定されている国立健康危機管理研究機構創設に向けて，大きな過渡期にあります．混沌とした日々の中でも，キャリアを通して築き上げたネットワークが私を包み込んでくれているのを感じます．これらの繋がりに感謝しつつ，さらに感染症研究に邁進していきたいと思っているところです．

◆次世代の後輩へのメッセージ

四半世紀のキャリアを振り返ると，遠くから仕事を見守ってくださっている方々が，節目節目で

第24回厚生科学審議会予防接種・ワクチン分科会 予防接種基本方針部会ワクチン評価に関する小委員会	資料 2－1
2024(令和6)年3月14日	

ヒトパピローマウイルス（ HPV ）ワクチン
ファクトシート追補版

令和6（2024）年3月14日

国立感染症研究所

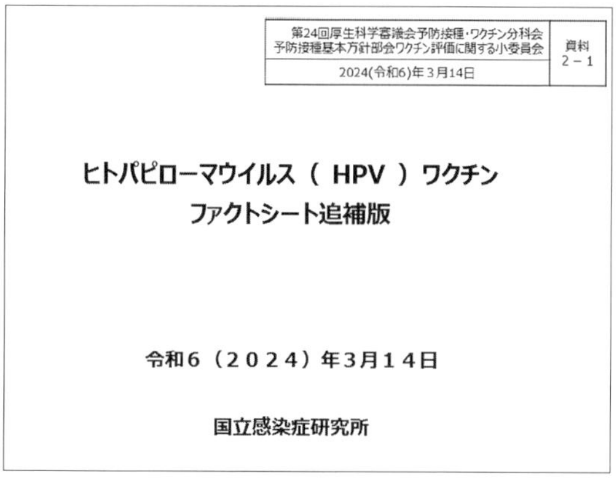

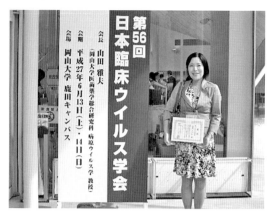

図2　ワクチンの定期接種化を議論する審議会に提出したHPVワクチンファクトシート追補版

図3　第二子妊娠5カ月時に臨床ウイルス学会若手奨励賞を頂いた折の記念写真

新たな可能性を広げることに手を差し伸べてくださったと思っています．人のご縁に感謝しつつ，いつかその縁を作り出す側に回る意識を持って，次世代の皆様方も仕事に向き合っていただければ幸いです．

また，もし可能であれば留学の機会を模索することをお勧めしたいと思います．自分の留学中には，夏の暑い盛りにラマダンで水も飲まない同僚とオフィスをシェアしたり，独立記念日前後に1週間も突然休みになってしまう保育園に驚かされたり，「自分の知り得ている世界というのはごくわずかである」ことを再認識する機会が多くありました．同時に，自分を囲んでいた文化の外にいる人達とも，「研究プロジェクト全体の発展」や「子どもの教育環境の充実」といった「大きな目標」に向かってuniteできるということを，改めて実感し，俯瞰的視野を持つことの大切さを身に着けることができたように思います．

加えて，仕事に打ち込みすぎて自分自身の体調の変化に向き合う機会を逸することがないようにとのメッセージも，自戒の念を込めて次世代の皆様へお伝えしたいと思います．個人的には，皇后雅子様や，英国のキャサリン皇太子妃が，体調が万全でないときも家族のサポートを得ながら歩みを継続されていることに畏怖の念を持ちつつ，自分もそうありたいと思っているところです．皆さま方の実り多いキャリアを陰ながら祈念しております．

◆略　　歴

私は2000年に千葉大学を卒業してから，国際医療協力活動などに積極的であった東京大学の小児科医局に入局させていただき，医師人生をスタートさせました．教授就任直後の五十嵐隆先生のご指導のもと，充実した研修医時代を過ごしました．当時の関連病院であった千葉県鴨川市の亀田総合病院で，急性疾患のトレーニングをみっちりしていただき，リウマチ熱の重篤な患者さんを担当したことなどから，感染症とホストのリスポンスに興味を持つようになりました．この間，バングラデシュ国際下痢症研究所で行われた国際厚生事業団主催の「新興再興感染症専門家研修」に参加し，コレラやリーシュマニア等の患児を診察する臨床実習や，研究所がフィールドとしているスラム街の視察など，1カ月間にわたって貴重な体験をさせていただきました．こうしたことを通じて，人生をかけて医療に携わるなら，世界の子どもが苦しむ疾患を専門としたいという思いが強くなり，下痢原性疾患の研究に携わるようになりました．その後の歩みについては最初の「思い入れの強い感染症」内で記述させていただいたとおりです．

「臨床と微生物」と私の歩み

感染症の診療・検査・研究に携わる次世代へのメッセージ

尿路感染症・性感染症研究を興味とともに続けてきた意味

髙橋　聡　TAKAHASHI SATOSHI
●札幌医科大学医学部感染制御・臨床検査医学講座

◆ 思い入れの強い感染症
　〜クラミジア・トラコマティス感染症

　札幌医科大学を卒業して，熊本悦明教授の泌尿器科学講座に入局しました．学生時代，空手道部の稽古（と飲み会）の疲労のため，泌尿器科の講義（泌尿器科以外も）は全然聞いていなかったのですが，熊本悦明先生の講義で「君達は，最先端の医療ばかりに目を向けがちだが，泌尿器科領域では尿失禁など日常でとても困っている患者さんがいて，そういう疾患があるということも知らなくてはならない」とお話しされたのをたまたま聞いてしまい，なぜか感激し（？），泌尿器科への入局を決めた気がします．まぁ，泌尿器科の先生方が明るかったということもあったように思います．入局後，講座内には「感染症チーム」「腫瘍チーム」「性機能チーム」等複数の研究チームがありましたが，迷わず「感染症チーム」に入れていただきました．今となっては想像し難いわけですが，当時は感染症を専門とする泌尿器科の教授が全国に複数いらして，研究も盛んに行われていました．講座内でも「感染症チーム」は大所帯でした．学生の時からなぜか感染症に興味があり，感染症の知識が生かされるであろう腎移植の勉強もしたいと思っていました．ただ，当時の若気の至りですが性感染症は「カッコ悪そう」なので，「尿路感染症と院内感染の研究はしますが，性感染症はしません」という，今だと通用しそうですが当時は「君は何様なの？」という宣言をしていました．もちろん医師なりたてのルーキーの宣言には，結果として何の効力もなかったわけですが……．

　当時はメチシリン耐性黄色ブドウ球菌（MRSA）の院内感染が問題になっていて，術後の創部感染の原因はMRSA以外みたことがないような感じでした．そのような状況で，環境調査の実施者は当然ルーキーとなるわけで，綿棒で床やドアなどを拭いている私に患者さんから「保健所の仕事してるの？」と声掛けがありました……．幸いMRSAや緑膿菌の交差感染を調べるために，血清型やPCR法での分類をしていましたので，そのような操作に早くから慣れることができて良かったと思っています．

　尿路感染症には強く興味を持っていたので，熊本先生が力を入れていた尿中抗菌薬濃度シミュレーションモデルの実験を始めて，先輩からもご指導をいただき，とても興味深い結果を得ていました．「抗菌薬には強いとか弱いはない」という考えもあるようですが，シミュレーションモデルで抗菌薬と菌量の関係をみているとそうでもないんだがなぁ，と思います．当時の泌尿器科には大学院で研究という習慣がなかったので，診療をしつつ診療後に朝方まで実験をしていました．朝帰宅するときに朝刊を配達する方にいつも会っていました．結果として，この実験結果が学位論文となりました．

感染研での研究がターニングポイントに

　ルーキーの無効な宣言が受け入れられるはずもなく，熊本先生（当時名誉教授）と塚本泰司先生（当時教授）に勧めていただき，国立感染症研究所ウイルス第一部リケッチア・クラミジア室（当時）で研究をすることとなりました．主としてクラミジア・トラコマティスの研究のためですが，ここが私の大きなターニングポイントだったと思いま

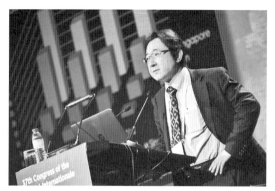

図1 「第37回国際泌尿器科学会（リスボン）」でのPlenary Lecture

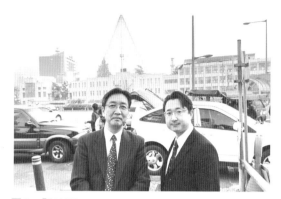

図2 「2009Korean Association of Urinary Tract Infection and Inflammation」参加のため清田　浩先生と光州にて

す．単身赴任で行ったこともあり，色々な意味で必死でした．優しい萩原敏且先生と親切な志賀さんのご指導をいただいたことも本当に幸運でした．ただ，クラミジア・トラコマティスの培養はなかなか手強くて最初の半年くらいは毎日毎日培養のみをしていました．HeLa細胞をウェルに72時間かけて単層にして，そこにクラミジア・トラコマティスの基本小体を遠心で吸着させて，72時間かけて成熟させる．ひたすら毎日，それを繰り返していました．HeLa細胞の仕込みを怠ると成熟した封入体を作成するのが，休んだ日数プラス2日後になってしまいますので，お盆と年末以外はひたすら培養をしていました．結果として，クラミジア・トラコマティスが抗菌薬に耐性化しづらいこと，抗菌薬作用後にもクラミジア・トラコマティスDNAはある期間は検出されることを実験的に証明できました．東京で1年間頑張った成果を形にできたとホッとしつつ札幌に戻りました．

その後は，クラミジア・トラコマティスを含む性感染症の研究と（特に重症）尿路感染症の研究を行ってきました．「性感染症はカッコ悪い」と公言していたルーキーが，日本クラミジア研究会の代表幹事に，また，日本性感染症学会の第10代理事長になってしまいました．そして，「第37回国際泌尿器科学会年次総会（リスボン）」でPlenary lectureをさせていただきました（図1）．どうして今に至ったのか自分でも全く理解不能ですが，

専門といえる領域を持てて，その領域で十分な知識を持つことができ，興味を継続してきたことが実を結んだのかなと勝手に解釈しています．

◆次世代へのメッセージ

1つの領域の専門家になることに価値

私は，多くの先生方からご指導をいただきました．意外と聞く耳があって，柔軟に考えることができたのかなと思ったりしています．熊本先生，塚本先生にも多くの貴重なご指導をいただきましたし，学外の多くの先生方にもご指導をいただきました．すべての先生のお名前を出すことはできませんが，当時，東京慈恵会医科大学の清田　浩先生（図2），佐賀大学の青木洋介先生（図3），また，ご指導をいただきました多くの先生方に感謝しております．おそらく，この先生とお話ししたいなぁと思ったら，躊躇せずお声がけをさせていただいたことが良かったのかなと思います．様々なお考えをお持ちの先生方から異なった意見や考えを伺うことで，視野を狭めることなく自身の考えを整理することができたように思います．その意味で学会の学術集会への参加は，講演を聞くだけではなく，最も魅力ある集いかなと思っています．このような機会に思い切り話しかけてみて，新しい何かを得てはどうかと思います．また，有能な後輩と性感染症の症例について話し合ったりする機会が多いことも私自身の研鑽に寄与してい

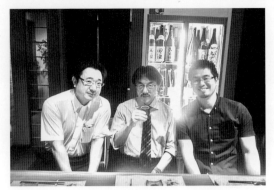

図3 青木洋介先生，富樫篤生先生との夜のカンファレンス

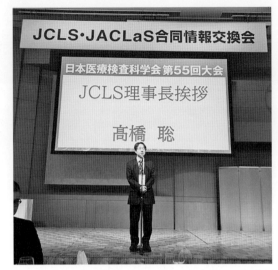

図4 「日本医療検査科学会第55回大会」での理事長（大会長）挨拶

るのかなと思います．

　クラミジア・トラコマティスの研究者は減少傾向で，日本クラミジア研究会の存続も危ぶまれています．クラミジア研究で大変お世話になった山崎　勉先生からは代表幹事を務めていることを「火中の栗を拾ってくれて，ありがとう」といっていただいているほどです．ただ今，クラミジア・トラコマティスについて正確な受け答えができるのは，結局，「継続は力なり」の結果なのかなと思います．もちろんクラミジア・トラコマティス以外の性感染症についても診断や治療の研究をしてきましたし，尿路感染症，医療関連感染についても研究をしてきましたが，クラミジア・トラコマティスという研究対象を一貫して継続して研究してきたことが，自分の価値なのかなと思っています．ある意味，誰もとはいいませんが見向きもしないテーマでも，その領域の専門家となることに価値があるのではないでしょうか．かつて泌尿器科領域でも感染症の研究者が減少し，腫瘍の研究者が増えてきて，自分にも腫瘍の研究をさせてほしい（感染症は継続できない……）と塚本先生に訴えた時に「（クラミジア・トラコマティス）感染症の質問をされて，適切に受け答えできることに意味があるのでは……」と嗜められて，やはり感染症の研究を継続しようと思いとどまりました．今となっては全くその通りと，聞く耳もまた大切なのだなと思います．

◆略　　歴

　私は札幌医科大学を1992年に卒業し，直ちに泌尿器科学講座に入局しました．砂川市立病院，NTT札幌病院（当時）で研修後，1997年に国立感染症研究所の協力研究員としてウイルス第一部リケッチア・クラミジア室に所属しました．1998年に大学に戻り，倶知安厚生病院，八雲総合病院で地域医療に携わり，2002年にUniversity of Washington（Seattle）に留学し慢性前立腺炎と大腸菌感染についてreal-time PCR法を用いて研究をしました．翌年大学に戻った後，函館五稜郭病院に出張し，2005年に大学に戻りました．2006年からは泌尿器学講座の講師，2014年からは准教授となり，2015年に現職に就きました．今は附属病院副院長，感染制御部長，検査部長，放射線部長，医事経営部長，感染症医療教育・支援センター長，画像診断センター長などに従事しております．また，学外活動としては北海道医師会常任理事，日本化学療法学会理事長，日本性感染症学会理事長，日本医療検査科学会理事長（図4）などを務めていますが，臨床から離れる場面が多く，疎外感を感じながら調整役として微力ながら尽力している毎日です．

「臨床と微生物」と私の歩み

感染症の診療・検査・研究に携わる次世代へのメッセージ

臨床[医]⇔微生物検査[師]⇔研究[者]との協調作業が大切

髙橋　孝　TAKAHASHI TAKASHI
●北里大学大学院感染制御科学府感染症学・大村智記念研究所感染症学研究室

◆協調作業として印象深い感染症

1. Mycobacterium haemophilum 皮膚感染症

　臨床［医］⇔微生物検査［師］との協調作業として印象深い感染症をお示ししたいと思います．私は臨床医としての立場にあります．AIDS 症例における Mycobacterium haemophilum 皮膚感染症です（図1）[1]．本症例は，当初，転倒時に右膝に傷を負いました．3カ月経過しても治癒せずに同部が潰瘍化し，6カ月後に右鼠径リンパ節の腫脹と発熱が出現しました．皮膚潰瘍巣では壊死と滲出がみられ，同潰瘍巣・リンパ節の生検を実施しました．皮膚潰瘍巣における病理組織像として壊死とともに炎症細胞の浸潤を認め，同検体よりチールネルゼン抗酸性染色にて多数の抗酸菌を検出しました．しかし，同検体を用いた PCR 法では結核菌や Mycobacterium avium complex の核酸増幅は認められず，その他の病原性抗酸菌が考えられました．

　通常の小川卵培地では菌の発育が困難でしたが，5% CO_2 環境下30℃の血液寒天培地上において3〜4週間後に淡黄色でラフなコロニーが確認されました．分離株を用いたチールネルゼン染色像も確認しました．分離株およびレファレンス株（ATCC 29548）を利用した生化学的性状・DNA ハイブリダイゼーション・16S rRNA 遺伝子配列（accession 番号：X88923と100%相同性）の結果が得られ，Mycobacterium marinum（accession 番号：X52920）や Mycobacterium ulcerans（accession 番号：X58954）における同配列との相違も確認しました．これらの結果より，M. haemophilum と同定できました．HIV の治療とともに，クラリスロマイシン（1,000mg/日）＋エサンブトール（750mg/日）の内服を開始したところ，治療5カ月後にはリンパ節腫脹は残存しましたが，皮膚潰瘍は消失するといった改善が認められました．

　本抗酸菌は，ヘム（haemo）を好む（philum）という名称のごとく，その発育に鉄複合体（ヘミン／ヘモグロビン/血液など）を必要とし，至適発育温度30℃前後で非光発色性遅発育を示すという特徴があります．微生物検査師が多忙な業務の中でも，血液寒天培地を適切な培養環境（温度・湿度）下で3〜4週間維持・観察してくださったことが本菌株の分離取得へとつながりました．このような経験を踏まえて，臨床［医］⇔微生物検査［師］との協調作業がさらなる研究成果を生み出すことが実証されました．

2. 犬レンサ球菌（Streptococcus canis）菌血症

　臨床［医］⇔研究［者］との協調作業として心に残る感染症もご提示します．私は研究者としての立場にもあります．犬咬傷に伴う飼い主における犬レンサ球菌（Streptococcus canis）菌血症［人獣共通感染症］です[2]．症例は C 型肝硬変／脾摘等を有する71歳男性です．飼い犬が病弱となり，普段は咬まない飼い主の右下肢を咬んでから数日後，同咬傷部位の発赤/腫脹や悪寒/高熱が現れたため病院を受診しました．来院時，40.2℃の発熱や多呼吸とともに，右下肢において著明な発赤/腫脹を認めました．同咬傷部の蜂巣炎⇒菌血症が疑われて血液培養を提出しました．直ちに抗菌療法［CMZ］を開始するとともに，全身精査［UCG／胸部─腹部─骨盤CT］を行った結果，合

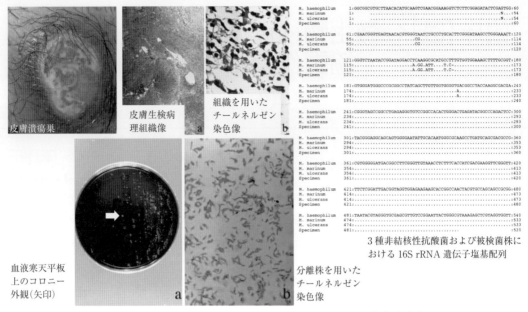

図1　AIDS症例におけるMycobacterium haemophilum皮膚感染症

併症を伴わない菌血症と診断しました．その後，血液培養よりグラム陽性レンサ球菌を分離したため，ABPC+CLDMへと変更した抗菌療法を2週間継続して軽快退院しました．外来でのフォローアップにても再発を認めていません．

血液由来分離株（図2）が保有する生化学的性状（Rapid ID 32 Strep）や遺伝子解析結果（16S rRNA塩基配列/CAMP因子遺伝子の増幅）によりS. canisと同定しました．また，同株のsequence typeはST9であり，ヒト感染例も惹起したS. canisとして最も多い型です．さらに，同株は化膿レンサ球菌などが保有する病原因子［白血球による食菌作用へ抵抗する因子］と類似する因子（M-like protein）をコードするscm遺伝子断片の塩基配列（912-bp）（図2）も検出された点が特徴的でした．S. canisの動物⇒ヒトへの伝播として，動物による咬傷の他に，動物との濃厚接触を介した同定着部位［口腔咽頭/皮膚/泌尿生殖器/消化管など］⇒ヒトの皮膚創傷［認識困難な傷も含めて］へのS. canisの侵入も考慮されます．幸運なことに，本菌株TA4に関する全ゲノム配列（assembly level scaffold）も公開することができました[3]．

臨床医と私との出会いは，第27回日本臨床微生物学会総会・学術集会（2016年/仙台にて開催）における一般演題ポスター発表の会場となります．とても興味深い症例提示と思われ，私より臨床医へ菌株の提供をご提案したことを鮮明に記憶しております．このような事例を踏まえて，臨床［医］⇔研究［者］との協調作業がさらなる研究成果を生み出すことを実感した次第です．

◆ 臨床医⇔微生物検査師⇔研究者を目指す次世代へのメッセージとして

学習者には習得すべき3段階の項目［知識⇒技術⇒学習する姿勢/態度］が示されております．知識や技術には進化・変遷がありますので，新たなものを習得しようとする姿勢が必要となります．ただし，すでに習得された知識・技術にもその利用すべき価値がありますので，必要な折にはこの知識・技術を呼び起こすことができるようにしたいものです．

この点に関連して，印象深い事例を経験しました．米国において学校を基盤として実施された経

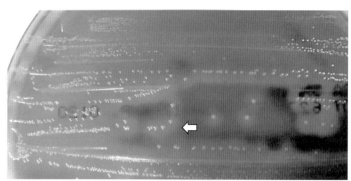

血液由来分離株(TA4)が呈する血液寒天平板上のコロニー外観．矢印は溶血環を示す．

M-like protein をコードする *scm* 遺伝子断片の塩基配列(912-bp)．

図2　犬咬傷に伴う飼い主における犬レンサ球菌菌血症

鼻投与用インフルエンザ弱毒生ワクチンの有効性・安全性を評価した論文が公表されました[4]．同論文へのコメントとして，副反応評価者における登録症例情報への盲検性が欠如しており，同ワクチン接種後における気管支喘息の増悪と副反応との関連性は否定されるべきではないと指摘させていただきました[5]．群馬大学医学部・小児科において気管支喘息・アレルギー学を学ばせて頂いたことがこのようなコメントを発することへの契機となったと実感しております．

さらに，東京大学医科学研究所・感染症研究部に在籍した折，HIV 症例におけるニューモシスチス肺炎に伴う合併症の1つとして縦隔気腫を報告させていただきました[6]．この病態形成に関する臨床経験は，2009年パンデミックインフルエンザ[A型（亜型 H1N1）ウイルス]に罹患した小児におけるウイルス性肺炎の合併症の1つとなる縦隔気腫に関する症例報告[7]へとつながったように感じております．

1つの分野を徹頭徹尾実践することも良し，さまざまな分野を学んでみることも良し．私はさまざまな分野（小児〜成人〜高齢者：気管支喘息・肺癌・肺高血圧症・日和見感染症・医療関連感染防止・被災地における感染症・人獣共通感染症）を経験する道を選びました．いずれを選択するにしても，次世代を担う**臨床医・微生物検査師・研究者**の方々には**①新たなものを習得しようとする姿勢**と**②すでに習得された知識・技術を再び活かそうとする姿勢**をともに大切にしていただきたいと思います．

◆略　歴

私は1986年に群馬大学医学部を卒業し，同医学部附属病院・小児科にて臨床研修を開始しました．同小児科・喘息グループに属し，研鑽を積みました．1990年，栃木県立がんセンター・呼吸器科にてレジデント研修を行い，胸部画像診断読影や気管支内視鏡手技を習得しました．1993年，群馬大学医学部附属病院・第二内科・医員となり，呼吸器グループに属し，学位論文「肺高血圧症ラ

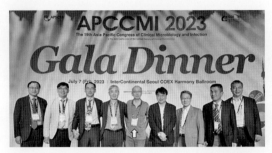

図3 日本臨床微生物学会と韓国臨床微生物学会との学術交流
2023年アジア太平洋臨床微生物感染症会議(韓国ソウル/会場COEX)に参加した筆者(矢印)と日本臨床微生物学会および韓国臨床微生物学会の参加者面々

ットにおける各種降圧薬の有効性評価」の完成に至りました.小児〜成人における呼吸器での病態形成(気管支喘息・肺癌・肺高血圧症)をライフワークとしておりました.

1997年,東京大学医科学研究所(附属病院)・感染症研究部(感染免疫内科)での勤務を契機として,呼吸器を中心とした日和見感染症(HIV症例や造血幹細胞移植症例における)への関心度が高まりました.

2003年,金沢医科大学(病院)・総合内科(総合診療科)での勤務を開始しました.同病院感染対策室・副室長(兼任)としての勤務を通じて,医療関連感染防止に関する研鑽を積みました.2007年に発生した能登半島地震(マグニチュード6.9)を経験し,被災地における感染症を含めた健康被害(高齢者を中心とした)の防止に従事しました.

2008年,東京都保健医療公社・多摩北部医療センター・内科での勤務では,高齢者における呼吸器感染症を惹起する病原体の網羅的遺伝子解析に関する研究を実践できました.

2009年,北里大学・大学院感染制御科学府・感染症学に赴任し,現在に至っております.ヒトや動物より分離されるレンサ球菌に関する病原性・疫学特性・抗菌薬耐性・ワクチン開発を中心に,現在,研究しています.2018年,日本臨床微生物学会・国際委員会委員として韓国臨床微生物学会・会員との学術交流(図3)を深めております.

文献

1) Endo T, Takahashi T, Suzuki M et al.: Mycobacterium haemophilum infection in a Japanese patient with AIDS. *J Infect Chemother* **7**: 186-190, 2001.
2) Taniyama D, Abe Y, Sakai T et al.: Human case of bacteremia caused by Streptococcus canis sequence type 9 harboring the scm gene. *IDCases* **7**: 48-52, 2017.
3) Yoshida H, Katayama Y, Fukushima Y et al.: Draft genome sequence of *Streptococcus canis* clinical strain TA4, harboring the M-like protein gene and isolated in Japan from a patient with bacteremia. *Genome Announc* **6**: e01469-17, 2018.
4) King JC Jr, Stoddard JJ, Gaglani MJ et al.: Effectiveness of school-based influenza vaccination. *N Engl J Med* **355**: 2523-2532, 2006.
5) Takahashi T, Kanda T, Yamaguchi N: Influenza vaccines. *N Engl J Med* **356**: 1172-1173, 2007.
6) Takahashi T, Hoshino Y, Nakamura T et al.: Mediastinal emphysema with *Pneumocystis carinii* pneumonia in AIDS. *Am J Roentgenol* **169**: 1465-1466, 1997.
7) Hasegawa M, Hashimoto K, Morozumi M et al.: Spontaneous pneumomediastinum complicating pneumonia in children infected with the 2009 pandemic influenza A (H1N1) virus. *Clin Microbiol Infect* **16**: 195-199, 2010.

* * *

「臨床と微生物」と私の歩み

感染症の診療・検査・研究に携わる次世代へのメッセージ

初めて耳にした菌種 Paracoccus yeei との出会い

田澤庸子 TAZAWA YOKO
●NTT東日本関東病院臨床検査部

◆Paracoccus yeei を同定し，本邦で初めて分離報告

1．はじめに

　私は約600床の市中病院で約30年間微生物検査実務に携わってきました．日々繰り返される業務の中で，研修会や学会，雑誌等で耳にした菌を初めて分離した時のワクワク感や，感染症法で届け出が必要な菌が推定され同定結果を無事報告するまでの緊張感を何度も味わってきました．そのようなところが微生物検査の醍醐味かもしれません．時には，専門家の助けを借りて分離菌の同定結果を報告することもあり，それらの経験の積み重ねが微生物検査技師として成長させてくれました．本稿では，本邦で初めて分離報告した Paracoccus yeei を同定した経験[1]について触れさせていただきます．

2．検体受付当日

　検体は膵頭部癌患者の術前のスクリーニング目的で提出された胆汁で，グラム染色所見は，グラム陽性球菌と Moraxella catarrharis 様のグラム陰性双球菌が認められました（図1）．初回観察時には気に留めていませんでしたが，P. yeei と同定された後によく観察すると，本菌の特徴の1つである菌体内に空胞が存在するように染まっているものもありました．分離培養はヒツジ血液寒天培地（T）（ヒツジ血寒，日本BD），BTB乳糖加寒天培地（BTB，日本BD），チョコレート寒天培地（チョコレート寒天，極東製薬），ABHK寒天培地（ABHK，日水製薬）を使用し，ヒツジ血寒とBTBは35℃好気条件下，チョコレート寒天は35℃10% CO_2 条件下でそれぞれ一夜培養し，ABHK は35℃嫌気チャンバーにて2日間培養しました．

3．未経験のコロニーを同定するまで

　翌日ヒツジ血寒，BTBおよびチョコレート寒天上に methicillin-sensitive Staphylococcus aureus（MSSA）のみ発育が認められました．それらの分離培地を室温に置いて3日目（週末を挟む）にヒツジ血寒と BTB 上にのみムコイド状のコロニーの発育が認められましたが，チョコレート寒天とABHK には認められませんでした．コロニーのグラム染色所見はグラム陰性球菌～短桿菌様で二連形成も認められ，カタラーゼテストおよびオキシダーゼテストは陽性でした．グラム染色所見では Acinetobacter 属や Moraxella 属が想定されましたが，オキシダーゼテスト陽性やムコイド状コロニーから否定されました．またムコイド型緑膿菌の可能性も疑い42℃の発育性とアシルアミダーゼテストを実施しましたが，いずれも陰性で否定されました．ここで菌種の推定が困難で過去に分離経験のない菌であることだけははっきりし，同定に時間がかかることが予想されたため，主治医に連絡を取り検査状況を説明しました．そのため再度胆汁が提出され，この胆汁からも前述と同様のグラム染色所見とコロニーの発育が認められました．分離培地上のコロニーは培養翌日にムコイド型緑膿菌のような無色透明で点状に発育し，日数が経過するにつれて大きくなり黄色味を帯びてくるのが観察されました（図2）．

　最初に分離されたコロニーは，その後 MicroScan Neg Combo 6.11J パネルを用いた MicroScan

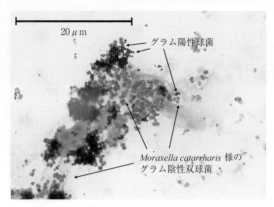

図1　塗抹検査所見（グラム染色，×1,000）

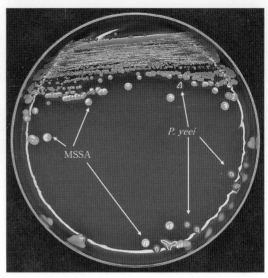

図2　ヒツジ血液寒天培地（一夜培養後，室温で1日目）

WalkAway96SI（シーメンスヘルスケア・ダイアグノスティックス），IDテスト・NH-20ラピッド（日水製薬），IDテスト・NF-18（日水製薬），BD BBLCRYSTAL E/NF（日本BD）を実施しました．しかし同定不能だったり，同定であがってきた菌種が本菌のコロニー形態やグラム染色結果から乖離していたりしました．さてどうしようかと思ったときに，当時岐阜大学大学院医学系研究科病原体制御学分野の准教授でいらした大楠清文先生が以前，同定困難な時には相談に乗ってくださると講演で話していたのを思い出し，連絡を取りました．快く遺伝子学的検査を引き受けてくださり，16S rRNAのシークエンス解析によりP. yeeiと同定されました．初めて耳にする菌種で大変驚きましたが，結果が報告された際に「P. yeeiの感染症の報告は世界で2症例しかなく，国内では報告がないので，同じ菌種と出会った際の道標になるようにご紹介されてはいかがでしょうか」というお言葉をいただきました．その言葉に後押しされ，論文としてまとめることにしました．同定には苦慮しましたが，微生物検査技師冥利に尽きる貴重な経験をすることができたと思っています．

P. yeeiはその後，本邦でも血液培養や頭部の皮膚から分離された症例の一般演題発表やCAPD腹膜炎症例[2]などが報告されています．いずれもVITEK 2 GN同定カード（bioMérieux社）や質量分析装置のデータベースに登録され，報告しているので，導入している施設は同定可能です．稀な菌種ではありますが，質量分析装置の普及が進むにつれ，本菌による感染症の報告も集積され，様々な知見が得られていくことを期待しています．

◆次世代の後輩へのメッセージ

私が微生物検査室に配属された1990年当時，臨床検査部長が臨床微生物学を専門とする岡田淳先生だったこともあり，新しい検査機器や検査キット，培地等を検討する機会も多く，学ぶ意欲があれば地方の研修会や学会の参加を後押ししてもらえる環境でした．その後岡田先生が定年退職され，そのような贅沢な環境も変化し，微生物検査室やICTでの役割において微生物検査技師としてもう一段階スキルアップしたいという意識が芽生えました．

2008年，英論文のSummaryくらいは理解できるようになりたいと思い，日本臨床検査同学院の微生物学英語勉強会に申し込みました．15年間受講し，当初の目標に少しは近づけたと思います．そして様々な研修会等に参加してきたご縁かもしれませんが，2011年には東京都臨床検査技師会微生物検査研究班の幹事のお誘いをいただきました．

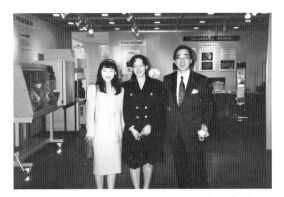

図3　第4回臨床微生物迅速診断研究会総会（1991年）にて
左：加悦みわ子技師，中央：筆者，右：岡田 淳 先生

その幹事の歓送迎会の席で，英語勉強会ですでに一級臨床検査士試験にチャレンジされていた方が受験を迷っている私の背中を押してくれたことから2012年に受験を決意しました．何年かかってもいいという思いでチャレンジし，合格までに3年かかりました．その間，受験仲間同士のつながりができ，お互い励ましあうことでモチベーションが維持できました．

また，微生物検査研究班の幹事は2012年から8年間務め，毎年1回研修会の講師を務める中で知識を深めることができました．さらに幹事が新旧交代する中で人脈が広がり，今でも検査に関する相談や情報収集に役立っています．

今後さらに質量分析装置の導入や検査の自動化，AIの導入が進むことにより，微生物検査の現場において多くの変化が予想されます．そのような時代の流れに柔軟に対応するためにも様々なことにチャレンジして経験を積み，他施設の技師と交流できる学術集会や研修会等に参加して，相談できる仲間を増やしてください．10年後，20年後と年を重ねるにつれて生きてくることを実感できると思います（図3）．

◆略　歴

私は1984年に神奈川県立衛生短期大学衛生技術科（2004年閉学）に入学しました．本短大を受験したきっかけは，従姉が高校卒業後の進路を決める際に臨床検査技師学校を受験したことから，臨床検査技師を知り興味を持ったからです．一学年定員30人と少人数であったため，教員と生徒が非常に近い環境下で充実した学生生活を送りました．また学外実習は病院とは別に，研究所や保健所，小児や循環器の専門病院などいずれかに2週間実習する機会があり，卒業後の進路を考えるうえで視野を広げることができました．

1987年に聖マリアンナ医科大学附属東横病院中央検査室に入職し，一般検査に従事しました．中央検査室は23人の技師が在籍し，勉強熱心な先輩方もおり学ぶことが多かったのですが，もう少し規模の大きい検査室に身を置いたらどんなことを経験し学ぶことができるだろうという思いが強くなり，1988年12月に関東逓信病院（現NTT東日本関東病院）に転職しました．当初は生化学検査室に配属されましたが，1990年3月から微生物検査室に配属されました．その当時，その年の一級臨床検査士試験に合格した加悦みわ子技師が在籍していました．学生時代の微生物学は決して得意とはいえませんでしたが，加悦技師の指導の下，微生物検査の面白さに目覚めることができたといえます．1993年に加悦技師が退職したため，微生物検査歴3年半の自分が検査室のトップとなり，戸惑うことも多かったですが，他のスタッフの協力のもとで微生物検査室を運営してきました．その後2006年に医療技術主任，2013年に特別医療技術主任を経て，2021年に副技師長に任命されました．現在は臨床検査部の運営やICT，ASTのメンバーとしての活動に従事しています．

文　献

1) 田澤庸子ほか：本邦で初めて分離された*Paracoccus yeei*の1例．日本臨床微生物学会誌 **20**：233-238, 2010.
2) 水谷佳子ほか：*Paracoccus yeei*によるCAPD腹膜炎の1例．日本透析医学会雑誌　**49**：357-361, 2016.

「臨床と微生物」と私の歩み

感染症の診療・検査・研究に携わる次世代へのメッセージ

検査室からスタートした私の感染症研究

舘田一博 TATEDA KAZUHIRO
●東邦大学医学部 微生物・感染症学講座

◆失敗に学びながら研究者としてのスタートにつながった4年間

　1985年に長崎大学医学部を卒業してから約40年が過ぎようとしています．当時は原耕平先生が教授で，助教授には齋藤 厚先生，講師には山口惠三先生，その下には河野茂先生と賀来満夫先生がいらっしゃいました．なんという豪華な顔ぶれだったことでしょうか．私は山口惠三先生が講師を務められていた中央検査部の微生物検査室の大学院に入学し，臨床微生物学の研鑽をスタートさせました．大学院への進学は医学部サッカー部の先輩である賀来先生の薦めでした．当時の私にとって，クラブの先輩の言葉は絶対であり「はい」と「Yes」で大学院進学を決めたことを思い出します．あの時の決断が，その後の私の人生を大きく左右することになりました．

　1986年からの検査部大学院生活は楽しかったです．1学年上には朝野和典先生，2学年上には草野展周先生がいらっしゃいました．1年下には平潟洋一先生，2年下には松本哲哉先生がいらっしゃいました．薬剤部からは石井良和先生が顔を出していて，賀来先生と一緒にβラクタマーゼの研究をしていました．こちらも豪華なメンバーでした．皆よく勉強したし，たくさん実験も行いました．そしてよく飲みにいったことが思い出されます．当時，研究に関わる微生物学のイロハは微生物検査室の皆に教えてもらったことが懐かしいです．臨床検体からの病原体の分離培養，同定および薬剤感受性検査．当時はほとんどの施設がディスク法でしたが，長崎大学の微生物検査室ではいち早く微量液体希釈法を取り入れていたことが思い出されます．検査技師の餅田さん，松田さん，菅原さんにはお世話になりました．微生物検査室の中には研究のヒントがいっぱいありました．

　大学院生の時の私の研究テーマは「Non-O1 ビブリオ・コレラの産生するβラクタマーゼの基質特異性」でした．ミクロヨード法という方法を用いて夜遅くまでβラクタマーゼ活性を比色法で測定したことを思い出します．それから*Klebsiella pneumoniae*の莢膜多糖体の病原性に関して，抗マクロファージ剤のカラゲナンという物質を用いたマウス肺炎モデルでの解析を行いました．何もわからないところからのスタートでしたが，失敗を重ねながら，失敗に学びながら，自分なりに結論を導き出すことを経験でき，研究者としてのスタートにつながった大学院の4年間でした．

◆基礎と臨床の融合を目指して

　大学院を卒業した1990年．山口惠三先生が東邦大学微生物学講座の教授で移動することになり，私に一緒に来ないかと声をかけていただきました．山口先生のもとで勉強できることが何よりも嬉しかったですし，あの時の決断が私にとってもう1つの大きな分かれ道だったように思います．東邦大学では緑膿菌に対するマクロライド剤のSub-MIC効果，レジオネラの臨床的特徴と動物モデルによる病態解析などを行いました．マクロライド剤の緑膿菌に対するSub-MIC効果に関しては当時注目されていたQuorum-sensingとの関連で報告できたことが大きかったです．あの報告が注目を集めるようになり，私もようやく全国区として認知していただけるようになったのではないかと思います．またレジオネラの尿中抗原検査を

いち早く導入し，全国から検体を送っていただき検査を行いました．ここでもお世話になったのが東邦大学医療センター大森病院の微生物検査室です．村上日奈子さんが中心となりレジオネラの検査を実施してくれました．石川さん，樫谷さん，岩田さん，諸泉さんなどです．当時の検査室は夜の10時過ぎまで電気がともっていて，新しい検査を検討していくことが楽しかったです．特に1990年代の後半からは，微生物検査室と感染管理部を融合させ，院内の感染対策部門として活動できるようになったことが大きかったです．今でこそ当たり前のようになっていますが，微生物検査室・感染管理部，そして基礎の研究室との連携．これが私たち東邦大学医学部 微生物・感染症学講座の強さの源だと確信しています．

光栄にも2017年から日本感染症学会の理事長を拝命する機会をいただきました．私のやりたかった基礎と臨床の融合を目指して，理事・幹事の先生方，学会員の先生方のご協力をいただいて活動を行っていたところ，2020年から新型コロナウイルス感染症の流行が始まりました．事務局の大武さんから「先生の理事長の時は大きな問題が起きなくていいですね」といわれていたと思ったら，世界的なパンデミックとの遭遇でした．人間万事塞翁が馬．この経験から何を学び，どのように次につなげるか，私たちの英知が問われていると考えておかなければならないと思います．コロナが収束しても耐性菌の問題や，キードラッグの安定供給，創薬促進，危機管理としてのワクチン開発などの問題が山積しています．2026年には感染症学会100周年を迎えます．私たちの責任はますます大きくなっていると感じています．同時に，感染症の診療・検査・研究にもっと誇りを持てるような新しい展開が求められているように思います．

◆prepared mindを持ち続けることが重要

「臨床と微生物」は1974年に創刊されましたが，2024年11月をもって休刊となります．私が医師になった当時，鮮やかな赤の表紙の「臨床と微生物」がまぶしかったです．この雑誌を読みながら多くのことを学んだし，たくさんの夢をもらったように思います．光栄にも2003年からこれまで，「臨床と微生物」の編集委員を担当させていただきました．「臨床と微生物」で取り上げられてきたテーマが，まさに感染症の歴史年表のようになっていることに気づかされます．感染症がなくなることはありません．そして病原体は進化を続けます．世界の情勢も，社会も，経済も，文化も，そして地球の温暖化までも感染症の流行と関連していることが重要です．その時代・時代のニーズに応えられる感染症を志す人材の育成が必須であると感じています．最後に私の好きな言葉をご紹介したいと思います．

Chance favors the prepared mind．（幸運は用意された心を持つ者のもとに宿る）

1854年パスツールが残した言葉です．150年以上前に記された言葉ですが，その中に私たちに求められる真実があるように思います．これからも私たち一人一人が，どんなに小さな心でも良いのでprepared mindを持ち続けることが重要ではないでしょうか．「臨床と微生物」の50年の歴史に感謝し，私の最後の言葉とさせていただきます．

◆略　　歴

1960年に鎌倉市で生まれました．1985年3月に長崎大学医学部を卒業し，同年6月長崎大学医学部第二内科に入局しました．1990年10月から東邦大学医学部微生物学講座助手に従事し，1999年10月～2001年3月まで米国ミシガン大学呼吸器内科へ留学しました．2005年12月より東邦大学医学部微生物・感染症学講座准教授に就任，2011年4月に同講座教授に昇任し，現在に至ります．

学会等の活動としては，日本感染症学会理事長，日本臨床微生物学会理事長，ICD協議会議長等を歴任しております．

「臨床と微生物」と私の歩み

感染症の診療・検査・研究に携わる次世代へのメッセージ

忘れられない溶血性レンサ球菌感染症

谷道由美子 TANIMICHI YUMIKO
●日本大学医学部附属板橋病院臨床検査部

◆私の成長につながった溶血性レンサ球菌感染症の2例

現在，劇症型溶血性レンサ球菌感染症の増加が問題となっていることはご存知のことと思います．ここでは，私の成長につながった2例について紹介します．

1. デブリードマン中のオペ室に入っちゃった1例

20年以上前のことです．当院に当時在籍していた医師の細川直登先生（現・亀田総合病院）に「今，壊死性筋膜炎の患者さんのオペ中で，検体もらいに行くから一緒に行く？」と声をかけられました．「こんな機会めったにないから行きましょう！」という言葉で，ぜひ行きたいと思い，先生と一緒にオペ室に向かいました．

私はガウンを着て部屋の隅っこの邪魔にならない位置に立つと，目の前には下肢を縦に大きく切開されデブリードマンされている患者さんと，処置をする医師や看護師が目に入りました．「写真でみたことあるのと一緒だ！」と思いながらみていると，処置中の医師は切開部から滲出液をすくい，滅菌容器に入れました．そして，それはすぐに細川先生の手に渡りました．「よし，検査室に行ってGram染色しましょう！」と先生はいい，急いで細菌検査室に戻りGram染色をすると，クラスター状でないことはわかるがレンサ球菌というには悩んでしまう形態のグラム陽性球菌がみえました．

当時は私も未熟だったため，組織や膿からのGram染色では，溶連菌が長い連鎖状にならないことを知りませんでした．その日のうちに培養し，翌日にはStreptococcus pyogenesと同定されましたが，この出来事は私にとって忘れられない経験となりました．そして，菌種の推定は中途半端な気持ちで行ってはいけないという教訓になりました．日常業務では，「GPCだけどブ菌かレンサかよくわからないね，GPCで報告すればいいか！間違ってないし」という会話が検査室内にあったことは確かです．しかし，私達が行っていることの向こう側には患者さんがいます．その患者さんに対し，そして治療している医師に対して「GPC」の報告で良いのかと考えたときに，良いわけがないと考えるようになりました．それから，しっかりと菌種推定ができるように培養結果と対比しながら，何度も標本を見直し，トレーニングを繰り返しました．

たった数分の出来事により，Gram染色の本気度が2段階くらいレベルアップした1例です．

2. S. pyogenesによる皮膚軟部組織感染症患者の大腿部エコー検査やっちゃった1例

私は超音波検査士です．細菌検査と超音波検査を兼務していたため，多くの感染症患者さんのエコー検査も行いました．運よくS. pyogenesによる皮膚軟部組織感染症患者さんの大腿部エコー検査の経験があるのでお話します．

ある日，他院から緊急搬送された患者さんの血液培養からS. pyogenesが検出されました．その患者さんは下腿の潰瘍からもS. pyogenesが検出されていました．カルテには壊死性筋膜炎疑いと書かれていて培養結果からもそれに矛盾はありません．その2日後はエコー室勤務の日でした．する

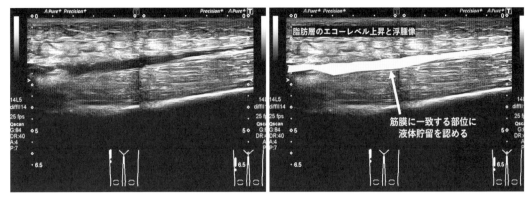

図1　大腿部のエコー画像

と，その患者さんの体表エコー予約が入ったのです．通常，壊死性筋膜炎を疑う患者さんのエコー検査が，検査室に依頼されることはありません．医師が処置室で自ら行っているのでしょう．容体が落ち着いたため，転科するタイミングでの検査依頼でした．私は「検査やらせて！」とお願いし，担当することができました．

患者さんは当然歩けず，ストレッチャーで入室してきました．エコー検査のいいところは，患者さんと会話ができるところです．私は「糖尿病はありますか？」「潰瘍はどこら辺にあるのですか？」など，ついつい色々なことを聞きました．患者さんからしたら，やたらと質問してくるな～と思ったかもしれません．最も腫れている大腿部を観察すると，皮下脂肪層の浮腫像と筋膜に一致する部位の液体貯留が広範囲に認められました（図1）．じっくり観察していると，「そこは大丈夫，痛くないよ！痛いところはもっとお尻の方」とか，「いやー，歩けなくてまいったよ！」などと冗談交じりに会話をしてくれました．培養結果だけみていたら決して想像できない患者さんの姿がそこにはありました．その後，患者さんは右股関節周囲筋膜炎と診断され1カ月後に退院されました．

軽症例であるがゆえに患者さんと接触することができた例ですが，最も腫れている部位に対し「そこは大丈夫，痛くない！」という言葉には驚きました．見た目は全然大丈夫じゃないからです．

培養結果や画像と症状は必ずしも一致しないということを目のあたりにし，検査データ以外の患者情報も電子カルテを通して，しっかりと把握するスキルや想像力が必要であると実感した1例でした．

◆エキスパートを目指す若者へ

人との交流と日々の些細な疑問への探求心が成長への第一歩

今の時代，研修会やセミナーなどWeb開催が当たり前になっています．どこにいても視聴できて，便利な時代になりました．入職後数年の若者は，Web参加が主体になっていて，現地に行くのは「時間がもったいない」と思うかもしれません．しかし私からすると，対面だからこそ得られる「得」を知らないのではないかと思い，もったいないなぁと感じます．人との出会いは最大の「得」です．私は，外部の人との交流により，多くの指導者に出会うことができました．「指導者」とは必ずしも研究や論文作成を指導してくれる人ではありません．同世代の友人も私にとっては指導者です．周りが，何かにチャレンジしている姿をみると，「自分もがんばらなきゃ！」という思いになります．自分を成長に導いてくれる存在はすべて指導者であり，大切な存在です．どうか面倒くさがらず，現地参加のセミナーや学会に足を運んでほしい．そして，そこで得た知識をもとに興味のあ

る分野や研究テーマをみつけてほしいと思っています（図2）．

「研究」といっても分野はさまざまです．私の所属する病院は，研究設備が整っているとは決していえません．では，何もできないかといったらそんなことはなく，設備を必要としない研究というものはたくさんあります．日常で自分が疑問に思うことは，実は多くの人も疑問に感じていることが多いものです．

例えば，血液培養から *Cutibacterium acnes* が検出された場合，大半は汚染菌ですが，起炎菌とされる例も一部存在します．では，どのような場合に起炎菌と判断されるのでしょう？過去の症例を洗いだしボトルの陽性本数や陽転時間，疾患について分析してみよう！といった研究も，皆が知っていそうで実はよく知りません．そういった日々のちょっとした疑問をスルーせず追求することが，自身の成長につながります．ぜひ，あちこちに転がっている研究テーマをしっかりと拾いあげて自分のものにしてください．

◆私の履歴書

私は1993年に東京電子専門学校を卒業し，現在の病院に入職後2年目で細菌検査室配属となりました．微生物は苦手でしたが，当時は細川先生や上原由紀先生（現・藤田保健衛生大学），指導者の矢越美智子氏が在籍していたため，先生方からさまざまなことを教わり，数年後には仕事がこなせるようになりました．

そんな中，2005年に参加した国公私立大学病院臨床検査技術者研修が，微生物検査への興味をさらに高めるきっかけになりました．病院外に同世代の「同志」と呼べる仲間ができたことはモチベ

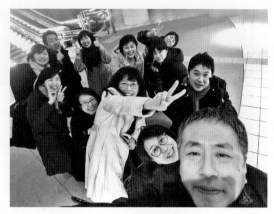

図2　第31回　日本臨床微生物学会総会・学術集会後（金沢にて）
友人たちとの会食後，恒例となった西功氏による自撮り集合写真

ーションにつながったと同時に，自施設の検査方法がすべてではないことに気づかされたのです．「井の中の蛙」だった私が「大海」に飛びだすきっかけをくれたのが，この研修会でした．

そして2008年に転機が訪れます．超音波検査室を兼務することになったのです．「異動になるかも……」と思いつつも，感染制御認定臨床微生物検査技師（ICMT）の資格を取りたいという気持ちはずっと続いていました．超音波検査士の勉強をしながら，ICMT取得のための勉強も続けました．そして，11年間にわたり両検査室を兼務しました．2019年に細菌検査室専属となりましたが，エコー検査で得た知識はとても役立っています．微生物分野だけ勉強していたら気にも止めなかった感染症以外の疾患や病態の幅広い知識を得たことで，感染症を一歩引いた目でみることができるようになりました．

兼務を命じた当時の技術長である故・高橋勝幸氏には本当に感謝しています．

＊　　＊　　＊

「臨床と微生物」と私の歩み

麻疹, 風疹排除達成までの道のり

多屋馨子 TANAKA-TAYA KEIKO
●神奈川県衛生研究所

感染症の診療・検査・研究に携わる次世代へのメッセージ

◆「臨床と微生物」休刊にあたって

―企画を担当した号を振り返る

「臨床と微生物」の休刊にあたって,私と本誌の歩みを振り返ってみたいと思います.「臨床と微生物」との出会いは,今から22年前にさかのぼります.大阪大学医学部小児科から国立感染症研究所(感染研)感染症情報センターに異動して1年くらい経った頃でした.当時,編集委員の先生がお一人退任されるということで,感染研に異動してすぐの私をご推薦してくださったと伺いました.推薦してくださった栗村敬先生は大阪大学微生物病研究所(阪大微研)の教授で,私が若い頃,阪大微研の山西弘一先生の元でHHV-6, 7の研究をしていた頃,山西先生に連れられて栗村先生のお部屋に伺ったことがありました.そのようなご縁から推薦してくださったのだろうと思います.

編集委員会は霞が関ビルの東海大学校友会館で開催されていましたが,私にとっては毎回,非常に緊張する会議でした.異なる分野の大先輩の先生方のお話を身近に拝聴できることはとても貴重な時間だったと今,振り返ってみて思います.当時,慶應大学医学部臨床検査医学の故小林芳夫先生が編集委員長で,3ヵ月に1回開催されていました.当時は本誌の社長も毎回編集会議にご出席されていて,東京に来てまだ日の浅い私に色々なことを教えてくださいました.委員長の小林芳夫先生に加えて,編集委員は栗村敬先生,南谷幹夫先生,神谷茂先生,小栗豊子先生,舘田一博先生,私の7人でした.小林芳夫先生が時に大きく話題をそれながらも楽しいお話をされていて,その豪快さと話題の豊富さに緊張の中にも楽しいひと時を過ごしました.その後,牛島廣治先生が加わり,大楠清文先生が加わり,私が編集委員を退任した時は,牛島廣治先生が編集委員長で,神谷茂先生,小栗豊子先生,舘田一博先生,大楠清文先生,私の6人でした.

ここで私が企画した号を振り返ってみたいと思います(表1).感染症の中でも,ウイルス感染症,予防接種が専門分野でしたので,それに関する企画が多いことがわかります.また,特にこの中で,2008年35巻1号「2012年麻疹排除に向けて」,2014年41巻3号「風疹の流行と先天性風疹症候群-もう二度と風疹の流行を起こさないために」は思い出に残る企画です.

◆麻疹, 風疹の排除を目指して

1. 麻疹排除達成―WHOからの認定

2001年に感染研に赴任した時,当時の上司であった岡部信彦先生から麻疹を何とかしたいという思いを告げられました.そこからは,岡部先生とともに,麻疹排除に向けて様々な経験を積ませていただきました.日本全体が麻疹排除に向けた大きなうねりの中に入れたこと,麻疹ワクチンは1歳になったらすぐに受けるのが当たり前になったこと,麻疹は1人発生したらすぐに対応することが大切で,数人だから様子をみましょうでは,大規模なアウトブレイクにつながることを経験の中から学び,排除達成に大きな力となりました.2015年3月27日にWHO西太平洋地域麻疹排除認証委員会から日本の麻疹排除が認定されたと聞いた時の喜びは今も忘れることはできません.その日の東京には真っ青に澄み切った青空が広がっていたことをこの間のように思い出されます.

表1 「臨床と微生物」企画担当号

年	巻号	特集タイトル
2003年	30巻4号	【人獣共通感染症】
2004年	31巻4号	【トラベラーズワクチン】
2005年	32巻5号	【日本の予防接種・海外の予防接種】
2006年	33巻6号	【乳幼児の感染症対策-小児集団生活施設における対応】
2008年	35巻1号	【2012年 麻疹排除に向けて】
2009年	36巻1号	【わが国の予防接種-新しい制度の紹介と今後の展望】
2010年	37巻3号	【ワクチンに関する最新の話題-新しいワクチン時代の幕開け】
2011年	38巻4号	【感染症サーベイランス-その役割と展望】
2012年	39巻6号	【ウイルス感染症検査診断の新しい展開】
2014年	41巻3号	【風疹の流行と先天性風疹症候群-もう二度と風疹の流行を起こさないために】
2015年	42巻3号	【国境を越えて広がる感染症】
2016年	43巻3号	【予防接種/ワクチンで予防可能疾患（VPD）に関する最近の話題】
2017年	44巻3号	【今，蚊を考える-蚊媒介感染症に関する最近の話題】
2018年	45巻2号	【医療関係者に求められる予防接種-医療関連感染を防止するために】
2019年	46巻2号	【今，求められる大人のワクチン】
2020年	47巻2号	【ロタウイルス感染症のすべて】
2021年	48巻2号	【ウイルス感染症の検査診断法】
2022年	49巻2号	【新型コロナウイルス感染症の流行でその他の感染症の発生動向はどう変化したか？】

2. 風疹排除に向けての取り組み

風疹排除については，2012～2013年の大規模な全国流行とそれに続いて45人が先天性風疹症候群（congenital rubella syndrome：CRS）と診断された日々を思い出します．「風疹をなくそうの会 hand in hand」の皆様と力をあわせながら，風疹排除に向けた取り組みを続けています．風疹に関しては2014年に特定感染症予防指針が告示され，もう二度と風疹の流行を起こしたくないという思いから特集号の企画を考えたことが思い出されます．

2020年を風疹排除の目標年として努力が続けられてきましたが，2018～2019年に再び風疹の全国流行を経験し，6人がCRSと診断されました．日本で風疹が流行すると，90％以上が成人で男性が女性の数倍多いという流行パターンを繰り返しました．これは，1977年から始まった風疹の定期接種が女子中学生のみを対象としていたからですが，その当時，男子中学生であった人が2024年6月現在，45～62歳です．1962年4月2日～1979年4月1日生まれの男性は風疹ワクチンを定期接種として受ける機会がなく，女性がワクチンをしていたことで，風疹に罹患する可能性も少なく，そのまま感受性者として今に至り，海外から風疹が持ち込まれるとこの年代の男性を中心に流行が起こるということを何度も繰り返してきました．そこで1962年4月2日～1979年4月1日生まれの男性を対象に，抗体検査を前置きした上で，抗体価が低い男性には定期接種として麻疹風疹混合ワクチンの接種が受けられるという制度が構築されましたが，抗体検査実施率は2024年5月現在，約30％と低迷しています．この制度は2025年3月をもって終了します．もう風疹の全国流行は起こしたくありません．対象の男性は，ぜひこの機会に風疹抗体検査を受けて，低かった場合はワクチンを受けておいてほしいと思います．

COVID-19の流行で国内外の人の往来が抑制されていましたが，復活しつつあります．麻疹排除を維持したうえで風疹排除の達成ができるように，一人ひとりが自分のこととして感染症予防を考えていける世の中になることを願いながら，休刊にあたっての次世代へのメッセージとしたいと思います．本誌が果たした役割の大きさに思いを馳せて，感謝とともに稿を閉じたいと思います．

長い間，本当にありがとうございました．

臨床（臨床医）あるいは臨床微生物検査 ◆（検査技師）あるいは研究（研究者）を 目指す次世代の後輩（若者）へのメッセージ

「迷った時は自分にとって少し厳しいかなと思う道を歩み，新しい発見を」

若い頃は自分の興味のある分野をみつけて，様々な経験を積むことが大切だと思います．それが臨床であっても研究であっても検査であっても分野は何でも良いと思います．若い頃の苦労はかってでもした方が良いとよくいわれますが，その通りだと40年間を振り返って思います．自分のサブスペシャリティは経験の中からみつけていけば良いと思いますが，どの方向に進むのが良いか迷った時は，自分にとって少し厳しいかなと思う道を歩むと新しい発見や違う世界がみえて，後で振り返った時に良かったと思えることが多かったように思います．

また，その時々で人生の恩師に出会えたことが，私にとっては大きな幸せでした．若い時にはぜひ，思い切ってこの先生と思える先生の元に飛び込んでいかれることをお奨めします．素晴らしい先生はその気持ちをきっと受け止めてくださいますし，私もそうやって育てていただいたように思います．頼まれたら絶対に断ってはいけないよと，若い頃に恩師の先生からいわれました．頼まれるということは期待もこめられてのことだから，どんなに大変だと思ってもまずは引き受けて，それからどうすれば実現できるかを考えるようにと指導を受けました．可能な限りその教えを守って過ごしてきましたが，引き受けたことで相当に大変であったこともありますし，周りの人々に多大なご迷惑をおかけしたことも多かったのですが，悩んだ時は後ろを振り返らずに前に進むこと，それがきっと自分自身を育てることになるのだろうと思います．

私は家庭との両立を優先したことから海外留学はしませんでした．それを選んでいたら，人生が変わっていたかもしれません．これまで進んできた道に後悔はありませんが，今思うことは，短期間でも良いから海外での生活を経験しておけば良かったなと思います．若い皆さまには様々な経験を通して，自分の好きな道を進んでほしいと思います．そして，日本を一時期離れて，海外から日本をみる時を過ごしていただけたらと思います．

◆ 略　歴

1986年に高知医科大学を卒業後，大阪大学医学部小児科学講座に入局しました．大阪市立小児保健センター，城北市民病院，桃山病院で小児科研修を行い，大阪市立桃山病院感染症センターで小児感染症の臨床を学びました．この頃，大阪大学医学部小児科ウイルス研（V研）に加えていただき，大阪大学微生物研究所で臨床ウイルス学を学び始めました．

1989年6月から大阪大学医学部附属病院ならびに一般病院での小児科勤務を経て，1991年からヘルペスウイルスの基礎研究を始め，1994年8月に大阪大学医学部微生物学講座の助手になりました．小児科ではV研のチーフとして，基礎疾患のある小児へのワクチン接種や，阪大病院での移植後ヘルペスウイルス感染症の動態について他科の先生と一緒に共同研究をしました．1996年10月から大阪大学医学部小児科学講座の助手となり，1998年から1年間小児科病棟ライターを務めた後，2001年2月に国立感染症研究所感染症情報センターに異動しました．

2002年から同センター第3室（予防接種室）室長として，予防接種で予防可能な疾患の疫学研究，サーベイランスに従事しました．特に血清疫学調査では全国の地方衛生研究所と連携しながら研究を進めた結果が今につながっています．2019年に第23回日本ワクチン学会学術集会（図1），2022年に第63回日本臨床ウイルス学会（図2）を開催させていただけたことは貴重な経験でした．感染研では最後の1年間を予防接種総括研究官として勤めた後，2022年3月に定年退官を迎えました．

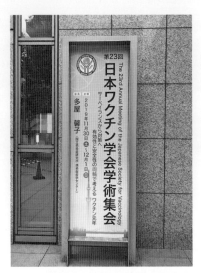 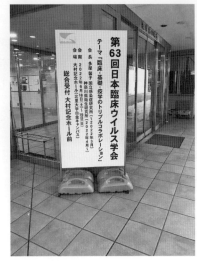

図1　「第23回 日本ワクチン学会学術集会」開催（2019年）

図2　「第63回 日本臨床ウイルス学会」開催（2022年）

2022年4月から神奈川県衛生研究所長として，感染症研究を続けながら全国地研協議会で活動しています．

＊　　　＊　　　＊

「臨床と微生物」と私の歩み

感染症の診療・検査・研究に携わる次世代へのメッセージ

私の履歴書
～ロタウイルス研究を通して広がった世界

津川　毅　TSUGAWA TAKESHI
●札幌医科大学医学部小児科学講座

はじめに

私の専門領域はロタ・ノロウイルスを中心とした胃腸炎ウイルスです（図1）.大学院ではノロウイルスの研究で学位を取得しましたが，今回は私の経歴と関わりの深いロタウイルスを中心に話を進めたいと思います．

図1　札幌医科大学附属病院小児科病棟で

◆思い入れの強い感染症

ロタウイルス

ロタウイルスは小児の急性胃腸炎の原因ウイルスとして知られ，下痢，嘔吐，発熱などの症状が通常1週間程度で軽快します．ワクチン導入前は5歳未満の急性胃腸炎入院の50％程度を占めていましたが，2011年にわが国にもワクチンが導入されました．重症化の予防効果（90％程度）は明らかなものの，安全性の国内データ（腸重積症の副反応）が不足していたため，定期接種化は2020年10月からとなりました．次に私が行ってきたロタウイルス関連の研究を紹介したいと思います．

1. ロタウイルス弱毒化の機序

ウイルス野生株（強毒株）を細胞培養で継代培養すると弱毒化し，そのウイルス弱毒株を本来の宿主に戻して継代培養すると毒力復帰することは以前より知られ，ロタウイルスだけではなく，麻疹，風疹，水痘，ムンプスワクチンなどの生ワクチンも細胞培養による継代培養で弱毒化されています．

米国国立衛生研究所（NIH/NIAID）への留学時に，継代培養によるロタウイルスの弱毒化のメカニズム（変異の蓄積）を調べるために，マウスロタ株をマウスと細胞培養で継代培養し，それぞれの全11遺伝子分節の塩基配列の比較を行いました[1]．その結果，再現性を持ってVP4（中和抗原），NSP1（抗インターフェロン作用），NSP4（エンテロトキシン活性）遺伝子に一定の変異を認め，組換えNSP4蛋白のマウスへの腹腔内投与において，強毒株のアミノ酸配列をもつNSP4蛋白投与でのみ下痢が誘発されることを明らかにしました．そして，ヒトロタ野生株（4株）を用いた細胞継代培養（2種類）による全塩基配列においても，NSP4（エンテロトキシン活性）遺伝子に一貫した変異を同定しました[2]．この変異はロタワクチン（ロタリックス®）でも認められ，ワクチン弱毒化の機序解明にも繋がる可能性を報告しました．

2. ロタワクチンの有効性・安全性と選択圧

北海道でのロタ胃腸炎入院調査（2010～2019年，2,876例）において，ワクチン推定接種率が60％を超えた2017年以降の入院数が3分の1程度に減少したことを含め，国内におけるロタウイルスワクチンの有効性，安全性，選択圧について総説としてまとめました[3]．また，北海道におけるロタワクチン導入前後（2007～2016年）の腸重積症の発生率が上昇していないことを報告しました（102.4 vs 56.5/10万人年）[4]．さらに，ロタワクチン導入後に北海道において新規株の流行を先進国（G8：2014年）あるいは国内（ウマ様G3：2016～2017年）で初めて報告し，これら新規株でも病原性が増していないこと，ワクチン選択圧の可能性について明らかにしました[5,6]．

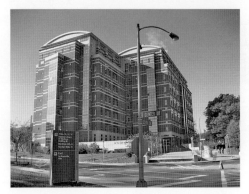

図2 米国国立衛生研究所（NIH/NIAID）Building 50

3. ネコ・イヌロタウイルスの解析

　ヒトロタウイルスは全11遺伝子分節の解析によりWa様（ブタ由来），DS-1様（ウシ由来），AU-1様（ネコ由来）の3種類に大きく分けられますが，私たちは世界で初めて①ネコ・イヌ株の全11分節遺伝子解析を行い，ネコ株はG3P[9]（human-feline系）とG3P[3]（feline-canine系）の2系統に分類されることを報告し[7]，さらに②ネコ様株のブラジルでのヒトにおける流行を報告しました[8]．また，2006年以降のネコ株の全ゲノム解析の報告はありませんでしたが，③新たな系統（G6P[9]：2012年）の3株を含むネコ5株の報告を行い[9]，ロタウイルスの種間伝播についても検討しました．

◆私の経歴

人生の節目に「ロタウイルスワクチン」

　まず，私が医師を目指したのは小児科医である父（札幌医大卒）の影響であることは否定しませんが，小児科を選んだのは，月並みですが「非常に子どもが好き」で，「子ども達の笑顔と未来のために」自身の一生の仕事として「やりがい」を感じられると思ったからです．そして幸せなことに，その気持ちは今でも全く変わっていません．

　また，小児科には非常に多くの専門分野がありますが，私が感染症（なかでも胃腸炎ウイルス）を選び，海外留学，そして現在に至るまで臨床・基礎研究を続けることになったのは，偶然によるところが大きかったと感じています．札幌医大小児科に入局後，千葉峻三教授（第3代）に「大学院への進学や海外留学を考えているのですか？」と聞かれ「（深く考えずに）はい」と答え，その後，堤裕幸教授（第4代）より「ノロウイルス」を学位の研究テーマとして与えていただいたことが胃腸炎ウイルス研究を始めるきっかけでした．そして，米国国立衛生研究所（NIH/NIAID）でのロタウイルス研究の機会をいただけたのは，当小児科からの3代目というご縁によるものでした（図2）．当講座からの留学のきっかけは，留学先の上司である星野安孝先生が「日本人の研究者に海外留学の機会を与えたい」という思いから，ロタウイルス研究者である中込治先生（当時：秋田大学微生物学）を介してご紹介いただいたと伺っています．また，星野先生の上司であるKapikian先生は「ノロウイルスの発見」や「ロタウイルスワクチンの開発」をされた研究者として世界的に有名ですが，実は千葉峻三教授の友人でもあり，私の海外留学は決して私の実力ではなく，当教室の歴史と伝統による「人と人とのつながり」によるものでした．帰国後も胃腸炎ウイルス研究者のご縁により，AMED研究班（片山和彦，木村博一，藤井克樹，影山努先生）に臨床小児科医の立場から継続的に参画させていただいています．

　当講座では開設以来，感染症の研究を継続し，胃腸炎ウイルス研究は1970年代より始まりました．現在82医学部小児科の中で，感染症研究を行っているのは8カ所のみで，胃腸炎ウイルス研究を継続的に行っているのは当講座のみとなっています．また，ロタウイルスワクチンについては，わが国への2011年の導入から2020年10月の定期接種化に至るまで，当講座・同門が臨床治験に関わり，私自身も厚生労働省「ロタウイルスワクチン」作業班メンバー，腸重積症サーベイランス（AMED）や日本小児科学会の予防接種・感染症対策委員会において委員として貢献させていただきました．このように，私の人生の節目に重なるように「ロタウイルスワクチン」があり，不思議

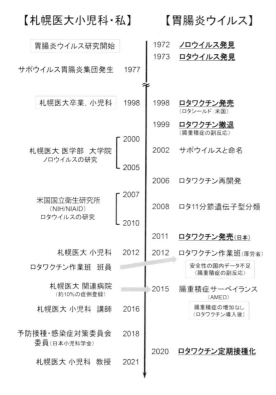

図3 札幌医大小児科と私，胃腸炎ウイルスの歴史

な縁を感じています（図3）．

◆臨床医へのメッセージ

私は縁があって2021年9月より現職となりましたが，大学・連携病院を含めた「子どもの総合医（generalist）」の育成とともに専門領域の充実も必要と考えています．さらに，医育機関として「診療と研究」の両方を担う人材（physician scientist）の育成が必要だと考えています．我々は，高い専門性と優れた人格を備えた小児科医を育成し，北海道における小児医療を充実させるとともに，臨床・基礎研究を推進し，医学の発展に貢献したいと考えています．

私は「強い意志」を持って人生の色々な段階で選択をしてきた訳ではありませんが，自身に偶然与えられた環境の中で，周囲の多くの方々に支えられながら，コツコツと努力を積み重ねてきました．臨床医の皆さんには，臨床の専門領域の「知識・技術」を磨くだけではなく，医学のもう1つの大きな柱である「研究（臨床・基礎）」に思い切って飛び込み，物事をじっくり考え，探究することの重要性を学ぶことは，自身の幅を広げるとともに将来的な医学の発展に貢献することにつながると強く思っています．また，機会があれば海外留学をしてみるのも，研究面だけではなく異文化との交流を通した「日本人」の再認識につながるなど，1回しかない人生において貴重な経験になると思います！

文　献

1) Tsugawa T, Tatsumi M, Tsutsumi H : Virulence-associated genome mutations of murine rotavirus identified by alternating serial passages in mice and cell cultures. *J Virol* 88 : 5543-5558, 2014.
2) Tsugawa T, Tsutsumi H : Genomic changes detected after serial passages in cell culture of virulent human G1P[8] rotaviruses. *Infect Genet Evol* 45 : 6-10 2016.
3) Tsugawa T, Akane Y, Honjo S et al. : Rotavirus vaccination in Japan : Efficacy and safety of vaccines, changes in genotype, and surveillance efforts. J Infect *Chemother* 27 : 940-948, 2021.
4) Fukuda Y, Akane Y, Honjo S et al. : Characteristics of intussusception among children in Hokkaido, Japan, during the pre-and post-rotavirus vaccine eras (2007-2016). *Acta Paediatr* 112 : 868-875, 2023.
5) Kondo K, Tsugawa T, Ono M et al. : Clinical and molecular characteristics of human rotavirus G8P[8] outbreak strain, Japan, 2014. *Emerg Infect Dis* 23 : 968-972, 2017.
6) Akane Y, Tsugawa T, Fujii Y et al. : Molecular and clinical characterization of the equine-like G3 rotavirus that caused the first outbreak in Japan, 2016. *J Gen Virol* 102 : doi: 10.1099/jgv.0.001548, 2021.
7) Tsugawa T, Hoshino Y : Whole genome sequence and phylogenetic analyses reveal human rotavirus G3P[3] strains Ro1845 and HCR3A are examples of direct virion transmission of canine/feline rotaviruses to humans. *Virology* 380 : 344-353, 2008.
8) Tsugawa T, Rainwater-Lovett K, Tsutsumi H : Human G3P[9] rotavirus strains possessing an identical genotype constellation with AU-1 isolated at high prevalence in Brazil, 1997-1999. *J Gen Virol* 96 : 590-600, 2015.
9) Fukuda Y, Kusuhara H, Takai-Todaka R et al. : Human transmission and outbreak of feline-like G6 rotavirus revealed with whole-genome analysis of G6P[9] feline rotavirus. *J Med Virol* 96 : e29565.doi: 10.1002/jmv.29565, 2024

「臨床と微生物」と私の歩み

感染症の診療・検査・研究に携わる次世代へのメッセージ

「推しの微生物」
—Mycoplasma pneumoniaeと耐性菌

富樫真弓 TOGASHI MAYUMI
●神奈川県警友会けいゆう病院臨床検査科

◆推しの微生物

1. Mycoplasma pneumoniae
   —繊細だけどストイックな子

　推しの（大好きな）微生物としてMycoplasma pneumoniae（以下M.p）をあげます（図1）．M.pとの出会いは昭和大学藤が丘病院で細菌検査室に異動した時でした．細菌検査室ではルーチンとしてM.pやUreaplasmaの培養検査を行っており，上司である田澤節子先生に検査法をご指導いただきました．培養に用いるPPLO寒天培地，PPLO brothは自家調整品でした．使用する酵母エキスは日本甜菜製糖のドライイーストを三角フラスコに入れ，シンメルブッシュで数時間加熱して抽出するのですが，この作業が始まると検査室中が「味噌臭く」なります（良い培地のために皆耐えていました）．ウマ血清は高価なマイコプラズマ抗体フリーのものを使用しており，とても贅沢な培地でした．

　この自家調整培地は非常に発育支持能が高く，市販の培地よりも発育が良好でした．発育してきた集落を顕微鏡で観察するたびに「いい素材を使っているでしょ？」と心の中で話しかけていたものです．M.pは検体中の菌量が少なく，寒天培地だけでは検出できないことが多いため，増菌目的のPPLO brothも培養に併用します．PPLO broth中の発育はブドウ糖分解による色調変化を指標にしますが，M.pはとても繊細でpH変化に弱く，酸性に傾くと死滅するため，少しのpH変化（色調変化）も見逃せません．毎日観察し，少しでも黄色に傾いてきたタイミングでPPLO寒天培地に植え継いで助ける必要があります．つまり私にとってM.pは，創業以来受け継がれた匠の技によって作られた培地を用い，慣れた職人がその目でタイミングを計って継代培養することで検出できる，とても技師心をくすぐる存在なのです．

　そんな繊細なM.pですが，生物としては非常にストイックで，生きることに純粋で貪欲な子です．Mycoplasmaは細胞壁を持たない細菌で，二分裂増殖する生物として最小のゲノムDNAを有し，生きるために必要最低限の情報だけを持つ特徴があります．生きるために必要な情報だけを残し，不要な情報は削ぎ落とした生物という存在が，まるで研磨されて研ぎ澄まされた刃物のような，あるいは悟りを開いているような，何とも魅力的な生物だと思うのです．残念ながら古巣の検査室はなくなり，今の検査室では培養検査を行うことができませんが，自分が現役の間に匠の技（培地作りと集落観察）と職人の目（継代培養のタイミング）を後世に残せたらと密かに思っています．

2. 耐性菌
   —使えるリソースを活用してパズルを解く

　さて，もう1つの推しの微生物の話ですが，それは特定の菌ではなく「耐性菌」です．私は研究室に所属したこともなく，薬剤耐性遺伝子の検査を自在にできる部署に所属したこともありません．自分でできるのは表現型を駆使した耐性菌の検索だけです．しかし，これがパズルを解いているようで面白いのです．細菌検査を始めた頃，必死になって腸内細菌目細菌の感受性パターンを覚えようとしました．何ごとも基本が大事ですが，正常を知らないと異常がわかりません．そのため終業

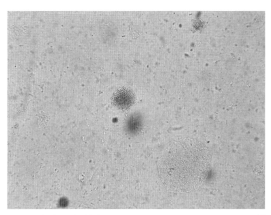

図1 喀痰より検出された *Mycoplasma pneumoniae* 集落（PPLO 寒天培地 200 倍 28 日培養）
発育が遅く，桑の実様のがさついた集落，初代培養では二重構造が観察できないことが特徴です

後，夜な夜な報告書（当時はまだ紙の報告書でした）をめくっては菌の感受性パターンを頭に叩き込んだものです．そんな中，尿培養から気になる感受性パターンを示す *Enterobacter cloacae* を数株みつけました．当時お世話になっていた昭和大学臨床病理学教室の丸茂健治先生にお話したところ，先生がその株を解析してくださり IMP-1 産生株であることが判明しました．遺伝子検査を行えば簡単にカルバペネマーゼを検出できます．しかしそれでは設備の整った検査室や，研究室が隣接している検査室でないと見逃されてしまうのではないかという危機感を強く抱きました．

そこで試したのが，メタロβラクタマーゼ（MBL）阻害薬である金属キレート剤の 2-メルカプトプロピオン酸（2-MPA）です．臨床病理学教室の研究費で 2-MPA の小さな瓶を購入していただき，乾熱滅菌したペーパーディスクに染み込ませ，カルバペネム系薬剤や第 3 世代セファロスポリン系薬剤のディスクを使用したダブルディスクシナジーテスト（DDST）を行い，検出できることを確認しました．ディスク拡散法であれば安価ですし，どの検査室でも実施可能です．薬剤耐性菌は施設を選ばず出現します．検査室の規模によって耐性菌が検出できないなんてことがあってはなりません．そのためには「この菌は何かがおかしい」と気づく基準と，簡便な検査法の構築は非常に重要です．今では Clinical and Laboratory Standards Institute（CLSI）や European Committee on Antimicrobial Susceptibility Testing（EUCAST）から基質拡張型βラクタマーゼ（ESBL）やカルバペネマーゼのスクリーニング基準，確認試験の方法が示されていますが，当時は指標がなかったため，株を集めて解析をお願いしてはクラブラン酸含有ディスクや 2-MPA ディスクを使って検出できるか試してみることの繰り返しでした．この頃は子どもが生まれたばかりでしたので，保育園のお迎え，家事，寝かしつけまで終わって再び病院に戻って検査する，そんな日々を送っていました．その甲斐あって，DDST を用いた耐性菌の検査法は，当時としては異例の速さで藤が丘病院のルーチン検査に組み込むことができ，ESBL や MBL 検出に貢献できました．その経験があったからこそ，今でも複雑な耐性菌が検出されても，使えるリソースを活用して表現型検査で最大限できるところまでやるという気概が持てています．複雑な耐性菌が出てくるとワクワクする，ある意味変態的発想になるわけです．しかしながら微生物検査を愛している臨床検査技師であればこの気持ちを理解してくださると思っています．

◆次世代へのメッセージ

―臨床微生物検査技師の心得

私が思っている「臨床微生物検査技師の心得」を書かせていただきます．細菌は「生物」であり，しかも歴史上，私たちヒトの大先輩です．ですから常に細菌に敬意を払って接してほしいと思います．培地とはヒトが考えた組成で作られており，細菌たちは仕方なく発育してくれています．ですから私は集落を観察する際，心の中で「こんなところに生えてくださってありがとうございます」と思っています．そういう思いで集落を扱っていると，菌も正直に性状を教えてくれますし，重なった集落からの分離も上手にできます．こちらの

敬意を細菌が感じ取って，答えてくれているからだと思っています（と信じています）．また，菌や検体の向こうには患者さんがいらっしゃいます．集落を観察しながら自分たちは感染症診断のための検査を行っているという気持ちを常に持ち続けることが大切です．要は，診断，治療に貢献するため，どこまで検査を行う必要があるのかを考え，かつ，スピード感を持って行うことが大切だと思います．私たちの出す結果が患者診療，治療のアウトカムに影響を与えるか否かを常に念頭に置いて業務にあたるべきというのが私の考えです．

さて，違う目線からもう1つお伝えします．臨床検査技師は女性の割合が多い職種です．女性技師の皆さまへ同じ女性としてお伝えします．どうか出産や子育てで勉強や資格を諦めないでください．時間を作ることはとても大変ですが，目標に向かって続けた努力や得られた知識，経験は自分の財産になります．どうか目標を持ってがんばってください．

◆略　歴

新渡戸文化短期大学（旧東京文化医学技術専門学校）で学んだ私は，成績の悪い学生でした．母校の恩師，佐伯かよ子先生から強制的に勉強する環境に行くよう諭され，当時，最も厳しかった順天堂医院で臨地実習させていただきました．そこで母校の先輩である小栗豊子先生から厳しくも温かくご指導をいただき，「一級検査士を取りなさい」といわれたことが，のちの私の目標となりました．

就職超氷河期を運よく乗り越え，昭和大学藤が丘病院に就職して2年半後，細菌検査室へ異動しました．直後に結婚，出産となり，夜泣きの息子を片手に勉強しました．一級試験は一次の英語で落ち続け，3年目で突破しましたが，緊張のあまり英語の答案用紙に夫の名前を記入し，試験委員長だった故小林芳夫先生（元・慶應大学）からいただいたお電話で大笑いされた苦い記憶があります．二次試験合格の電報を受け取った時，4歳に

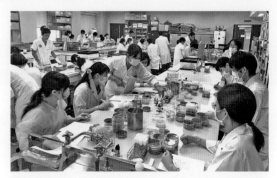

図2 神奈川県臨床検査技師会主催実技講習会の様子
例年夏に開催し，県外からの参加者も多い．薬剤耐性菌検査の講義と実技を立ち上げ，8年間担当させていただきました．

なった息子を抱きしめて泣き崩れました．第二子出産後，採血室を経て血清検査室へ異動し，佐藤千秋先生（昭和大学江東豊洲病院）ご指導のもと，栄養サポートチームについて学ぶことができました．再び細菌検査室に戻った頃，高木妙子先生（元・聖マリアンナ医科大学病院）から神奈川県臨床検査技師会微生物研究班にお誘いいただき，研究班員を務めさせていただきました（図2）．古巣の細菌検査が外注となったことを機に退職を決断し，2019年に神奈川県警友会けいゆう病院へ移りました．

最後に，私がこれまでがんばってこられたのは多くの先生からのご指導のおかげです．本文中にお名前を入れさせていただいた諸先生に加え，ご指導いただきました故森伴雄先生（元・三井記念病院），故村瀬光春先生（元・愛媛大学病院），宮井美津男先生（元・横浜市民病院），阿部美智子先生（元・北里大学）．いつも相談に乗っていただきご指導いただいております大楠清文先生（東京医科大学）．公私ともにお世話になっております土田孝信先生（みなと赤十字病院），佐々木雅一先生（東邦大学大森医療センター），松本裕子先生（横浜市衛生研究所），田中洋輔先生（聖マリアンナ横浜市西部病院），富樫保行先生（がん研有明病院），昭和大学藤が丘病院時代にお世話になりました中村久子先生，阿南晃子先生，岩田香恵先生にこの場を借りて感謝申し上げます．

「臨床と微生物」と私の歩み

「臨床と微生物」休刊に寄せて
─継続は力─ 師と誌と経験から学んだこと

感染症の診療・検査・研究に携わる次世代へのメッセージ

中村文子　NAKAMURA AYAKO
●順天堂大学医学部附属順天堂東京江東高齢者医療センター

はじめに

「臨床と微生物」誌は，感染症診断や微生物検査に携わる医療従事者必読の書でした．pubmedどころかインターネットもない時代に，基礎から最新の情報まで専門家の解説が購読できる状況はどれほどありがたかったかしれません．編集に関わられたみなさまにあらためて感謝を申し上げ，私が微生物検査とどのように関わり，諸先輩に学んだか，若干の感傷とともに振り返ります．

1. 反抗期からの微生物検査

私は1985年に順天堂医院に入職いたしました．第一希望の血液検査室に配属され楽しく仕事をしていましたが，1年が過ぎたところで微生物検査室への異動をいい渡されました．当時の林康之部長に「動きたくない」と直談判しましたがあえなく撃沈．ふてくされた状態で微生物検査業務がスタートしました．折しもバブルまっただ中．当然ながら勉強する気はかけらもなく，連日定時で遊びに繰り出し，幾度もズル休みしました．先輩に反抗するわ，後輩をイジめるわ，こんな素行不良者をよく使ってくれたと思うと，今さらながら冷や汗が出ます．

30歳を過ぎた頃，上司であった小栗豊子先生に「そろそろ一級試験を受けなさい」といわれた際も，二級すら受験していませんでした．「じゃ5年後だ」と笑われ，はじめて目が覚めた気がしました．仕事は，「なにがしたいか」ではなく「なにが求められているか」．職業人としての矜持は，このとき植え付けていただいたのだと思います．

2. Coagulase-negative Staphylococcus (CNS) に取り組んで

さて，その後はただただ邁進です．小栗先生から最初にいただいた課題は，「CNSの臨床的意義を明らかに」でした．当時は Staphylococcus aureus か否かが重要で，CNSを菌種名で報告する施設はほとんどありませんでした．ブドウ球菌同定キットの性能や，どういった菌種がどのような感染症例から検出されるのか，先人たちの論文を紐解きながら調べてゆきました．

今でこそ Staphylococcus saprophyticus 膀胱炎の発生要因は周知の事実ですが，「若い女性に好発」，「季節性あり」を示したことで（図1），イランやカナダから「same in my country」とお手紙をいただいたことはうれしい驚きでした．

一部菌種の重要性はわかってはいたものの，依然としてCNSは雑菌扱いであり，菌種同定の結果をどのように解釈し臨床へ報告するかの答えはなかなか得られませんでした．そこで，「塗抹検査で白血球が出現し10^6CFU/mL以上の菌量で単独検出された外来患者」を急性期感染症と仮定義し，菌種別の出現状況をみたところ，S. saprophyticus とともに Staphylococcus lugdunensis が突出して急性期感染症の様相を示したのでした（図2）．これをブドウ球菌研究の先生方がおもしろがってくださり，その後の人脈につながりました．

CNSをきっかけに，嫌気性菌や塗抹検査，薬剤感受性測定など研究や執筆は多方面に広がりました．臨床の先生方や研究者からいただくご意見は新鮮で，日常業務で生じる疑問の答え合わせをしているようで，ワクワクするものでした．

一級検査士（微生物）や認定微生物検査士を取

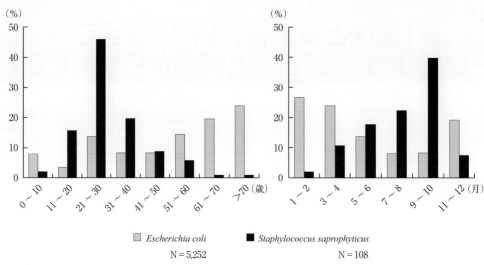

図1　尿路感染症起炎菌2菌種における患者年齢と分離月の比較

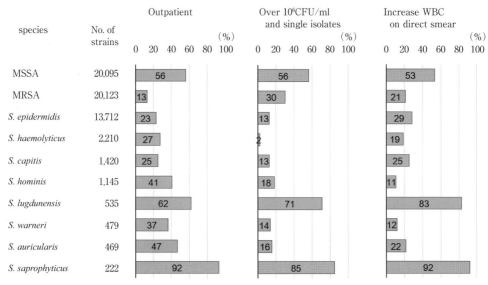

図2　*Staphylococcus*属における主要菌種検出例の臨床的背景

得したのもこの頃です．しかし，少しばかりの経験値に大きな勘違いが上塗りされ，再び「先輩に楯突く不良技師」ができあがるのに時間はかかりませんでした．

3. 白金耳をマウスに持ちかえて

博士号を取得した2007年，生理機能検査室に異動となりました．これが以外に楽しく，患者さんに接することで自分を客観視できたように思います．しかし次の異動を示されたとき，辞表を出しました．当時部長であった大坂顕通教授に「微生物検査だけがシゴトか．臨床検査技師のプライドはないのか」と一蹴されたことを思い出します．頭を冷やせとの温情で「情報分析室」という新たな部署をいただき，データと格闘する'白金耳を持たない微生物検査技師'となったのでした．

「菌は正直．そこに答えがある」とよくいわれたものですが，統計も同じです．ベテラン技師の勘など，漠然としたものが数字に現れ裏付けされる．統計解析が思わぬ事実や関連性をあぶり出す．このことに感銘し，微生物以外の分野にもあれこれと手を出していきました．情報分析に従事した間に耐性菌発生のリスクなど数編を論文にすることができましたのは，大坂教授の厳しい指導，そして院内院外多くの方々の支えがあったからこそと思います．

4．ネタは日常業務のなかにある

研究テーマを持って学会発表や論文投稿に勤しむことは，大学病院に身を置く者の使命です．しかし，課題をみつけ環境を整えることは容易ではありません．作詞家の秋元康氏が「日常の些細なことをおもしろがる感性が，ヒットする詞を書かせてくれる」といっておられましたが，研究も同じです．1検体1菌種1コロニーを流れ作業でやり過ごすか，患者背景を読み解き思考を膨らませながら取り組むかでみえる景色が変わります．検査室は「宝の山」です．日常業務の中に必ず研究テーマはあるのです．自身でみつけたものには愛着が湧きます．継続のモチベーションになります．どうかそれを楽しみながら掘り起こしていただきたいと思います．

◆感染症検査に携わる臨床検査技師へ

昨今，臨床検査全般で技術革新が進む中，感染症の検査も例外ではありません．PCRや高感度の分析機器，AIの普及が，臨床への結果報告をより迅速かつ高精度にしていることは揺るぎない現実です．一方で，生きた菌を純粋に取り出す「分離培養」は1世紀以上変わらぬ方法です．五感（時には第六感）を駆使した作業は，もはや職人技なのかもしれませんが，効率化や省力化の名のもとに技術が衰退することがあってはなりません．これからもスキルアップに努め，感染症診断にあたっていただきたいと思います．

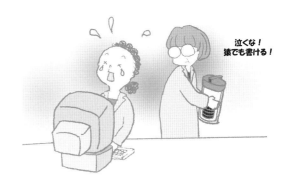

イラスト：森本ゆふ（順天堂大学保健医療学部）

「年配者はうるさい」ことをいうものです．若かりし中村文子技師もそう思い反発して参りました．しかし今，指導する立場にある自分を顧みて，三つ子の魂ではないけれども，小栗先生の言葉がしっかり擦り込まれていると感じます．「アタマにスッと入る文章でなければダメ．引っかかった時点で全文見直せ」，「目から耳から血が出るくらい考えろ」，どうしても書けずにいると「サルに聞けサルに！」とよくいわれたものでした．

検査技術は伝承できますが，「書く力」は自身で会得するしかありません．どの分野どの時代にあっても，書くこと伝えることは臨床検査技師に必要なスキルです．しかし，日常業務に忙殺される日々，学ぶ時間を捻出するのは難しいと察します．文末にあたり，今後を担う臨床検査技師のみなさんに次の一節を贈ります．

「おそらく君は雑務で手一杯になるだろう．そのうち研究も教育もやめてしまう．そしてふと気がつくと，自分の知識がすっかり時代遅れになっている．そのときにはもう手遅れなのだ．読み，聞き，時流に遅れるな．ときには逃げ出し，籠もり，学び続けるのだ．」
アーサー・ヘイリー著「最後の診断」（新潮文庫）より

◆略　歴

　1985年に大東医学技術専門学校臨床検査科を卒業後，順天堂大学医学部附属順天堂医院臨床検査部に入職．1999年，一級臨床病理技術士（微生物）取得しました．2003年に認定臨床微生物検査士取得．2007年，順天堂大学医学部大学院医学研究科を卒業（博士号取得）しました．2019年から順天堂東京江東高齢者医療センター　臨床検査科で技師長，Infection Control Doctorとして従事しています．

謝　辞

　平松啓一先生（故人）の愛弟子である森本ゆふ氏より，小栗豊子先生のイラストをご提供いただきました．ここに深く御礼申し上げます．

＊　　　＊　　　＊

「臨床と微生物」と私の歩み

感染症の診療・検査・研究に携わる次世代へのメッセージ

一つの発見から得た大きな財産

中村竜也　NAKAMURA TATSUYA
●京都橘大学健康科学部臨床検査学科

◆一つの発見
　—少し変わった大腸菌を検出

1．SHV12型ESBL産生菌を検出

　人生とは本当にわからないものです．ある一つの出会いや発見が，その後の人生を大きく左右することがあるのだと，身を持って体験しました（いまだ途中ではありますが…）．もし運命があるとするならば，私はその運命となる「ある菌」に29歳の時に出会うことができました．当時，自分ではそれを運命だとは感じていなかったと思います．なぜなら，運命とは後になって気づくものだからです．なぜその運命に出会えたのか，まずはそれを紐解いてみたいと思います．

　研究への第一歩は，ある症例から検出された菌の解析を行ったことから始まりました．それまでは，研究テーマをみつけ出そうと試行錯誤を繰り返していましたが，そう簡単にみつかるものではありませんでした．1999年3月，国内で多用されているセフェム系抗菌薬に耐性の大腸菌が腹腔内膿瘍から検出されました．それは，セファロスポリン系抗菌薬を分解し耐性化する酵素，すなわち基質特異性拡張型βラクタマーゼ（ESBL）を産生する大腸菌でした．詳細な解析を国立感染症研究所と共同で行った結果，SHV12型ESBL産生遺伝子を獲得した大腸菌であると判明し，SHV12型ESBL産生菌による感染症の報告は日本で第1例目でした（図1）．これこそが「運命」の菌でした．しかし，なぜこの菌に出会えたのでしょうか．

　実は，関西医科大学附属病院に入職した後，積極的に何かをすることはありませんでした．というのも，今では微生物検査を学生に教える立場になりましたが，最初から微生物検査に従事していたわけではなく，逆に臨床検査技師という仕事に疑問を抱きつつ働いていました．ただ，次第に現状を打破しようとする意志が芽生え始めました．それまであまり参加していなかった技師会や研究会などの勉強会に積極的に参加するようになり，それまでとは違う景色に出会うことができました．そんな中，ある勉強会でESBL産生菌に関する情報を得ました．神様を信じる人はどれくらいいるでしょうか．その2週間後，私たちの前にESBL産生菌が現れたのです．セフタジジムの阻止円直径がいつもより小さい大腸菌でした．

2．ご教授いただいた先生方との出会いは大きな財産に

　現在検出されるESBL産生菌の多くはCTX-M型であり，耐性度も高く，見逃すことはほとんどありません．しかし，本菌は阻止円がある程度できるため，一見わかりにくいタイプのものでした．もし研修会に参加していなかったら，恐らく見逃していたでしょう．この時，情報を常にup dateすることの重要性を学びました．その後，基礎的な研究に関する経験がなかったこともあり，当時の国立感染症研究所細菌第2部部長であられた荒川先生にご相談させていただきました．ここでも，私の運命を変えた一言がありました．「ここに来て一緒にやってみないか」と荒川先生にいわれたのです．何も知識がなかった私にとって，それは神の一言であり，わらにもすがる思いで武蔵村山に向かいました．そこでESBL産生菌の基礎からポリメラーゼ連鎖反応（PCR）法による解析まで，短い時間ではありましたが，丁寧に教えていただ

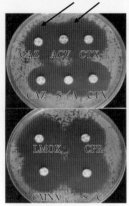 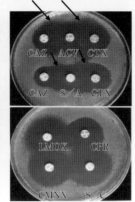

図1 1999年に検出したSHV-12型ESBL産生大腸菌
CAZの阻止円が小さくなっているのがわかる.

くことができました.
　技術的にも大きな収穫がありましたが，それ以上に日本の最先端の施設で感染症に関する実験ができたことや，ご教授いただいた先生方との出会いは今でも大きな財産です．ただ，実際に学んだことを自分のものにするまでには，多くの時間を費やすこととなりました．さらに，主治医とディスカッションする機会を持つことができ，感染症例に関する考え方や抗菌薬の特徴などを1症例ではあったものの，深く勉強することができました．抗菌薬に対する興味もこの頃から芽生え始め，のちに10年ほど抗菌薬治療にのめり込む時期が訪れます．最終的には，本症例について学会発表や論文化できたことで，以後の研究にも大きく役立つものとなりました．きっかけは少し変わった大腸菌の検出（1つの発見）であったものの，大きな財産となりました．ESBL産生菌に足を向けて寝ることはできません．

◆研究からルーチンへ

―経験を活かし，さらなる発展へ

　ESBL産生菌の検出で得た経験を活かし，さらなる発展に導くことができました．その頃，研究で得た知識を何とかルーチン検査に活かせないかと考え始めました．当時の医療現場では，メチシ

リン耐性ブドウ球菌（MRSA）や多剤耐性緑膿菌（MDRP）といった多くの抗菌薬に耐性を持った菌が問題となっていました．感染対策上，薬剤耐性菌検出の技術を研磨することは非常に重要であり，検査技師としての手腕が問われるところでもあります．ESBL産生菌の検出について学んだことは，これら耐性菌検出の技術向上に発展していきました．また，それらを分子生物学的に解析することも重要であり，PCR法を用いて薬剤耐性機序の同定にも力を注ぎました．PCR法は3時間程度で結果を得ることが可能です．救命救急科など，迅速な検査結果の提供を求める診療科に対する積極的な情報提供が功を奏することも多くありました．PCR法はさらにreal-time PCRへと発展しました．
　2006年，新病院開院に携わることになりましたが，それまでの経験から迅速検査・抗菌薬治療・感染対策の3つの項目を柱として細菌検査室を構築しました．迅速検査にはreal-time PCR法を導入し，通常のPCR法よりもさらに迅速に結果を報告することを目標としました．これら一つ一つの積み重ねにより，多くのデータを得ることができました．薬剤耐性菌感染症をはじめ，各症例についてまとめたことは，それ以後の耐性菌治療に大きく貢献することができました．抗菌薬がなぜ有効に作用するのか，薬剤耐性菌はどのようにして出現するのかについて考え，臨床に最適な抗菌薬治療のアドバイスができるまでに発展させることができました．新しい発見からそれらを詳細に研究し，その成果を治療に反映させて臨床的に貢献することでさらに発見が生み出されるという，臨床検査ならではの良好なサイクルに入り，今日に至ることができました．私にとってESBL産生大腸菌はかけがえのない財産であり，今後も本菌とともに歩んでいければ幸せです．

◆次世代へのメッセージ

　現在の医療経済情勢から，特に臨床検査部門は厳しい状況にあることは否定できません．しかし，治療に役立つような発見や研究を行うことで，臨

床検査の重要性や価値が再認識されると考えます．そのためには，まずは知識を蓄えること，そして知識を活かせる目を持つことが大切です．要は，違いがわかる臨床検査技師であってほしいのです．何かいつもと違うと感じることは，その違いは何だろうという探求心につながります．探求心が芽生えれば，誰しもがその原因を知りたくなるものです．次に，その原因を解析する技術を養うことです．臨床検査技師として，技術は絶対に放棄してはなりません．たとえ，自動化やAI化が進んだとしてもです．施設内で技術を得ることが難しい場合には，研修会などに参加することや大学の研究機関に出向くことが良いでしょう．私は，出向くことはとても重要であると考えます．現代はYouTubeなどの動画サイトで技術的な情報を簡単に入手することが可能ですが，それでは得られないものが対面にはあるのです．人との出会いも長い人生の中で重要なことです．そして最も重要なことは，「発見→解析→研究→活用」のサイクルをとにかく1回転させることです．この1回転がなかなか難しいですが，これができれば後は何回転も回すことができます．ライフワークとなる菌にも出会うことが可能でしょう．これから微生物検査分野を背負って立つ先生方には，この分野がより発展するように切磋琢磨していただければ幸いです．

◆ 略 歴

松阪牛で有名な三重県松阪市の出身です．大阪医療技術学園専門学校を卒業後，関西医科大学附属病院に1992年に入職，3年後に微生物検査室に配属となりました（配属されるまでの3年間は人生で最も耐えなくてはならない時期でした）．2004年，妻のすすめもあり（大学くらい出ていないとだめよという）放送大学教養学部を卒業しました．2006年，関西医科大学附属枚方病院の開院とともに，微生物検査室の主任として異動，同時に感染制御部兼務となりました．その頃，同志である小松方先生（現・天理大学）が大学院に進ん

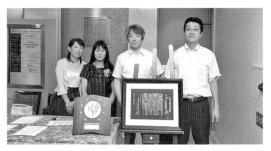

図2 第51回小島三郎記念技術賞受賞の記念パーティーでの1コマ．
写真右隣は天理大学小松方先生．私の人生の中で最も影響した人物の1人である．
彼の存在なくして，今の自分はないと思っています．写真左隣が元関西医科大学の乾先生，その隣が神戸大学の楠木先生．2人とも私支えてくれた先生方です．

だのをきっかけに，大阪大学大学院医学系研究科保健学専攻にて保健学博士の道に踏み入れ，2013年1月に学位を取得しました．同年4月に神戸大学医学部附属病院に，当時の感染制御部副部長としてご活躍していた吉田弘之先生にスカウトされ移籍することとなりました．その後，臨床検査部副技師長および感染制御部副部長をさせていただきました．

この頃，大学の教員として活躍する先生が増えつつありました．以前の恩師である前関西医科大学附属病院検査部長であった高橋伯夫先生より，そろそろ大学の教員はどうかと連絡をいただき，2018年4月に京都橘大学健康科学部臨床検査学科の准教授として移籍することとなりました．2024年4月，同教授に昇進し現在に至ります．京都府立医科大学客員講師，奈良県立医科大学非常勤講師などもさせていただき，臨床との接点もなくすことなく過ごせております．

技師会などの活動も多くさせていただきました．大阪府臨床検査技師会微生物分野責任者，日本臨床検査技師会近畿支部責任者，同精度管理委員会微生物部門責任者など，多くの先生方と出会うきっかけになりました．また，大楠清文先生をはじめ今までご指導いただいた多くの先生方のお陰もあり，第51回小島三郎記念技術賞をいただくことができました（図2）．

腸管凝集性大腸菌（EAEC）に関する研究

西 順一郎　NISHI JUNICHIRO
●鹿児島大学大学院医歯学総合研究科微生物学分野／鹿児島大学病院感染制御部

「臨床と微生物」と私の歩み

感染症の診療・検査・研究に携わる次世代へのメッセージ

◆腸管凝集性大腸菌

大腸菌（*Escherichia coli*）は遺伝的多様性が著明であり，腸管内に常在する非病原性の大腸菌，尿路感染症や菌血症・髄膜炎の原因となる腸管外病原性大腸菌，下痢症の原因となる下痢原性大腸菌（diarrheagenic *E. coli*：DEC）などのパソタイプ（病原型）に分けられます（図1）。

腸管凝集性大腸菌（enteroaggregative *E. coli*：EAEC）は下痢原性大腸菌のパソタイプの1つであり，先進国の乳幼児下痢症，途上国の持続性下痢症，旅行者下痢症，集団食中毒の原因となります。水様性または粘液性の下痢を呈し，しばしば遷延します。嘔吐はなく，腹痛，腹鳴，微熱を伴うことが多いです。凝集性付着のため腸管内でバイオフィルムを形成します。EAECはHEp-2細胞付着試験で図2のような特徴的な凝集性付着を示す株と定義されますが，転写調節因子 AggR regulonを保有する typical EAECと保有しない atypical EAECに分けられます。

Typical EAECの病原因子には AggRの他に，凝集付着線毛（aggregative adherence fimbriae：AAF），膜表面蛋白質 Aap，Aapの排出ポンプ AatA[1]，腸管毒素 Petなどがあり，プラスミドpAA上に遺伝子が存在します。凝集性付着にはAAFが関与しており，これまでAAF I〜Vの5つが知られています。AAF以外にもEAECの凝集付着関連線毛遺伝子として，プラスミドpAFPにコードされる aggregative-forming pilus（AFP）や線維状線毛CS22が報告されていますが[2]，わが国のEAEC株における検出率は低くなっています。また，染色体上にも6型分泌機構（T6SS）の分泌蛋白質をコードする遺伝子 *aaiC* を含むpheU領域がみられます[3]。

一方 atypical EAECは特定の検出マーカーがないため研究が進んでおらず，臨床的意義は明らかではありません。しかし，海外では下痢症の病原体として報告されており，我々もわが国の下痢症患児から分離しています[4]。過去にはenteroaggregative heat-stable toxin（EAST-1）を産生する typical EAECによる2,697人の学校給食による集団食中毒が報告されています[5]。atypical EAECには typical EAECと同様の強い凝集付着を示す株もみられており，未知の凝集付着関連線毛遺伝子の存在が推定されます。

EAECの同定に重要なHEp-2細胞付着試験は容易に実施できないため，我々はマイクロタイタープレートを用いた定量的バイオフィルムアッセイによるEAECのスクリーニング法を報告しています（図3）[6]。本方法はバイオフィルム形成能の程度を定量化できること，多くの株数を同時に検査できること，atypical EAECも検出できるなどの特徴があります。

我々はわが国で2010年までに分離された typical EAEC 167株の系統解析を行い，B1系統のO111：H21/ST40，O126：H27/ST200，O86：H27/ST3570，OUT：H33/ST34などの古典的EAECに加えて，B2系統のパンデミック株O25：H4/ST131がプラスミドpAAを獲得して2007年をピークにEAECとして出現したことを報告しました[7]。また19.2%（32株）がESBL CTX-M遺伝子を保有しており，EAECがCTX-M遺伝子のリザーバーとしての役割を果たしている可能性が示唆されます。

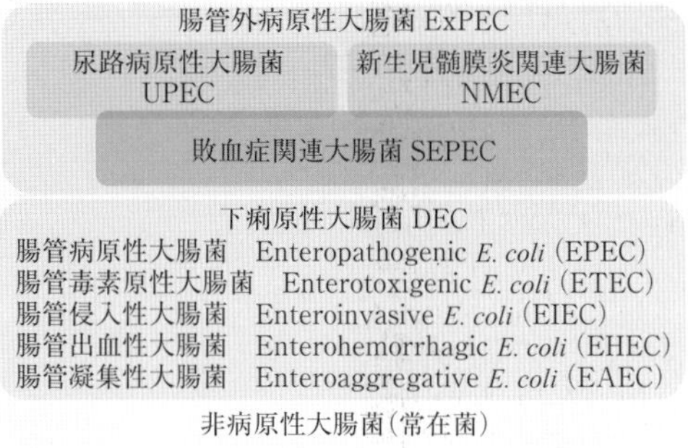

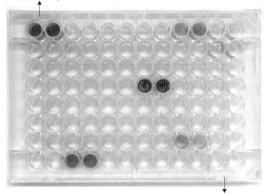

図1 大腸菌のパソタイプ（病原型）
ExPEC：extraintestinal pathogenic *E. coli*, UPEC：uropathogenic *E. coli*, NMEC：neonatal meningitis-associated *E. coli*, SEPEC：sepsis-associated *E. coli*, DEC：diarrheagenic *E. coli*

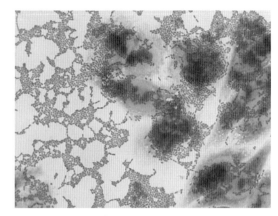

図2 HEp-2細胞付着試験における typical EAEC の凝集付着
画面右に細胞表面での凝集付着（aggregative adherence），画面左にガラス面への積みレンガ状の接着（stacked-brick adherence）がみられます．

図3 定量的バイオフィルムアッセイ
96穴ポリスチレン平底マイクロプレートにおいて 0.45% ブドウ糖添加 DMEM 培地で一晩培養し，形成されたバイオフィルムをクリスタル紫で染色し定量化します．OD570 ≧ 0.2 を陽性とします．
文献6) より

下痢原性大腸菌のパソタイプは，付着因子や毒素などの病原因子によって分類されていますが，異なるパソタイプの病原因子を同時に保有するハイブリッド株もみられます．2011年に欧州で感染者3,793人，死亡者53人のアウトブレイクを起こした大腸菌 O104：H4 は，EAEC が腸管出血性大腸菌（EHEC）の志賀毒素遺伝子と CTX-M-15 遺伝子を獲得した EAEC/EHEC の薬剤耐性ハイブリッド株でした[8]．このような EAEC/EHEC ハイブリッド株は，過去に鹿児島県で溶血性尿毒症症候群（HUS）のため死亡した3歳児から分離されており[9]，わが国ではその後もう1株が血便を呈した患者から報告されています[10]．いずれも O86：H27/ST3570 であり，古典的な EAEC に志賀毒素ファージが感染して出現したと考えられます．複数の病原因子を併せ持つハイブリッド株は病原性が強く，病原遺伝子の水平伝播のサーベイランスが重要です．

わが国では EAEC の同定は，*aggR* 遺伝子をマーカーとして PCR 法で行われるのが一般的です．しかし，我々の下痢症患児由来 *aggR* 遺伝子陽性株の検討では，バイオフィルム形成能が弱く，HEp-2 細胞付着試験で特徴的な凝集性付着を示さない株が 2011 年以降増加しています（薗牟田直子：第98回日本感染症学会総会，2024年6月）．また，PCR 法では *aggR* 遺伝子を持たない atypical EAEC はそもそも検出できません．*aggR* 遺伝子を検出マーカーとした EAEC の同定法は今後再検討する必要があります．

◆次世代へのメッセージ

下痢原性大腸菌の検査体制の再検討を

臨床医の皆さんには，外来での便培養検査の重要性を強調したいです．下痢症のほとんどはウイ

ルス胃腸炎ですが，強い腹痛，血便や粘液性の下痢，食事歴などから細菌性腸炎を疑う場合は，便培養検査が必要です．特にEHECは，患者のためにも公衆衛生対策としても，早期診断が不可欠です．抗菌薬を投与する場合はもちろんのこと，投与しない場合でも実施して欲しいです．

EHEC下痢症に対する抗菌薬療法は，海外では抗菌薬を使用しないことが推奨されていますが，わが国では，早期のホスホマイシン（FOM）経口投与で小児のHUS発症率が低下するという報告がみられます[11～13]．さらなる検討が必要ですが，小児ではHUS予防にFOMが有効である可能性があります．その他のDECによる下痢症では，旅行者下痢症を除き抗菌薬は推奨されておらず，経口補液による対症療法を基本とします．

臨床検査技師の皆さんには，下痢原性大腸菌の報告体制を今一度確認していただきたいです．O血清群は約180種類存在しますが，臨床検査でO血清群の同定に用いられる「病原大腸菌免疫血清」（デンカ生研）は50種類だけです．これらの血清に凝集がみられない場合は血清型別不能または凝集なしと報告している場合がありますが，臨床医は病原性がないと誤解してしまいます．DECの中には免疫血清に凝集がみられない株も多数存在しており，「病原大腸菌免疫血清」の凝集試験が陰性でも病原因子を持たないとは限りません．逆に陽性でも病原因子を持つとは限りません．DECの判定はO血清群だけではできず，病原因子または病原遺伝子を検出する必要があります．

現在では一般の臨床検査室でEHEC以外のDECの同定は困難であるため，同定が必要な場合は，菌株を保存した上で，地方衛生研究所・国立感染症研究所・大学等の研究室に相談する必要があります．今後臨床検査室でも容易に実施できる新たな検査法の開発が望まれます．

◆略　歴

1989年鹿児島大学医学部を卒業し小児科に入局，地域医療に従事したのち，1994年から大学院で黄色ブドウ球菌のスーパー抗原の研究に従事しました．当時はEHEC感染症が増加しており，卒業後は下痢原性大腸菌の研究を始めました．1999年ごろ下痢症患児由来大腸菌株の病原遺伝子を調べたところ，typical EAECが最も多いことに驚きました．EAECの強い凝集付着に興味を持ち，2001年10月から10カ月間，EAECの発見者Nataro教授のいる米国ボルチモアのメリーランド大学医学部Center for Vaccine Developmentに留学し，EAECの病原因子の研究に従事しました．帰国後も鹿児島大学小児科で多くの大学院生とともにEAECの研究を継続しました．

2012年5月，鹿児島大学大学院医歯学総合研究科微生物学分野の教授に就任，EAECをはじめとして広く病原性大腸菌の研究を藺牟田直子助教とともに行っています．また教室では大岡唯祐准教授が，新興腸管病原菌 Eschrichia albertii の研究を進めています．

ワクチン関連では，2007年に小児細菌性髄膜炎のサーベイランスを開始，「鹿児島スタディ」としてHibワクチンの効果をいち早く全国に示しました．現在も，AMED「菅班」・厚労科研「明田班」で小児・成人の侵襲性細菌感染症のサーベイランスを継続しています．2019年6月からは日本感染症学会ワクチン委員会委員長として成人の予防接種を推進しています．

感染制御関連では，1997年から鹿児島大学病院の感染制御を担当し，2011年から鹿児島感染制御ネットワークの代表世話人を務めています．小児科出身ですが，感染症専門医として成人の感染症についても勉強する機会を得たことは，振り返ると貴重なことでした．支援してくださった数多くの方々に深謝したいです．

文　献

1) Nishi J, Sheikh J, Mizuguchi K et al.：The export of coat protein from enteroaggregative *Escherichia coli* by a specific ATP-binding cassette transporter system. *J Biol Chem* 278：45680-45689, 2003.
2) Freire CA, Rodrigues BO, Elias WP et al.：Adhesin related genes as potential markers for the enteroag-

gregative *Escherichia coli* category. *Front Cell Infect Microbiol* **12** : 997208, 2022.

3) Dudley EG, Thomson NR, Parkhill J *et al.* : Proteomic and microarray characterization of the AggR regulon identifies a pheU pathogenicity island in enteroaggregative *Escherichia coli*. *Mol Microbiol* **61** : 1267-1282, 2006.

4) Tokuda K, Nishi J, Imuta N *et al.* : Characterization of typical and atypical enteroaggregative *Escherichia coli* in Kagoshima, Japan : biofilm formation and acid resistance. *Microbiol Immunol* **54** : 320-329, 2010.

5) Itoh Y, Nagano I, Kunishima M *et al.* : Laboratory investigation of enteroaggregative *Escherichia coli* O untypeable : H10 associated with a massive outbreak of gastrointestinal illness. *J Clin Microbiol* **35** : 2546-2550, 1997.

6) Wakimoto N, Nishi J, Sheikh J *et al.* : Quantitative biofilm assay using a microtiter plate to screen for enteroaggregative *Escherichia coli*. *Am J Trop Med Hyg* **71** : 687-690, 2004.

7) Imuta N, Ooka T, Seto K *et al.* : Phylogenetic analysis of enteroaggregative *Escherichia coli* (EAEC) isolates from Japan reveals emergence of CTX-M-14-producing EAEC O25 : H4 clones related to sequence type 131. *Journal of clinical microbiology* **54** : 2128-2134, 2016.

8) Brzuszkiewicz E, Thürmer A, Schuldes J *et al.* : Genome sequence analyses of two isolates from the recent *Escherichia coli* outbreak in Germany reveal the emergence of a new pathotype : entero-aggregative-haemorrhagic *Escherichia coli* (EAHEC). *Arch Microbiol* **193** : 883-891, 2011.

9) Iyoda S, Tamura K, Itoh K *et al.* : Inducible stx2 phages are lysogenized in the enteroaggregative and other phenotypic *Escherichia coli* O86 : HNM isolated from patients. *FEMS Microbiol Lett* **191** : 7-10, 2000.

10) Kimata K, Lee K, Watahiki M *et al.* : Global distribution of epidemic-related Shiga toxin 2 encoding phages among enteroaggregative *Escherichia coli*. *Sci Rep* **10** : 11738, 2020

11) Ikeda K, Ida O, Kimoto K *et al.* : Effect of early fosfomycin treatment on prevention of hemolytic uremic syndrome accompanying *Escherichia coli* O157 : H7 infection. *Clinical nephrology* **52** : 357-362, 1999.

12) Tajiri H, Nishi J, Ushijima K *et al.* : A role for fosfomycin treatment in children for prevention of haemolytic-uraemic syndrome accompanying Shiga toxin-producing *Escherichia coli* infection. *Int J Antimicrob Agents* **46** : 586-589, 2015.

13) Myojin S, Pak K, Sako M *et al.* : Interventions for Shiga toxin-producing *Escherichia coli* gastroenteritis and risk of hemolytic uremic syndrome: A population-based matched case control study. *PLoS One* **17** : e0263349. doi: 10.1371/journal.pone.0263349, 2022.

* * *

最新の遺伝子検査技術の「基礎」から「臨床応用」まで

メディカルサイエンス
遺伝子検査学

Laboratory Genetic Testing

B5判 192頁　本体価格 4,500円＋税　ISBN978-4-87402-178-1

編　集	有波忠雄	筑波大学医学医療系遺伝医学
	太田敏子	筑波大学名誉教授
	清水淑子	杏林大学名誉教授
	福島亜紀子	女子栄養大学栄養学部分子栄養学
	三村邦裕	千葉科学大学危機管理学部

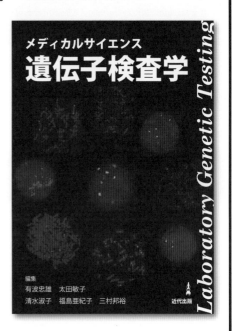

　バイオサイエンス関連の専門書はちまたに溢れているものの、その分野の歴史がまだ浅く、テクノロジーは日進月歩で進歩しているため、最新の遺伝子検査技術を基本から臨床応用まで網羅的に解説した書が極めて少ない。

　本書は、新たな時代に即した最新の知識を、サイエンスに基づき、理論的かつわかりやすく解説している。

　臨床検査技師国家試験の受験を希望する学生はもちろん、専門の臨床染色体遺伝子検査師の資格取得を目指す諸氏にも広くご利用いただきたい。

■主要目次■

- Ⅰ　細胞　細胞の機能と構造／細胞分裂と細胞周期
- Ⅱ　遺伝子とゲノム　遺伝子とは／遺伝／ゲノム科学
- Ⅲ　遺伝子工学　遺伝子組換え技術の基礎／機能解析
- Ⅳ　染色体検査法　染色体分染法／核型分析／FISH法／CGH法
- Ⅴ　遺伝子検査法　核酸抽出法／サザンブロットハイブリダイゼーション／ノーザンブロットハイブリダイゼーション／PCR法／RT-PCR法／リアルタイムPCR法／DNAマイクロアレイ法／シークエンス解析／蛋白質解析法
- Ⅵ　遺伝子検査の実際　遺伝性疾患の遺伝子検査／癌の遺伝子検査／移植の遺伝子検査学／個人識別遺伝子検査／細菌・ウイルスの遺伝子検査／遺伝子データベース検索システム
- Ⅶ　遺伝子検査の役割と課題　遺伝子研究と遺伝子医療の倫理／遺伝カウンセリング／個別化医療　資料

 近代出版

〒150-0002　東京都渋谷区渋谷2-10-9
TEL 03-3499-5191　FAX 03-3499-5204
http://www.kindai-s.co.jp

「臨床と微生物」と私の歩み

感染症の診療・検査・研究に携わる次世代へのメッセージ

Moraxella catarrhalis および各種病原細菌の研究

西山宏幸 NISHIYAMA HIROYUKI
●日本大学医学部附属板橋病院臨床検査部

◆思い入れの強い研究

1. Moraxella catarrhalis

　私は臨床検査技師として都内の大学病院に勤務しながら40歳台で大学院の社会人コースに入学し学んだ経歴があり，その大学院での研究，勤務先の大学病院の各科臨床医との協働による研究，また関連学会で知り合った先生方との多施設共同研究など，その中でも特に思い入れの強い研究について以下に紹介します．

　2003年に東京医科歯科大学大学院保健衛生学研究科修士課程に入学し，生体防御検査学分野（現微生物・感染免疫解析学分野）岡村登教授（現名誉教授）に師事しました．本校は勤務先の駿河台日本大学病院（現日本大学病院）とは徒歩5分と至近であること，また勤務先の日常業務で種々の病原細菌の臨床分離株が容易に得られることが大学院での研究に大いに役立ちました．

　研究テーマの選択に当たり逡巡していたところ，日常業務で患者検体からしばしば検出される Moraxella catarrhalis はどうであろうかと思い当たりました．本菌はヒト気道粘膜に付着・増殖しやすい細菌であり，主として小児に呼吸器や耳鼻科領域感染症を惹起し，慢性閉塞性肺疾患（COPD）を増悪させることでも注目されています．しかし，その病原性メカニズムはいまだ十分解明されていないことに着目し，本菌の分子生物学的および遺伝学的研究と検査法の開発に着手しました．

　まず病原因子として臨床分離株における赤血球凝集遺伝子 hag 保有の有無を調査したところ，全株が hag を保有し，その大半は表現型の発現があることも確認できました．また本菌の表面蛋白 UspA1 の発現遺伝子 uspA1 の mRNA 量を測定し，HEp-2細胞への付着能との関連性について報告しました[1]．さらに本菌の生物学的特徴として，NaCl 非含有の nutrient agar には発育できない「好塩性（halophilic）細菌」であることを初めて報告し[2]，適切な濃度の NaCl を含有した nutrient agar が本菌の選択分離培地として利用可能であることを証明し[3]博士学位取得に至りました．2011年3月11日，東日本大震災での津波肺炎に関連した呼吸器疾患では，震災後1カ月間の喀痰培養検査の結果，M. catarrhalis が前年比で約11倍（Haemophilus influenzae は約3倍）と最も比率が高く，海水誤嚥による NaCl と本菌発育の関連性を裏付ける大変興味深い報告がされています[4]．

　現在細菌の選択分離培地として，各種抗菌薬や化学物質を添加した培地が数多く市販されていますが，新たに開発した選択分離培地には呼吸器常在性非病原菌（Neisseria spp. など）は発育せず M. catarrhalis を選択的に検出可能であり，ミニマムな組成でコストパフォーマンスに優れ，サプリメントの添加により H. influenzae をも発育させることが可能となりました[3]．また，2011年には新たにマクロライド系薬に高度耐性の M. catarrhalis 臨床分離株を発見し（"NSH1株"と命名），薬剤耐性メカニズムを解明して報告しています[5]．

2. 光線力学療法（PDT）

　大学院での研究と併行し，勤務先の大学病院で整形外科の研究グループの一員として光線力学療法（photodynamic therapy：PDT）の研究に携わりました．研究グループでは光感受性物質として独自に開発したクロロフィル誘導体，Pheophorbide a-Na（Na-Phde a）を用い，ハロゲン光，低出力レーザー光，LEDなど各種光線を照射することで一重項酸素が産生され，メチシリン耐性黄色ブドウ球菌（MRSA）をはじめ薬剤耐性菌を含む各種病原細菌に対し強力な殺菌効果があることを証明しました[6]．このPDTは生体に副作用がなく，薬剤耐性菌を産出しない画期的な感染症治療法として，整形外科，皮膚科，歯科などの領域での応用が期待されています．

3. Clostridium perfringens 菌血症

　日常業務でしばしば極めて重篤で致命的な感染症に遭遇することがあり，Clostridium perfringens 菌血症もその一例です．特に血管内溶血を伴う菌血症（massive intravascular hemolysis：MIH）が発生した場合，死亡率が非常に高い一方でその稀少性のため，これまで詳細な病態生理は不明でした．この劇症型菌血症の病因を解明することは非常に重要と考え，感染症内科学の研究グループで，同系列病院2施設における15年間に渡るC. perfringens 菌血症の全患者データからの後ろ向き研究を行いました[7]．MIHのすべての患者は急速に進行する急性肺損傷（ALI）または急性呼吸窮迫症候群（ARDS）により，入院から26時間以内に死亡の転帰となっていました（病院到着〜死亡の中央値はわずか4時間20分）．perfringolysin O（PFO）などの毒素によって産生が誘導される炎症性サイトカインのレベルが感染症の急速な進行に関与し，MIHの発症に重要な役割を果たしているなど，様々な知見が得られました．

　また，皮膚科の研究グループの一員として様々な皮膚科領域感染症の研究[8]や症例報告に携わるなど，診療各科の先生方と多方面の研究が続けられてきたことは，大変貴重で有意義な経験であり，今後それを後輩に継承していくことも重要な使命と考えています．

◆臨床微生物検査を目指す次世代の後輩へのメッセージ

たゆみない努力と挑戦を

　30歳台半ばの頃でしたが，臨床微生物検査に携わるのであれば最終的にinfection control doctor（ICD）を目指したいと考え，そのためには博士学位の取得が必要，そのためには大学院入学が必要，そのためには一級臨床検査士資格が必要，と逆算し最短で12年計画を立案しました．まず一級臨床検査士試験を目指しましたが，英文和訳問題を含めその難易度の高さに圧倒され幾度も挫けそうになりました．当時は現在のようなインターネットがない時代で，最新の情報を得るため英文論文を入手するのに大変苦労したことを覚えています．後述の略歴のとおり，当初の計画を大幅に超過し18年掛かってようやくICDの資格を取得しました．後輩の方々への手本になるかどうかはわかりませんが，長期計画と毎年の計画を併せて綿密に立案し，どのような状況に置かれても努力を惜しまずに実践すること，前進することが重要と考えます．

　次に，臨床微生物分野における近年の技術革新に目を向ければ，その進歩は目覚ましく，質量分析による同定もしかり，今やAIがdeep learning（DL）の登場によって新たな局面を迎え，特に画像認識技術はDLを利用した技術の代表例であり，画像診断支援への貢献が顕著となっています．一方で臨床微生物検査はワークフローを自由に設計し，自身の能力（知識と技術力，ときに創造力）によって，より効率性・正確性を向上させることができる，臨床検査の中でも特異な領域であることも確かなことです．

　我々の後に続く次世代を担う後輩の方々への提言は，様々な研究に果敢に取り組み，学術の発展に寄与していただきたいということです．日常業務に従事しながらの研究は時間の制約などもあるため，遂行することは非常に困難ではありますが，日常業務にこそ研究テーマが潜んでいるもので，

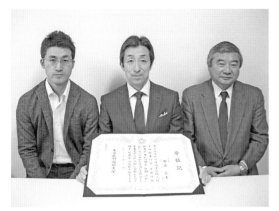

図1 東京医科歯科大学大学院での学位授与式（2011年）
齋藤良一先生（左　現教授），岡村登主任教授（右　現名誉教授）とともに

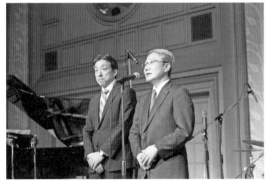

図3 第30回日本臨床微生物学会・学術集会（2019年）
総会長の舘田一博教授とともに

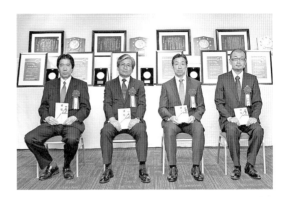

図2 第52回小島三郎記念技術賞贈呈式（2017年）

さながらダイヤモンドの原石のようです．どのような輝かしい研究成果であっても，その発端は日常の些細な発見や何げない疑問であり，そのような端緒を見逃さない眼を常に持ち続けてほしいと願っています．

◆ 略　歴

1. 職歴，学歴

　職歴として1982年に駿河台日本大学病院臨床検査部に入職し，2015年に日本大学医学部附属板橋病院臨床検査部に異動となりました．この33年間に臨床検査部のほぼ全部署をローテーションしてきたことが，後になって全体を俯瞰できるこ とにつながっています．現在は当院の感染予防対策室（専従）を兼務しながら臨床検査部技術長を拝命しています．

　学歴は1982年に大東医学技術専門学校臨床検査科を卒業後，上記大学病院に勤務するかたわら，2003年に東京医科歯科大学大学院保健衛生学研究科修士課程（社会人コース）に入学しました．専門学校卒から大学院入学へは大学卒を経ない飛び級であり，これには一級臨床検査士の資格があったことが功を奏しました．2年後に同大学院博士課程に進学，2011年に博士学位を取得し卒業となりました（図1）．

2. 資格，賞，学会活動

　資格として1997年に（公社）日本臨床検査同学院の一級臨床検査士試験（微生物学）に合格，2007年に感染制御認定臨床微生物検査技師（ICMT）を取得しました．大学院卒業後5年間の実務経験を積み2018年にICDを取得しました．

　受賞歴には，2011年に第27回緒方富雄賞，2017年に第52回小島三郎記念技術賞があります（図2）．

　学会活動として現在主たるものに，日本臨床微生物学会の監事，日本臨床検査同学院の理事，日本臨床検査医学会関東・甲信越支部の幹事などに着任しています．特に第30回日本臨床微生物学会・学術集会（2019年）では総会長の舘田一博教授とともに副総会長を務めさせていただき，生涯

の思い出となっています（図3）．また，（一社）日本臨床衛生検査技師会の首都圏支部代表，（公社）東京都臨床検査技師会の微生物研究班代表，日本臨床検査同学院の微生物学部門代表・主任試験委員などを歴任してきました．

これまで研究や学会活動でご支援，ご協力いただきました多くの先生方に深謝いたします．

文　　献

1) Qiu H, Kumita W, Sato K et al.：uspA1 of Moraxella catarrhalis Clinical Isolates in Japan and its Relationship with Adherence to HEp-2 Cells. J Med Dent Sci 56：61-67, 2009.
2) Chida T, Sawabe E, Ono E et al.：Moraxella catarrhalis does not grow on nutrient agar without sodium chloride supplementation. Microbiol Immunol 49：663-665, 2005.
3) Nishiyama H, Saito R, Chida T et al.：Nutrient agar with sodium chloride supplementation for presumptive detection of Moraxella catarrhalis in clinical specimens. J Infect Chemother 18：219-227, 2012.
4) 矢内勝，小林誠一，花釜正和ほか：津波災害に関連した呼吸器疾患．日内会誌 101：1727-2735, 2012.
5) Kasai A, Ogihara S, Yamada K et al.：Prevalence and molecular analysis of macrolide-resistant Moraxella catarrhalis clinical isolates in Japan, following emergence of the highly macrolide-resistant strain NSH1 in 2011. J Med Microbiol 64：708-13, 2015.
6) 斎藤順平，大峰浩隆，斎藤明義ほか：歯周病に対するPDTについて．日レーザー医会誌 7：37-42, 2008.
7) Suzaki A, Komine-Aizawa S, Nishiyama H et al.：Massive intravascular hemolysis is an important factor in Clostridium perfringens-indced bacteremia. Intern Emerg Med 17：1959-1967, 2022.
8) Yasuma A, Ochiai T, Azuma M et al.：Exogenes coproporphyrin III production by Corynebacterium aurimucosum and Microbacterium oxydans in erythrasma lesions. J Med Microbiol 60：1038-1042, 2011.

＊　　＊　　＊

「臨床と微生物」と私の歩み

感染症の診療・検査・研究に携わる次世代へのメッセージ

抗酸菌感染症とともに歩んで

長谷川直樹 HASEGAWA NAOKI
●慶應義塾大学医学部感染症学

◆思い入れの深い感染症

1. 抗酸菌感染症との出会い

　私自身は内科医で呼吸器を専門として，その中でも感染症を自分の領域にしてきました．ですが，研修医時代に結核の患者を診る機会はあったものの，多数を診る機会はありませんでした．

　呼吸器内科に所属した後に配属された研究グループが，正常な動物にエンドトキシンや生菌を経静脈的あるいは経気道的に投与して，肺に惹起される炎症を評価するという急性実験を行っていました．その病態の中心は肺に集積した好中球が起こす過剰な炎症反応とされており，好中球機能を修飾することが治療の1つの方法と考えられていました．このテーマで学位を取得し，留学をしました．ですが帰国後に教室から指示されて赴任したのは，結核を中心とする国立療養所南横浜病院でした．4病棟，約200の結核病棟に常時170名前後が入院し，一般床2病棟約90床（内科45）でほとんど患者のいない外科を除き，結核と内科系入院を院長も含め医師7～8名で診ていました．

　肺結核とはいえ，その画像所見は多彩であり興味をそそられましたが，結核を学び直したところ，空洞性病変は死菌でも誘導されることを知りました．感染ではなく感染症とは，ホストの病原体あるいはその一部に対する免疫反応の総和であると理解し，腑に落ちたときのことをよく覚えています．さらにこの病院で初めて診療する機会を得た塗抹鏡検では，区別がつかない非結核性抗酸菌による感染症だが，結核菌のルーツがヒトに感染しない環境菌である非結核性抗酸菌（NTM）であること，その中の一部が突然変異をとげて進化して環境から動物の細胞に入り込み，環境ではなく細胞の中で生存するために変異を重ねたものが結核菌であることを知りました．特に肺NTM症の患者が共通して特徴的な臨床像を呈することを知り，さらに抗酸菌症に興味が湧きました．当時，ゲノム解析が可能になり疾患感受性という言葉が聞かれるようになったころでしたが，肺NTM症にはヒトに特徴的な病変を起こす菌がいるのか，この菌に感染，発病しやすい特徴を有するヒトがいるのか，という点に興味が湧きました．

2. 抗酸菌検査に大きな転換期

　そのような中で，ちょうど私が赴任したころから抗酸菌検査に大きな転換点が到来しました．これまで塗抹鏡検法だけで検出可能でしたが，核酸増幅法によって塗抹鏡検法よりも，はるかに高い感度で抗酸菌群を喀痰中に検出可能になりました．卵ベースの固形培地（小川法）から液体培地（MGIT法）の培養法へ変更され，より早い培養が可能になりました．同定も従来の固形培地に形成されたコロニーを用いるナイアシン法から，結核菌群が増殖に伴い産生，放出する特異蛋白抗原を培養陽性となった液体培地を用いたイムノクロマト法へ，という大きな転換の波が押し寄せました．そして，当時わが国で数台目であったロッシュ社のコバスアンプリコア，ベクトンディッキンソン社のBACTEC MGIT960の1号機が搬入され，イムノクロマト法の性能試験も開始されました．（図1, 2）

　この一連の機器を併用して，従来の抗酸菌検査とは全く異なる検査法の確立に，検査室のメンバーと取り組みました．そのころは目の回る忙しさ

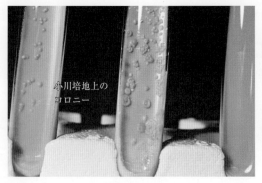
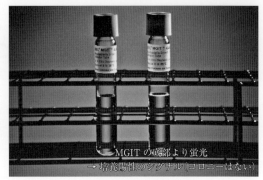

固形培地(小川培地)　　　　　　　　　　　　　　液体培地(MGIT)

図2　抗酸菌培養の大変革
液体培養の導入により，1週間に一度培地を観察してコロニーを目視で確認する時代から，1時間ごとに培養陽性を知らせる培養装置（BACTEC MIGT 960）のシグナルに追われることに．
元NHO南横浜病院 研究検査科　阿部さんより

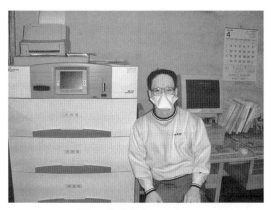

図1　抗酸菌との出会い
留学から帰国し，1995年10月に赴任した国立療養所南横浜病院で抗酸菌感染症に出会いました．1997年に960本のMGITを収容し，培養しながら1時間ごとに培養陽性化を自動検出するBACTEC MGIT960の国内第1号機が導入されました．導入されたBACTEC MGIT 960の前でN95マスクを装着して（NHO南横浜病院微生物検査室にて）

でしたが，毎日が楽しく充実していました．

3．直視下服薬確認法を導入

　さらに治療の上では結核の治癒率を上げるために必要な方策として，患者各個人の背景によらず，薬を飲み込んで口の中が空になることを確認する直視下服薬確認法をWHOが提唱したことを知りました．病院全体に看護師が配薬するだけでなく，服薬を確認する体制を構築しました．我々はこれを院内DOTSと命名しました．のちに厚労省からも視察に来ていただき，これがわが国の日本版DOTSの原型になりました．

　さらに，横浜市中区寿地区の結核患者の治癒率向上を目標に横浜市と協働して，入院中は院内DOTS，退院後は寿地区の市営の寿診療所まで患者に足を運んでもらい服薬を確認するシステムを構築しました．この導入により，横浜市内で区別の結核罹患率が突出していた中区で結核患者が減少しました．

4．NTM症への関心が深くなる

　このように検査の視点，社会的な視点から抗酸菌感染症に深くかかわるようになりました．ですが疾患としては結核よりもヒトからヒトへの感染はないとされているが，わからないことだらけで難解なNTM症に関心が移り，この疾患をなんとかしたいと思うようになりました．ちょうど2000年に慶應大学で，当時はまだ呼吸循環器内科と呼ばれていた教室の呼吸器内科部門に帰室する機会を得ました．しかし，のちに呼吸器内科の教授になられた当方のmentorである故石坂彰敏先生からは，NTM症は結核に罹患したヒトがか

かる，ヒトからヒトに感染もしない，症状もあまりない，そんな臨床的意義の乏しい疾患をやっても誰も注目しないし，今まで積んできたキャリアを活かすこともできず将来にもつながらない．やめておいた方が良い，といわれたことを思い出します．しかし，自分の関心は完全に抗酸菌症に移っていたので，急性肺損傷の研究もやりながら，結局自分の思いのままに抗酸菌症の仕事を進めました．

私自身が最初は月に2回，数年後からは月に1回，南横浜病院にも出向き，患者の観察を続けました．2008年に同院が閉鎖したころには，湘南新宿ラインにより交通の便もよくなっており，そのまま多くの患者が当方の大学の外来に通うようになりました．また，血液・感染・リウマチ内科で長年抗酸菌感染症も手がけてこられた河合健先生が大学を定年でお辞めになるときに，多くのNTM症の患者を私の外来に紹介くださいました．このように様々なことが織りなす流れに乗って，いつしか肺がんを診る機会が減り，呼吸器内科から呼吸器感染症，感染症全般に軸足が移り，抗酸菌感染症が自身にとりライフワークになりました．

◆次世代へのメッセージ

自分が関心を抱くことが，得意な領域につながる

微生物はプリオンから細菌まで多彩ですが，おそらく，自立性（自律性）の点からは細胞として存在する細菌からが生き物と呼べるのかもしれません．細胞は細胞を生み出すという言葉のとおり，微生物は微生物を生み出します．まさに微生物はヒトとともに生き，進化してきました．なかにはミトコンドリアのように細胞内に寄生するどころか，細胞のorganelleになってしまった細菌もあります．

実は地球上の生物界は微生物が支配しており，動物の占める割合はほんの一部です．我々も腸内をはじめ外界と接する部位に存在する多くのフローラにより，支配されているといえます．多くの疾患は誕生して微生物との共生の中で発生します．すでに多くの疾患の病態だけでなく，体重などにもフローラが深く関わっていることが明らかにされています．純粋にホスト因子と考えられる遺伝性疾患や遺伝子の欠損で発生する疾患も，その臨床像には微生物が関与しているかもしれません．しかし，原因を特定できない疾患や複雑な病態に遭遇したときには，「難病・奇病の裏には微生物あり」との視点を忘れないようにしています．

自分が興味深い，おもしろいと思うことを追求することが，人間一番楽しいです．自身には関心のないことを面白い，と感じる人は必ずいるものです．自分が関心を抱くことが，実は自身の得意な領域につながっていくと思われます．一方で得意な領域，得意技を磨くには様々なことを学び，知ることが必要です．優れたoutputを生み出すには，幅広い多様なinputが重要であり，outputをさらに高め磨くためには，inputを弛まずに続けることが重要になります．自分自身の好きなことを大切にしながら，自分にとって未知なことに触れ続けることが最も楽しい生き方です．医療や生物科学に携わることは，自分自身の仕事を労働に結びつけることができる恵まれた機会に満ちているといえます．

◆履歴書─narativeに─

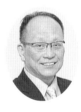

生まれ育ちは京都市で，16歳まで上賀茂神社のそばで暮らしました．その後，名古屋市の熱田神宮近くの母の実家の側に部屋を借りて東海高校に通い，父の東京への転勤で大学から慶應義塾大学に通うことになりました．1985年に医学部を卒業後，2年間を大学病院の内科研修医として，その後の2年間を横浜市の横浜市民病院で内科専修医として勤務し，卒業後5年目から大学の呼吸循環器内科の呼吸器部門に所属しました．

大学ではモルモットを用いた敗血症性急性肺損傷モデルにおいて，好中球の役割に注目して研究を開始し学位を取得しました．その後，米国スタ

ンフォード大学に留学し，同様のテーマでラットやミニブタを用いた敗血症モデルや分離好中球などを用いて研究を続けました．留学中に母校の教授が変わり，新教授の指示で渡米後約3年半経過した時点で帰国となり，結核中心の国立療養所南横浜病院での勤務が始まりました．

そこで多くの結核患者さんとともに，非結核性抗酸菌症の患者さんも担当する機会を得ました．両者は同じ抗酸菌症で顕微鏡下では区別がつかないのに，臨床像が大きく異なることなどに興味が湧き，同院に5年間勤務するうちにすっかり抗酸菌症の虜になってしまいました．

その後，2000年の春から大学の呼吸器内科に帰室しましたが，結核の経験を買われ，そのころより注目され始めた病院内感染対策を推進するために設置された感染対策室も併任することになりました．大学では呼吸器内科全般を担当しましたが，2009年の新型インフルエンザを機に大学に感染制御センターが設置され，そこへ異動しました．以後は様々な職種の方に支援をいただいて感染制御活動を行いながら，抗酸菌感染症，HIV感染症や各種難治性感染症の診療にあたりました．

2014年に感染制御センターの教授に着任後，2019年より病院感染制御部長とともに医学部感染症学教室の教授を拝命し，現在に至ります．多様な疾患，事例に出会い，充実した日々を送ってきましたが，2025年3月にて退任致します．任期の最後の数年間にCOVID-19に遭遇したことは忘れられない経験です．多くの方々にご支援いただき，皆さんに感謝の念でいっぱいです．

* * *

「臨床と微生物」と私の歩み

感染症の診療・検査・研究に携わる次世代へのメッセージ

「臨床と微生物」と思うこと

春木宏介 HARUKI KOSUKE
●獨協医科大学埼玉医療センター臨床検査部・感染制御部

◆なぜ感染症か

1. 感染症との出会い

私が感染症学を志したのは高校3年の時です．当時アフリカはエチオピアでの飢餓がとりただされており，もともと語学が好きであったこともあり将来熱帯医学をやりたいと思いました．医学部では文系のクラブでは語学研究会という部に所属しました．英語以外の語学を研究するところで，部長は微生物学の故安村美博教授でした．安村教授はエスペランチストであり，高名なVERO細胞の生みの親です．アフリカミドリザルの腎臓由来の細胞で，今では各種出血熱の培養や，VERO毒素検出，狂犬病ワクチン製造などに用いられまさにノーベル賞級の業績ともいえると思います．VEROは（verda reno）エスペラントで緑の腎臓を意味します．またVEROそのものも真実を意味します．このような先生から薫陶を受け，将来の専門は決まりました．微生物，熱帯病，感染症です．のちにお世話になる清水喜八郎教授は安村教授の高校の同級生と後で知りました．まだ「臨床と微生物」との出会いはありません．

2. 臨床医学と基礎医学

研修医となり東京女子医大に在籍しました．当時感染症科はなく清水喜八郎教授の検査部に出入りすることとなり，兄弟子である現在のKK教授から様々なご指導を受けました．当時はまだ院内感染でのメチシリン耐性黄色ブドウ球菌（MRSA）が話題となっている時期で，今でいうICTのようなことをKK先生と開始した時期でありました．そのような中，医局で「臨床と微生物」をみつけ基礎的事項にくわえ臨床の微生物学の知識を得ました．学位はヘリコバクターと抗菌薬，新しい培地開発でした（図1）．当時はまだキャンピロバクターで培養には三菱ガスのアネロパックキャンピロを用いました．これがのちの研究に役立つとは思ってもいませんでした．

3. 気がつくか気がつかないか，研究者に必要なこと

ヘリコバクターの研究中抗菌薬を添加しpost antibiotic effect（PAE）や殺菌性を調べていました．そこで発見を見逃します．抗菌薬を加えて経過をみていると，ヘリコバクターが球形になっていました．グラム陰性菌にしては大きかったのですが，コンタミネーションぐらいに考え無視していました．ところがこれがのちのコッコイドフォーメーションとは……．ここが，気がつく人との差であると実感しました．前よりヘリコバクター自体，多くの病理医の目に留まっていたはずです．しかし，休暇から帰った培地に生えた菌をみて発見する能力がのちのノーベル賞につながっているわけです．見落とさないで何か変と気づいたら確かめることの重要性，当たり前と思わない，常識を疑い問うことを学びました．実際はできていませんが，研究者には新しいパラダイムの創造が不可欠と感じています．

4. 専門が違う分野の重要性—掛け持ちの勧め

熱帯医学を目指した私は，清水喜八郎先生の勧めもあり英国に留学することが決まりました．リバプール大学の大学院であるリバプール熱帯医学校です（図2）．熱帯医学修士M.Trop.Medのコー

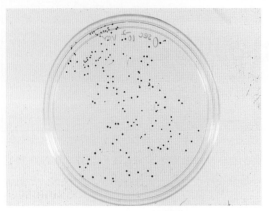

図1　ヘリコバクター用に開発した培地

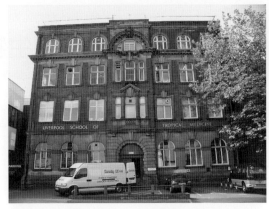

図2　リバプール熱帯医学校

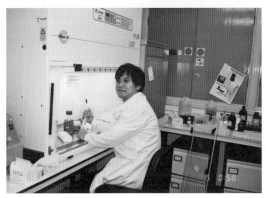

図3　ケニアでの研究

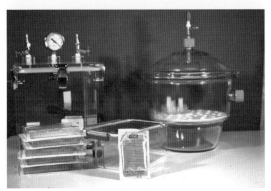

図4　新しいマラリアの培養法．中心がアネロパック用のジャー

スに1年，その後リサーチフェロー，王立リバプール大学病院のSHO（senior house officer）として臨床をしながらケニアのインド洋に面したKEMRI（ケニア中央医学研究所・Kilifi地区病院に併設）に赴きました．目的はマラリアのキニーネに関する研究でした．インド洋は美しく遠浅で天国のようでしたが，病院は地獄で当直では全く役に立てず，生涯であれほど無力感を感じたことはありませんでした（図3）．このときマラリア原虫の培養にはキャンドルジャーを用いていましたが，重くて不便です．ここでひらめいたのが，ヘリコバクターの実験で用いていたアネロパック®でした．

ケニアからリバプールに戻り，半年して日本に帰りました．杏林大学に就職しマラリアの培養に取り掛かりました．そこでアネロパックで培養し

たところ，マラリアが生えるではありませんか！細菌培養では一般的であったガス発生剤・吸着剤について世界で始めてこれを利用しマラリア原虫の培養を可能にし，実用化させました（アネロパック　プラス）．キャンドルジャーやCO_2インキュベーターを必要とせず，フィールドでのマラリア原虫の培養，輸送を簡便化します．違った分野をお勧めする理由です．普段気がつかないことのないように発想を自由に，です（図4）．

5．ニーズを見極める，海外にないものを

日本に帰国後しばらくはマラリアの研究を行いました．リバプール熱帯医学校と協力してマラリアのクロロキン耐性について研究しました．そこで気がついたのが，彼ら英国人が知らない薬です．多剤耐性のがん細胞の感受性を克服する薬で英国

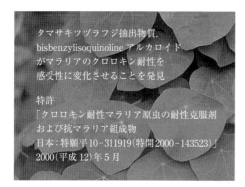

図5 クロロキン克服薬セファランチン

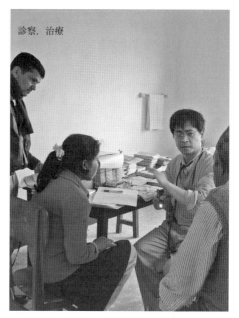

図6 ネパールでの診療

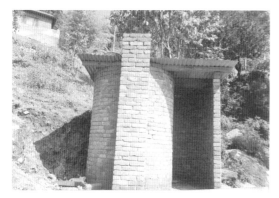

図7 ジンバブエのブレアートイレをネパールに

にないもので，日本独特なもの．そうです，化研生薬のタマサキツヅラフジ由来のアルカロイド，セファランチンです．日本で実験したところクロロキンの感受性を30～50倍克服することがわかりました．これにはリバプールのほうもびっくりです！ 何回か実験のため渡英しました．結局機序解明に至らず，またアルカロイド混合物のため，薬事上の問題より現在に至っています（図5）．また熱帯医学と国際保健についてはリバプールで知り合ったネパール人研究者のJBS博士と日本のNGO（JAITI）の設立した学校での寄生虫コントロールや，アフリカで用いられているブレアートイレの設置も行いました（図6，7）．

6．そして現在は—

現在獨協医科大学埼玉医療センター臨床検査部，感染制御部，渡航医学部門に在籍しております．マラリアの迅速診断キットに関する仕事もしております．また高校1年の時，入学することが夢だった東京外国語大学で非常勤講師として熱帯医学，渡航医学の講義も行っています．今回「臨床と微生物」が休刊とのことで非常に残念ではありますが，再びこの赤い表紙に出会えることをせつに望んでおります．基礎と臨床の橋渡しになる貴重な雑誌かと思います．

Noch ist Polen nicht verloren!

◆略 歴

1986年に獨協医科大学を卒業後，東京女子医大病院糖尿病センターの研修医として入局しつつ，1993年に東京女子医大大学院を修了（博士課程），同年に英国リバプール大学大学院で熱帯医学を修了しました．その後，1995年に王立リバプール大学病院の上級研修医として入局し，また，ケニア共和国キリフィ地区病院に医師として勤務しました．1996年からは杏林大学医学部熱帯病寄生虫学，2003年に防衛医科大学校医学教育部の衛生学公衆衛生学講座を経て，2006年から獨協医科大学越谷病院の臨床検査部教授を拝命しております．

「臨床と微生物」の好評バックナンバー

48巻3号（2021年5月25日発行）
【薬剤耐性（AMR）対策アクションプラン（2016-2020）を検証する】

48巻2号（2021年3月25日発行）
【ウイルス感染症の検査診断法】

48巻1号（2021年1月25日発行）
【産婦人科感染症の最新知見】

47巻6号（2020年11月25日発行）
【新型コロナウイルス感染症（COVID-19）の基礎と臨床】

47巻増刊号（2020年10月31日発行）
【見直そう，日常微生物検査―その課題とすべき点と解決策を考える】

47巻5号（2020年9月25日発行）
【β-ラクタム系抗菌薬耐性GNR検査法の最前線
　―薬剤耐性のメカニズムと各種耐性菌検査の実際】

47巻4号（2020年7月25日発行）
【微生物検査の最新機器と日常検査への導入効果】

47巻3号（2020年5月25日発行）
【東京オリンピック・パラリンピックで注意すべきインバウンド感染症】

47巻2号（2020年3月25日発行）
【ロタウイルス感染症のすべて】

47巻1号（2020年1月25日発行）
【小児感染症Update】

46巻6号（2019年11月25日発行）
【話題のウイルス感染症】

特集の詳しい内容，書籍の検索，購入については小社のホームページをぜひご利用ください．

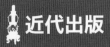
近代出版

〒150-0002　東京都渋谷区渋谷2-10-9
TEL 03-3499-5191　FAX 03-3499-5204
https://www.kindai-s.co.jp

「臨床と微生物」と私の歩み

感染症の診療・検査・研究に携わる次世代へのメッセージ

私の検査・研究—災害を乗り越えて

藤本嗣人 FUJIMOTO TSUGUTO
●国立感染症研究所真菌部

◆ エンテロウイルス，アデノウイルスを継続して研究

1．はじめに

　私は兵庫県神戸市に生まれました．まだ母の胎内にいたときに1961年梅雨前線豪雨（死者302名）で神戸市東灘区の自宅が全壊したのちに生まれました．思えば，その後も様々な災害を経験しており，その後の人生を暗示していたのかもしれません．

　日本で暮らす限り，地震をはじめとする自然災害はいつか必ず起きるので，それを避けては通れません．私が経験した主な災害は，阪神大震災（死者6,432名），東日本大震災（死者15,895名）（および岩手県で，その最大の余震），新型コロナウイルスパンデミック（2023年5月9日段階で74,694名）です．

　これらの災害にもかかわらず，幸いに研究や仕事を継続することができました．これらの災害を通しての経験をお伝えできればと思います．

2．東京から神戸へ

　大学の修士課程を修了して公務員を志し，東京都庁と兵庫県庁を受験して合格し，神戸の親元に帰りました．ふるさとであることに加えて当時は，関西は東京と比較して地震が少ないと信じられていたことも理由でした．東京から出身地である兵庫県・神戸へのUターンでした．

3．平和なひととき—最初の仕事

　1987年から兵庫県で，県立病院，県庁勤務であわせて5年間勤務しました．最初の赴任先であった県立病院・薬剤部で，薬剤師として必要なことを学び，病院薬剤師としての実務を担当しました．現在，神戸薬科大学の教授をしていられる國東ゆかり先生はじめ，同僚の先生方と薬学的な知識・考え方をよく学びました．その後に県庁で，薬事行政を担当しました．

4．研究生活のはじまり

　1992年から兵庫県立衛生研究所・微生物部の研究員となり，ウイルス研究の道に進みました．この時から担当であったエンテロウイルス，アデノウイルスの検査・研究を進めております．なぜエンテロウイルス，アデノウイルスを担当したかといえば，これらは当時の兵庫県立衛生研究所での検査・研究が手薄であったので，私が担当することになったのです．研究所先輩方のご指導を仰ぎながら，ウイルス分離と中和反応によるウイルス同定を毎日のように行いました．

5．阪神大震災の被災

　検査・研究をはじめて3年目の1995年1月に阪神大震災に被災しました．長男が生まれて1カ月後のことです．当時の研究所があった神戸市荒田町は震度7の激震地区でした．研究室の壁には亀裂ができ窓ガラスはすべて割れて，1月の寒風が吹いていました．棚の上に置いた100kgを超えるCO_2インキュベーターが2m先まで吹っ飛んでおり，直撃していれば命はありませんでした．当時は朝から晩まで働いていたので危ないところでした．研究所の近所では多くの家屋が燃えていました．被災者とはいえ，公共のために働く公務員ですので，私も数カ月間，避難所の支援（避難

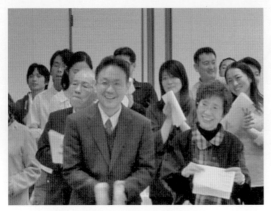

図1　岡部先生を送る会（2012年）

め，すばらしい同僚の先生方と研究できたことをありがたく感じております（図1）．

8．東日本大震災と派遣先での被災

東京に戻って4年目の2011年に東日本大震災に被災しました．阪神大震災と異なり横揺れです．東京も大きな影響を受けました．東日本大震災から1カ月も経たない4月に厚労省のチームの一員として岩手に派遣されました．派遣先の岩手ではM7.4の余震に被災しました．津波のために一面焼けた風景は阪神大震災と似たものでした．避難所をめぐりましたが，被災者の悲しみは深いものがあり心に沁みました．

所パトロール）を県の一員として担当しました．避難所を1つずつまわって，困っていることを聞いて対策を取りました．

6．国立公衆衛生院での研修

地震から，神戸も私の生活も段々に復旧しましたが，地震への対策が求められていました．地震のあとは，断水が長く続きます．私の担当であるエンテロウイルスは手洗いのできない環境下では感染しやすいといえます．その対策のために1997年1～2月，国立公衆衛生院の研修に兵庫県から派遣していただきました．西尾治室長のもとノロウイルス，インフルエンザウイルス，アデノウイルスなど様々なウイルスについて研修を受けることができました．恩師である西尾治先生から，お前はアデノウイルスの研究をやれとのご指示をいただきました．

7．東京へふたたび―博士号と国立感染症研究所での勤務

研修から1年後，兵庫県に戻ってアデノウイルスについての論文を書き，2001年に母校である星薬科大学で薬学博士の学位をいただきました．エンテロウイルス，アデノウイルスの研究を継続し，2007年に国立感染症研究所の感染症疫学センターの室長に採用され，東京での研究生活が始まりました．岡部信彦先生のもと，谷口清州先生はじ

9．新型コロナウイルスパンデミックと検査対応

東日本大震災から8年あまりたった2020年2月5日，脇田隆字所長，大西真副所長から当時に世界的に拡大して日本への侵入が明らかになっていた新型コロナウイルス検査班の班長を拝命しました．全国のニュースになるより早く，リアルタイムで最新の結果が得られるので迅速かつ慎重な対応が求められ，体力と精神力が試されました．世界的なパンデミックであり大変ではありましたが，感染研内外のすばらしい同僚・上司・関係者の皆さまのご尽力に助けていただき何とか役割を果たすことができました．2023年5月に新型コロナウイルスは感染症法における五類に移行され，同時期にWHOのパンデミック宣言が終了しました．

10．真菌の世界と委員会活動へ

2022年3月末にいったん定年となり，国立感染症研究所の真菌部・主任研究官として新たなスタートを切っています．もちろん，エンテロウイルス，アデノウイルスの研究も続けています．宮﨑義継真菌部長（レファレンス委員長），国立感染症研究所のレファレンス委員（国の検査の標準化をする），葛西真治部長（広報委員長）のもと，広報委員としても活動しています．真菌部の研究では，

Candida auris という多剤耐性で重篤な感染症を引き起こすカンジダ属の真菌の検査法開発の一部を担当しています.

11. おわりに

研究生活は災害および災害に影響されたイベントで苦楽が区切られ，10年も同じ状況が続くことはありませんでした．災害は10年単位でみれば，ない方が珍しい状況です．次が何かは予測することは難しいと思います．生かされている間は，喜んでできる限りのことをしていきたいと思います．本音をいえば，お手柔らかにと天に祈る気持ちです．

謝　辞

家族，親戚，兵庫県，国立感染症研究所の皆さま，研究のご指導をいただいた星薬科大学，北海道大学，東京大学の先生方，その他多くの関係者の皆さまに多大にお世話になり，いつも感謝しております．

◆研究を目指す次世代の皆さんへのメッセージ

「思考をしなやかにし，特定の物事にとらわれない」

今，皆さんの目の前にある状況は，10年も経てば大きく変わります．私の拙い研究生活の中で感じたことは，この世のことは常に変化して同じではないことです．研究ですので，変わらぬ真理を明らかにしたいものであり，永遠の真理といえるものもあるのかもしれず，それを探求したいものです．しかし，多くのことは変化して常に同じではありません．

ですから思考をしなやかにして，特定の物事にとらわれないようにするのが良いように感じます．

私は，子どもの頃から変わらないものが好きです．専門とするエンテロウイルスやアデノウイルスは，私が研究を始めたころは比較的変異が少ない病原体といわれていました．安定した美しい形状を持つウイルスと（確かにその点はあります）思っていたのです．しかし，あらゆるもの，特に生物は極めて動的であり変わらないものではないようです．

変化は捉えどころがないものですが，時間軸を止めてしまえば断片的には記述できるので，思い切って特定の時点での記述をすることが必要なことのように感じています．

皆さんが，興味のある微生物の特性を捉え，それを美しく記述することができることを願っております．

また，前述したことですが，日本で生活する限り地震などの災害に遭遇することを避けるのは困難なようです．自然災害にあっては大切なものが跡形もなく砕かれ，ときには信じていたものが理不尽に（そのように感じます）奪われることもあるようです．そのような時，それを乗り越えていくことが望ましく，強いというよりはしなやかに折れない気持ちで対応されることを願います．

◆略　歴

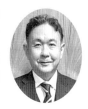

1987年に星薬科大学大学院の博士前期課程（天然物化学）を修了し，その後に兵庫県職員として働きました．1992年には兵庫県立衛生研究所で研究員としてのキャリアをスタートさせ，1996年には同所の主任研究員に昇進しました．1997年に国立公衆衛生院に学び，2001年には薬学博士の学位を取得しました．2005年からは東京大学医科学研究科・発達医科学教室の客員研究員としても活動しました．

2007年には国立感染症研究所の感染症情報センターの室長に就任し，その後に感染症危機管理研究センター・室長に就任し，現在は真菌部の主任研究官です．国立研究開発法人日本医療研究開発機構（AMED）や科学研究費助成事業（科研費）などの外部資金を代表研究者または分担研究者としていただき，研究を続けております．

2018年からは北海道医療大学の客員教授もつ

とめ，また東邦大学医学部で微生物・感染症学の非常勤講師としても活動しています．また2019年からは，ICD制度協議会のインフェクションコントロールドクターとしても研鑽を積んでいるところです．2020年の新型コロナウイルスパンデミックにおいては，国立感染症研究所の新型コロナウイルス検査班の班長を務めました．

受賞歴については，1998年と1999年には兵庫県腎疾患助成奨励賞を受賞し，2003年には小島三郎記念技術賞を受賞しています．さらに，2012年には公益財団法人りそな中小企業振興財団から産官学連携特別賞を授与されました．

委員歴については，国立感染症研究所のレファレンス委員，広報委員やフードサニテーションパートナー会の理事など，様々な委員会で活動しています．

* * *

「臨床と微生物」と私の歩み

感染症の診療・検査・研究に携わる次世代へのメッセージ

麻疹の臨床現場から公衆衛生対応まで

三﨑貴子 MISAKI TAKAKO
●川崎市健康福祉局健康安全研究所

　私は大学卒業後，そのまま母校の小児科の医局に入局しましたので，小児科という特性もあって感染症の診療に関わる機会は多かったと思います．特にウイルス性疾患をみることが多く，なかでも麻疹は様々な場面で対応に苦慮した疾患の代表でした．

　かつて「命定め」といわれた麻疹に対し，わが国でワクチンが定期予防接種として導入されたのは1978（昭和53）年10月で，その後改良されつつ現在に至っています[1]．ワクチンの導入により国内の患者数は著しく減少しましたが，2002（平成14）年時点で年間推計はいまだ10～20万人でした[2]．

　当時，国内では，麻疹は決して珍しくなかった時代です．一度，混んだ救急外来でERの中央に寝かされていた若者を診察したことがありましたが，この患者が麻疹でした．全身状態がよかったので早々に帰宅させたのですが，同じ時間帯にERの外で診察を待っていたワクチン未接種の幼児が，後日発熱と発疹で受診しました．残念ながら麻疹と確定しました．免疫を持たない場合はすれ違ってもうつるといわれていましたが，まさにその通りでした．

　子どもから感染して肺炎を併発した母親が，子どもと一緒に入院となったこともありました．力価が高い麻疹抗体を含むγ-globulinを使用してなんとか回復しましたが，「本当に，もう死ぬかと思った」と仰っていたのが印象に残っています．

　それほどまでに感染力が強く重症化する疾患ですので，何よりも罹患しないことが一番です．自分自身の子ども達には，地域での流行状況をみながら，自費でワクチンの追加接種を行って高い抗体価を維持するようにしていました．

　2006（平成18）年度から小児の2回接種制度が始まりましたが，地域での流行は後を絶たず，国内に土着の遺伝子型もみられていました．その頃は臨床医が遺伝子型を知る機会は少なく，恥ずかしながら，保健所を通じて地方衛生研究所で検査をしてもらえることも知りませんでした．

　院内で研修中の医師から発熱と皮疹があるとの相談を受け，麻疹を疑ったのは2007年の初めでした[3]．ワクチン接種歴があり，まさかとは思いましたが念のため採血を行った後，自宅待機としました．直ちに院内で感染対策委員会を召集してもらい，対策の必要性を訴えました．当時は医療従事者の間でも麻疹は「よくある子どもの病気」との認識で，「たかが，はしかになぜそこまで騒ぐのか」という風潮だったのですが，国立感染症研究所の助言を受けて，直ちに調査を開始するとともにワクチン接種歴の確認と抗体価の測定を実施することになりました．遺伝子検査の時期を逃したため確定はできませんでしたが，修飾麻疹であったのだと思います．研修医室と空調ダクトでつながった事務室の職員数名の抗体価が著しく上昇しており，麻疹ウイルスの曝露があったと考えられました．幸いにも二次感染者はなく収束しましたが，院内感染対策として全国に先駆けて全職員の抗体価を測定しました．抗体価の低い職員については，病院の負担で希望者にワクチン接種を行うことになりました．

　ちょうどその頃，全国の大学で10～20歳代の若者を中心に次々と麻疹患者が発生し，1回既接

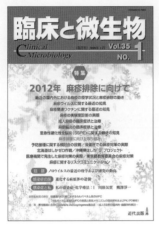

図1 当時の麻疹対策の経緯が記された「臨床と微生物」
当時一緒に麻疹対策に奔走した先生がその経緯を投稿されました

種者の secondary vaccine failure が問題となりましたが，市中で流行し始めた頃には院内でのワクチン接種も完了しており，患者の受け入れはスムーズでした．当時一緒に対策に奔走した先生が，これらの経緯をまとめて投稿されたのが奇しくも2008年1月刊行の「臨床と微生物」でした（図1）．その後，わが国では2008年度から5年間の時限付きで，中学1年生と高校3年生に2回目のワクチンが定期接種として導入されています．

2011年に，都内への転居を機に国立感染症研究所の実施疫学専門家養成コース（field epidemiology training program：FETP）に参加することにしました．麻疹担当として，世界保健機関（WHO）の公開情報や海外のニュース記事などを翻訳し，各地の流行状況の把握に努めました．当時お世話になった国立感染症研究所の感染症情報センター長の岡部信彦先生は，その後川崎市健康安全研究所の所長になられ，2013年4月からは直属の上司になりました．直前の2013年3月27日に，WHO西太平洋地域事務局により日本が麻疹排除状態にあると認定され，岡部先生に誘われて認定通知書授与の場に同席させていただきました．麻疹に苦しんだ多くの人々のことを思うと麻疹排除達成は非常に感慨深いものがありました（図2,

3）．今は，地域での輸入麻疹対応に関わる機会が多く，私の中での麻疹は，臨床現場から公衆衛生対応まですべてがつながっていると感じています．

◆次世代へのメッセージ

「現場に足を運ぶ，なんでも嫌がらずにやってみる，知らない世界にも飛び込んでみる」

感染症の診療で重要なことは，まず患者をしっかりみること，そして原因となった微生物をよく知ることです．さらに，集団発生があれば疫学的な知識も必要になるし，地域に拡大すれば公衆衛生的な視点も求められます．これらを統合して，患者個人や微生物をみる深い考察と全体をみる広い視野をバランスよく持つことが大切なのだと思います．

私自身は，大学卒業後は長年に渡って臨床現場で診療にあたってきました．行く先々で良い上司に恵まれ多くのことを教えてもらいました．とてもラッキーだったのですが，診療を行う中で多くの院内感染や施設内感染事例を経験し，疫学的な知識がないことを痛感しました．それが，国立感染症研究所FETPへの参加のきっかけでもあり，ここで視野がさらに大きく広がったと感じています．現在は行政で公衆衛生的な業務を行っていますが，連携する職種が多岐にわたることから，別の視点でものをみることができるようになりました．足りなかったのは「ラボで手を動かす」ことですが，今は地方衛生研究所にいるため，実際に手を動かしている部下から多くのことを学んでいます．

現在までに携わった業務あるいは上司の教えの中で，とても大切であると思ったのは，現場に足を運ぶこと，そしてなんでも嫌がらずにやってみる，知らない世界にも飛び込んでみることです．依頼された仕事は取りあえず引き受けるというスタンスでいると，知識や経験が広がり，知り合いが増え，アウェイでも戦えるようになると思います．

先日まで私の上司であった川崎市健康安全研究

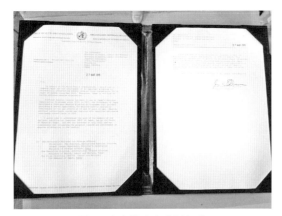

図2 麻疹排除認定通知書

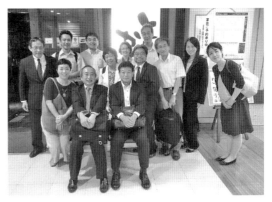

図3 麻疹排除認定のお祝い

所前所長の岡部先生は，臨床の現場に戻るという希望をこの春に叶えられました．幾つになっても挑戦はできるのだと改めて教えていただいたような気がします．そして何より，とても楽しそうにされているのです．やはり一番重要なのは，楽しく仕事をすることかもしれません．

◆ 略　歴

1987年3月に浜松医科大学医学部医学科を卒業し，同年より母校の小児科学教室に入局しました．1年間の研修の後，1988年4月からは都立八王子小児病院の新生児室で2年間研修を行い，1990年に医局の人事で茨城県の北友会勝田病院小児科に1人医長として半年間赴任しました．その後は，結婚を機に浜松医科大学の医局から当時の高知医科大学の医局に移籍した形となり，高知県の重症心身障害児施設土佐希望の家で診療にあたりました．1993年4月からの1年間は主人の勤務の関係で大阪に転居が決まったので，大阪府済生会中津病院小児科で勤務しましたが，1994年に高知県の同施設に戻りました．

2001年に，縁があって再び大阪府済生会中津病院小児科で勤めることになり，2007年からは小児科副部長を拝命し，併設の肢体不自由児施設や大阪乳児院での診療も行いました．

2011年に都内への転居が決まり，2年間の国立感染症研究所FETPに参加して疫学を勉強しました．参加当時の感染症情報センター長であった岡部信彦先生とのご縁で，2013年からは診療を離れて川崎市健康安全研究所の企画調整担当課長として勤めることになりました．2015年から企画調整担当部長，2024年4月からは岡部先生より所長職を引き継ぎ，現在に至っています．

必要に迫られて，小児科専門医，社会医学系専門医・指導医，日医認定産業医，インフェクションコントロールドクターの資格を取得し，自分では小児感染症や感染症疫学が専門ではないかと思っています．

文　献

1) 国立感染症研究所感染症情報センター：麻疹の現状と今後の麻疹対策について（平成14年10月）．
https://www.niid.go.jp/niid/ja/diseases/ma/measles/221-infectious-diseases/disease-based/ma/measles/588-measlestop.html
2) 国立感染症研究所：特集 麻疹 2006〜2007年．IASR 28 No.9（No.331），2007．
https://idsc.niid.go.jp/iasr/28/331/inx331-j.html
3) 太田健介，三﨑貴子，奥村和子：医療機関で発生した麻疹対策の実際．臨床と微生物 35：69-72, 2008.

*　　*　　*

「臨床と微生物」と私の歩み

感染症の診療・検査・研究に携わる次世代へのメッセージ

「臨床と微生物」に育てられた私と次代への願い

三澤成毅　MISAWA SHIGEKI
●順天堂大学医療科学部臨床検査学科

◆「臨床と微生物」はその時々の感染症，微生物学検査の情報源

1．「臨床と微生物」との出会い
―初投稿のテーマは「塗抹検査（グラム染色）」

筆者が「臨床と微生物」に出会ったのは1984年であり，当時の誌名は「臨床と細菌」でした．「臨床と微生物」へ変更されたのは1985年と記憶しています．以来，原稿依頼を15回担当させていただきました．

最初の執筆は1991年（18巻1号）の特集「病原微生物の迅速検査」の「塗抹検査（グラム染色）」の部分を担当しました．当時から本誌の編集委員であられた小栗豊子先生（当時 順天堂大学医学部附属順天堂医院 臨床検査部，現在 順天堂大学医学部臨床検査医学）から書いてみないかといわれたことがきっかけでした．執筆にあたり文献を探していたところ，別の雑誌に小栗先生が書かれた類似の総説に行き当たり，手本にしたことが思い出されます．小栗先生は当時から日常検査で塗抹検査を重要視され，検査報告書に推定菌種の記入欄を設けていました．例えば，喀痰のグラム染色で *Streptococcus pneumoniae* を推定せず，翌日の培養で発育した場合は，なぜ推定できなかったか標本を見直すよう指導されました．感染症の診断における患者検体の塗抹検査の意義は，今日でも全く変わっていません．

2．総説執筆から得たこと

同誌は筆者にとって，その時代，その時の感染症や微生物学的検査の情報を先取り，またはエッセンスを得る情報源でした．1985年から現在まで購読し続け，改めて書棚に並んでいる背表紙をみますとその変遷がよくわかります．このように特色ある同誌の総説を依頼されるたびに，その依頼内容は常に筆者の能力を超えるものであり，本誌の質を落とさず，読者に有益となるように心掛けました．執筆を通じて勉強の機会を与えていただいたものと感謝しています．

印象深いのは，2009年（36巻増刊号）の特集「薬剤感受性測定法と耐性菌」で「薬剤感受性測定法の種類，自動機器」を担当しました．自身の検査室で使用していない自動検査装置の情報を各メーカーからいただき特徴を理解し，まとめ上げるのは大変苦労しました．ここで勉強したことは今でも役立っています．2021年（48巻4号）の特集「感染症診療の最新ガイド/ガイドラインを読み解く」では「微生物検査の利用ガイド（IDSA & ASM 2018 Update）」を担当しました．このガイドは94ページあり，内容を読み解いてまとめるのに苦労しました．

また，原稿の執筆を通じて，わかりやすい日本文の書き方も鍛えられることにつながり非常に役立っています．

このように，筆者は同誌の総説執筆によって育てられたのだと思っています．

3．検査・研究との関わり

筆者には日常検査が困難または疫学が不明な微生物が研究テーマとして与えられるほか，日常検査の改善に取り組んできました．その結果の一部は同誌の総説として紹介することができました．*Serratia marcescens* の血清型や *Clostridioides difficile* のトキシンは当時，国内の疫学が不明でし

た．*S. marcescens* は医療関連感染の原因菌として注目され，血清型が疫学調査に用いられていましたが，一般の微生物検査室では困難でした．1996年（23巻6号）の特集「主要病原菌の疫学」で「血清型別 *Serratia marcescens*」を担当し，型別方法とデータを紹介することができました．*C. difficile* は2000年（27巻増刊号）の特集「病原微生物別にみた迅速検査」で，「*Clostridium difficile*」を担当し，免疫学的なトキシン検査法とその保有状況を紹介することができました．

日常検査の改善は，筆者の前職である順天堂医院で導入した微生物学的検査の教育訓練の方法を，2011年（38巻5号）の特集「微生物検査の教育プログラム－微生物検査の効果的なトレーニング法」で紹介することができました．

◆感染症診療の次代を担う医師と臨床検査技師へ

―微生物学的検査の標準化・統一化を目指し，世界へ発信

感染症は医療の進歩に伴って変化し，微生物も環境の変化によって変化します．私たちは微生物の変異は必然であることを肝に銘じておくべきと考えます．したがって，診療や検査法が最善であるかどうか常にみておく必要があります．現在は，インターネットを通じて世界中から情報が送られてきます．さらに，人工知能の進歩は私たちの想像を超えており，診療と検査において共生しながら最善の医療を検討し，提供していくことになると考えます．

微生物がどのようなメカニズムで人体に定着し感染症に関与するのか，同じ菌種でも重症化する菌株はどこに違いがあるのか，複数の菌がどのように影響し合うことで感染症が発症するのかなど，まだ多くの解明しなければならないことが残されていますし，新たな疑問が次々に生じます．

現代の感染症は多くが日和見感染症であり，微生物学的検査では検出微生物の意義づけが非常に重要な意味を持ちます．常在菌や複数菌による感染や抗菌薬耐性保有の有無には，メタゲノム解析のような方法の導入も期待されます．

患者検体のグラム染色による塗抹検査は，膨大な機械学習によって肉眼では区別できない違いが明らかになる可能性に期待します．検出微生物の意義をどのようにして分析したらよいのか，この方面の研究が進展することを期待しています．

微生物学的検査の課題は標準化・統一化です．日本の微生物学的検査技術や臨床検査技師の技能は世界のトップレベルにあると考えています．一方，検査法は検査室ごとに相違があり，結果報告の内容も不統一であり，医師には検査結果を読み解くストレスを強いているのではないでしょうか．次代を担う臨床検査技師には標準化・統一化を目指し，必要なエビデンスを医師とともに作り上げ，検査オーダーから結果報告までの検査全体を統一し，世界へ発信していただくことを強く望みます．

◆略　歴

1982年に東京電子専門学校臨床検査学科を卒業，同年順天堂大学医学部附属順天堂医院臨床検査部に入職しました．臨床検査全般の研鑽後は25年間微生物学的検査に従事し，2019年からは臨床検査部技師長を務めました．2022年から順天堂大学医療科学部臨床検査学科先任准教授として現在に至ります．学生教育は2011年から東京医科歯科大学医学部保健衛生学科で臨床教授（非常勤）も勤めています．

研究活動は指導者，協力者に恵まれ1997年に第32回小島三郎記念技術賞を受賞することができました．2002年に放送大学教養学部を卒業，2007年に順天堂大学大学院医学研究科博士課程を修了しました．

卒後教育活動は2014年に第30回緒方富雄賞の受賞に繋がり，2015年からは認定臨床微生物検査技師制度審議会の会長を務めています．

学会活動は2019年に第49回日本嫌気性菌感染症学会総会・学術集会会長，2021年に第32回日本臨床微生物学会総会・学術集会総会長の大役を務めさせていただきました．

最新の知見・情報を加え，写真点数・内容ともに増強

～基礎から学ぶ～
細胞診のすすめ方
〈第4版〉

編著　西　国広（国際細胞学会CTフェロー）

A4判 304頁（本文4色）図版 560点
本体価格 8,000円＋税

推薦のことば　長村義之（国際医療福祉大学大学院　教授）
　　　　　　　小林忠男（大阪大学大学院医学系研究科　招聘教授）

全国で活躍中の細胞検査士28名が豊富な写真を用いて細胞診の実際をわかりやすく解説。

総論では，細胞診の歴史，基本的な技術に始まり、最近普及してきた新しい技術も網羅。各論では，器官の解剖，検体の採取方法，正常細胞，良性病変，前癌病変，悪性細胞の見方から構成され，要所要所に「キーポイント」「ワンポイントアドバイス」を配している。また，日本臨床細胞学会発刊の「細胞診ガイドライン」を参考に，最新の癌取扱い規約，WHO分類などの最新情報も紹介。まさに，基礎から学ぶ方たちに格好の解説書である。

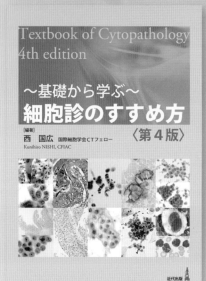

主要目次

総論
細胞診の歴史
細胞の基本構造と機能・組織の発生由来
細胞周期と癌化
細胞標本作製法
細胞診に用いられる染色法の実際とコツ
スクリーニング，結果判定・報告・精度管理

各論
Ⅰ　婦人科細胞診
Ⅱ　呼吸器の細胞診
Ⅲ　体腔液の細胞診
Ⅳ　泌尿器の細胞診
Ⅴ　乳腺の細胞診
Ⅵ　甲状腺・副甲状腺の細胞診
Ⅶ　消化器の細胞診
Ⅷ　中枢神経の細胞診
Ⅸ　リンパ節および節外の細胞診
　　～リンパ腫・非腫瘍性病変の細胞診
Ⅹ　骨軟部腫瘍の細胞診
Ⅺ　造血器腫瘍の細胞診

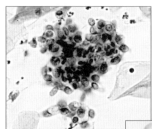

類内膜癌（子宮内膜擦過）

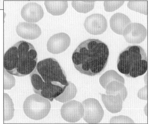

成人T細胞白血病/リンパ腫
（ATL/急性型，末梢血液像）

近代出版　〒150-0002　東京都渋谷区渋谷2-10-9
TEL 03-3499-5191　FAX 03-3499-5204

書籍・雑誌のくわしい内容についてはHPをご覧ください
 http://www.kindai-s.co.jp

「臨床と微生物」と私の歩み

大好きな3菌種—*Clostridioides difficile*, *Metamycoplasma hominis*, *Corynebacterium*属菌

村上 忍 MURAKAMI SHINOBU
●愛媛大学医学部附属病院検査部

感染症の診療・検査・研究に携わる次世代へのメッセージ

◆日常検査からの様々な疑問をきっかけに研究がスタート

細菌検査室に配属が決まった当初,学生時代は赤点しか取ったことがなかった私は日々,上司や同僚に指導を仰ぎながらルーチン検査をこなしていましたが,日常検査から様々な疑問を抱くようになってきました.そこから私の研究がスタートしました.β-ラクタム系薬耐性 *Enterobacter* 属菌の中から基質特異性拡張型βラクタマーゼ(ESBL)産生菌が存在するのではないかと考え,プラスミド接合伝達試験を用いた ESBL の検討,*Haemophilus influenzae* における薬剤耐性と *ftsI* 遺伝子関連性の解析,海外渡航歴のある下痢症患者より O 抗原非凝集ながら付着因子陽性大腸菌が多く検出されることに目を付けて付着因子による下痢原性大腸菌の確定,また糸状菌の発育温度の違いによる角膜真菌症の病態への影響など多種多様な微生物たちが気になり始めました.

◆思い入れの強い微生物3菌種

ですが,大好きな菌をあげるならばやはりこの3菌種,*Clostridioides difficile* と *Metamycoplasma hominis*,そして *Corynebacterium* 属菌です.

1. *C. difficile*

まず *C. difficile* ですが,培地の蓋を開けただけで存在感が発揮される独特の臭気がたまりません.*C. difficile* との出会いは2004年頃で,当時はラテックス凝集反応で菌体抗原を検査していましたが,感度があまり良くないため培養検査との乖離を多く認めました.その後,毒素産生性がわかるイムノクロマト法が出始めましたが,菌体抗原は感度良く判定できるものの,毒素の検出感度はまだまだこれからといったところでした.当院で検出された *C. difficile* の毒素産生遺伝子の状況が知りたくなり,toxinA と toxinB の産生性,binary toxin や強毒株(北米流行型 BI/NAP1/027 株)の検索にワクワクし,現在では1,000株ほどを蓄えています.

2. *M. hominis*

次に,グラム染色で存在感を消し去る *M. hominis* です(いや,細胞壁がないためグラム染色では形態が染まらないだけですが).主に泌尿器・生殖器検体から検出されることが多く,骨盤内炎症性疾患や術後感染症などを起こすことが知られています.現在 PPLO 寒天培地を用いての培養や PCR 検査で検索しています.

M. hominis との出会いは2014年でした.帝王切開後の術後感染症患者の膿瘍から検出されましたが,臨床は *Streptococcus agalactiae* や *Listeria monocytogenes* 感染のように注意していませんでした.発熱があり,炎症反応のコントロールができず感染制御チーム(ICT)にコンサルトされました.ICT の医師も *M. hominis* については初めて聞いた菌種名のようで,細菌検査室の情報が有用でした.今では,帝王切開や外科的処置が行われる場合は,*M. hominis* を考慮した治療薬が選択されるようになっています.

3. *Corynebacterium* 属菌

最後に *Corynebacterium* 属菌ですが,脂質好性菌が眼科領域から検出されたことが始まりです.

多くの *Corynebacterium* 属菌は皮膚の常在菌で，*C. macginleyi* は眼感染症の原因菌とされていますが，多くの施設では「グラム陽性桿菌」の報告で終了していたかもしれません．当院も眼感染症に長けている先生のおかげで色々教えていただきました．そこからが *Corynebacterium* 属菌との始まりです．脂質要求性菌，多剤耐性菌，毒素産生菌など現在も乳腺炎や皮膚潰瘍などから検出される *Corynebacterium* 属菌について生化学的性状や薬剤感受性を測定し，時々シークエンスを行っています．何かしら興味を持つことが一番の勉強そして成長になると思います．

「細菌は眠らない」．生き物を扱うことは大変です．勝手に自己融解を起こし死滅したり，スウォーミングして泳いでみたり，培地を溶血させていたりと目を離すと何をしでかすかわからないですが，細菌を知ることはワクワクしませんか．

◆若手技師へのメッセージ

興味のある菌をみつけて「仕事」を「推し活」に

細菌検査の中から，興味のある菌をみつけてください．推し菌をみつけることで世界が変わります．「仕事」が「推し活」にレベルアップし，私は日々楽しく仕事ができるようになりました．「推し菌」から波及して他の菌にも興味が湧き，検査法・菌の性状・薬剤感受性など興味が湧いてくるかもしれません．

検査室内だけで留まっていてはだめです．臨床側また他職種とコミュニケーションを取りましょう．細菌検査室から情報提供をすることで，貴重な臨床情報が得られ，業務内容が広がります．

学会・研修会に参加し技術・知識を習得するのみならず，他施設の方と知り合ってください．出会いは大切です．困った時に助けてもらえる存在が多くある方が仕事をしていても研究をしていても優位です．またコミュニケーションは色々な場面で重要です．

最後にやはり素敵な上司に巡り会ってください．私は前技師長の村瀬光春先生のおかげで当院に入職できました．巡りめぐって細菌検査室に辿り着き，宮本仁志先生にご指導を仰ぎ現在に至っています．2人とも日本の微生物検査界を代表する素晴らしい先生です．生き字引のように多くの知識を備えており，私には心強い味方です．

◆略　　歴

1996年3月天理医学技術学校卒業，4月より愛媛大学医学部附属病院検査部に入職，血液検査室に配属され，1999年1月より細菌検査室，2001年4月より血清検査室，2003年4月より再び細菌検査室に出戻りました．2009年細菌検査室主任技師，2015年4月感染制御部兼務，2017年4月副部長を兼務しています．当時技師長であった村瀬光春先生や，宮本仁志先生からのご指導のおかげで，2000年二級臨床病理技術士資格細菌学，2003年に認定臨床微生物検査技師，2007年に感染制御認定臨床微生物検査技師の資格を取得，さらに2009年一級臨床病理技術士資格（微生物）を取得しました．2013年4月〜2020年3月まで愛媛県臨床検査技師会微生物研究班班長，日本臨床検査技師会中四国支部部門員をしていました．2016年4月から臨床微生物学会評議員，2020年から臨床微生物学会幹事，2024年から臨床微生物学会理事を拝命いたしました．

* * *

「臨床と微生物」と私の歩み

私の歩み
―臨床医，研究者として感染症と向き合う

森内浩幸 MORIUCHI HIROYUKI
●長崎大学大学院医歯薬学総合研究科・小児科学／長崎大学高度感染症研究センター

感染症の診療・検査・研究に携わる次世代へのメッセージ

◆思い入れのある研究テーマ

―ヒト免疫不全ウイルス（HIV）

1. HIVとの出会い

　臨床医と研究者，どちらの立場で執筆するか随分迷いましたが，前者の場合はあまりにも多くの感染症と関わってきたためにテーマが絞れません．後者でも幅広い研究テーマに携わってきたので悩ましいのですが，あえて選ぶならヒト免疫不全ウイルス（HIV）だと思います．

　私が長崎大学医学部を卒業し小児科に入局したのは1984年．研修医でもできる業務の1つは，血友病患者への血液製剤の注射でした．その頃すでにエイズという病気が米国で報告されており，男性同性愛者の間で広がる奇病扱いでしたが，その後血友病患者もエイズを発症したと報道され，どうやら血液を介して感染するらしいとわかりました．当時はインターネットもなく，海外のニュースや医学記事は簡単に手に入りませんでした．数カ月かけて届く海外の医学雑誌を医学部附属図書館まで通って貪り読み，エイズの症例のまとめや血友病患者の発症例を抄読会で紹介したところ，「そんな海の向こうの大人のゲイの連中の奇病のことを日本の小児科医が読んでどうするの？」といわれ，「血友病の子どもたちに注射しているⅧ因子製剤は海外から輸入していますよね？あの子たち，危なくないですか？」と反論すると，「注射しなかったら，患者は関節内出血の痛みで苦しんで可哀想だろう．頭蓋内出血起こして死ぬかもしれない．注射しないなんて選択肢あるものか」と再反論され，それ以上はいい返せませんでした．

　その後，国内でも血友病患者の中でエイズの発症が相次ぎ，小児科でみていた血友病患者の保存血清（血清肝炎研究のために保存）を調べたところ，ちょうど私や同期の研修医がせっせと注射していた頃に（後にHIVと命名された）エイズウイルスに感染したことがわかりました．つまり私たちがその子どもたちにHIVを注入していたのです．加熱製剤が日本で承認されたのは，その直後1985年7月のことでした．

2. 米国に渡り，HIVの研究に取り組む

　後でも述べますが，私は当初研究者になる気はありませんでした．しかし，この時のトラウマはずっと頭の中にこびり付いていました．その後米国に渡り，研究のかたわらECFMGを受けて合格しNIH Clinical Center等で臨床の仕事もするようになりました．エイズの患者さんたち（当時はまだ悲惨な予後だった）の診療に携わるようになり，トラウマが脳裏に蘇ってきました．彼らの主治医でもあった国立アレルギー・感染症研究所（NIAID）所長のAnthony Fauci先生のラボに移ってHIVの研究を行うようになったのは，このトラウマを打破したかったからでもあります．写真（図1）はFauci先生のオフィスで，彼の直属のprincipal investigator（PI）と一緒に写ったものです．この写真には入っていませんが，mRNAワクチン開発でノーベル賞を受賞したDrew Weissmanも同僚でした．

　それまでNIAIDでヘルペスウイルスの研究において実績を上げ，米国微生物学会（ASM）でYoung Investigator Awardを得たこともあって，Fauci先生の元ではPIとして比較的自由に研究テーマを選べたのですが，HIV研究の層の厚みに

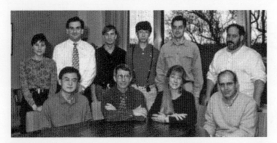

図1　NIAID 所長 Anthony Fauci 先生のオフィスで，彼の直属の PI の集合写真
前列左から2人目が Fauci 先生．後列右から3人目が筆者

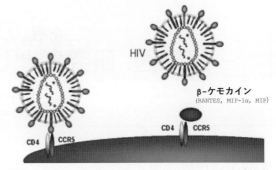

図2　ケモカイン受容体 CCR5 が HIV-1 の共受容体として働く
R5 タイプの HIV-1 は RANTES, MIP-1α, MIP-1β などのケモカインの受容体である CCR5 を介して細胞に侵入する．上記のケモカインは HIV-1 と競合して感染を防ぐ．図には示していないが X4 タイプの HIV-1 ではケモカイン SDF-1 の受容体 CXCR4 を共受容体とする．筆者はこれらの共受容体や本来のリガンドであるケモカインの発現の分子学的機序や様々な病態における発現の実態を研究した．
(https://www.bioprocessonline.com/doc/new-chemokine-that-binds-hiv-co-receptor-disc-0001 から引用改変)

たじろぎました．色々研究テーマを考えても調べてみると，すでに多くの研究者が山のように論文を出していて，何をすれば良いのか頭を抱えていた時，HIV 研究のブレイクスルーが起こりました．ケモカイン受容体 CCR5 と CXCR4 が HIV の共受容体だとわかったのです（図2）．もちろんこの時点で先行するラボ・研究者がいくつもあったわけですが，それでも他のテーマに比べるとまだ競争に食い込む余地が残っていたので，ここを皮切りに研究を行い，幸いそれなりに研究成果を上げることができました．

米国には8年数ヵ月滞在しましたが，まだまだ残って HIV 研究をしたかったですし，ちょうど Fauci 先生の勧めもあって米国臨床医のボードの試験を受ける準備やグリーンカードを持っていた方が連邦政府機関での昇進に有利だということで，その申請準備にも取り掛かっていました．その矢先，自分の人生設計にはなかった日本の大学，古巣の小児科に戻ることになりました．戻った後も HIV 研究を続けましたが，教室員は HIV 研究には全く興味はなく，また実験で感染することも恐れて，誰一人一緒にやってくれる人がみつからず，競争激しい HIV 研究からは撤退しました．研究者人生としては大きな悔いが残るところです．

今なお HIV のワクチンは開発されていませんが，治療法の進歩によって HIV 感染者の平均余命は非感染者とほとんど変わらなくなりました．「糖尿病に罹るのと HIV に感染するの，どっちが良い？」と訊かれたら，迷わず後者を選ぶでしょう．自分がやっていた研究がどういう貢献になったのか，甚だ心許ないところですが，捨て石の1つや2つにはなったのではと自分にいい聞かせています．

◆次世代へのメッセージ

─捨て石の大切さ

後輩に偉そうなことがいえる存在ではないので，困っています．私は研究者になるつもりは全くなく，医学部卒業の頃には発展途上国の子どもの健康・命を（特に感染症から）守るための仕事がしたいなあと漠然と考えていました．すると研究志向の強い同級生から「シュバイツアー気取り？でも1,000人のシュバイツアーよりも1人のフレミングの方が遥かに多くの命を救うんだぜ」といわれた時，私は「フレミングは1人いれば良いかもしれないけれど，シュバイツアーは1,000人必要なんだ」と返したものです．

ただ，WHO みたいな所でしっかりと仕事がしたいなと思い，たまたま WHO で活躍している人の講演後にフロアで「WHO で仕事ができるようになるためにはどうすれば良いのですか？」という一

介の研修医の質問に対し，「"フィールドで数年間がんばりました"で終わりたい？それともしっかりとしたポジションで長年働きたい？もし後者なら公衆衛生学修士（MPH）の学位を取ったり，感染症研究でどこかの教授になれるくらいの業績を上げたりしないと無理だよ」と告げられました．それが感染症の研究をしようと思ったきっかけでした．

研究者になって感じたことは，医学の進歩は天才らが一気に押し進めるものではなく，それ自体は捨て石のように目立たない一つ一つの研究の積み重ねが，やがて大きなブレイクスルーにつながるということでした．世間を賑わせる成果とはいえない地道な研究に何らかの意味があることを信じてがんばる，でもそのモチベーションとなるのは単純にやっている研究が面白いと思えることです．上から与えられたテーマであっても，その中で面白いと思えることを発見することができます．研究を心から楽しんでもらえたらと願います．

◆ 略　歴

すでに略歴で書くべきことの前半（渡米し，その後想定外に帰国するまで）を述べてしまいましたので，後半（帰国後）について述べます．

競争の激しいHIVの基礎研究を日本の地方大学の小児科学教室で教室員の協力なしで続けることに限界を感じ，小児科ならではの研究テーマに方向修正しました．その1つが母子感染です．長崎はヒトT細胞白血病ウイルス1型（HTLV-1）のendemic areaで，母乳を介した母子感染を防ぐべく1987年から県を上げて取り組んでいました．HIVと同じレトロウイルスでもあり，小児科らしいテーマでもあるので，HTLV-1母子感染に関わる基礎研究に着手しました．それとともにキャリアの母親へ寄り添いサポートしました．続いて他の母子感染にも対応しようと，サイトメガロウイルス（CMV）母子感染に関する臨床研究にも取り掛かり，その後TORCH complex（トキソプラズマ，梅毒，風疹，CMV，単純ヘルペス）全体に関わるようになりました．感染児の母親は，自

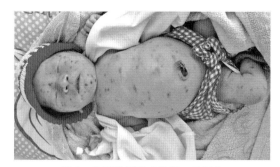

図3　先天性風疹症候群の子ども
筆者がベトナムの出生コホートで経験した先天性風疹症候群の乳児．全身にブルーベリーマフィン様と称される皮疹を認める．

分のためにわが子が健康被害を受けたことに罪悪感を持っており，同様の悲劇が起こらないように研究を推進するとともに，彼女らへのサポートや啓発の重要性を感じました．患者会トーチの会の設立にも尽力し，顧問として活動してきました．

またベトナムのフィールドで出生コホート研究を行う機会を得て，風疹ワクチンが定期化されていない中，先天性風疹症候群（図3）が大きな問題となっていることを突き止めました．その研究成果がベトナム保健省のカウンターパートにも共有され，ベトナムで麻疹・風疹ワクチンのキャッチアップ接種とそれに続く定期接種の開始につなげることができました．

私は本年度で小児科教授を退任しますが，現在長崎大学高度感染症研究センター（BSL-4研究施設）のセンター長を併任しています．厚生労働大臣の承認を受けて本格稼働することができれば，第一種病原体（エボラウイルス等）を研究する国内唯一の施設となります．第一種病原体はいつ日本に上陸しても不思議ではありません（実際西アフリカで起こったエボラのアウトブレイクは欧米にも広がりました）．またエボラの治療薬やワクチンの研究で生まれたアウトカムを，COVID-19パンデミックの際に活かすこともできました．アデノウイルスベクターのワクチンや治療薬レムデシビルはその例です．この施設が本格稼働し，世界に貢献できる研究を支援するためにがんばりたいと思います．

生化学の基礎と最新の臨床化学検査を網羅

メディカルサイエンス 臨床化学検査学
病態生化学の視点から

Laboratory Clinical Chemistry

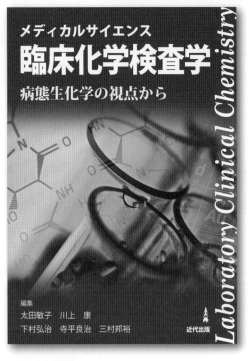

B5判 432頁（本文2色）
本体価格 5,300円＋税
ISBN978-4-87402-200-9

編集
太田敏子　川上　康
下村弘治　寺平良治　三村邦裕

「病態生化学」「臨床化学検査学」は、病態のどこが、どの程度、正常と異なっているのかを特定する診断や治療のために中心となる重要な医療技術である。

本書は、人体の病態に照らした各種検査値の意味と原理を理解するために、大きく「病態生化学編」と「臨床化学検査学編」の2つに分けられている。人の細胞〜組織〜個体を通して「人の正常と異常の違い」を捉え、さらに臨床検査の先端技術にも対応した内容となっている。

臨床検査技師国家試験の受験や専門の臨床検査士の資格取得を目指す方、保健学部、医学部、薬学部、理学部の学生はもちろん、研究者にも幅広く活用いただける書である。

■主要目次■
Ⅰ.生命現象の生化学－生命現象の分子基盤
　1　生命を構成する成分／2　物質の流れ／3　エネルギーの流れ／4　情報の流れ
Ⅱ.病態の生化学－人体の正常と異常
　1　細胞機能の生化学／2　臓器機能の生化学／3　個体の生化学
Ⅲ.分析の化学－生体分子の分析法
　1　分析法の基礎／2　精度管理／3　各種の分析法の原理／4　放射性同位元素検査
Ⅳ.人体の生化学検査の実際－生体分子の分析各論
　1　糖質／2　脂質／3　蛋白質／4　酵素／5　非蛋白性窒素／6　生体色素／7　電解質と微量元素／
　8　ホルモン／9　ビタミン／10　腫瘍マーカー／11　薬物・毒物／12　機能検査
付録　学生用基準範囲／SI単位換算表／元素周期表／遠心力と回転数／原子量表

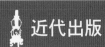

〒150-0002　東京都渋谷区渋谷2-10-9
TEL 03-3499-5191　FAX 03-3499-5204
http://www.kindai-s.co.jp

「臨床と微生物」と私の歩み

感染症の診療・検査・研究に携わる次世代へのメッセージ

病原真菌の分類学的研究に邁進

矢口貴志 YAGUCHI TAKASHI
●千葉大学真菌医学研究センター

◆思い入れのある研究テーマ

Aspergillus fumigatus およびその関連種の多相分類

　高齢化，医療の進歩による免疫不全患者の増加に伴い，深在性真菌症は増加傾向にあります．なかでもアスペルギルス症は最も重要な真菌症で，その原因菌の多くは Aspergillus fumigatus です．

　臨床検体から分離され，アムホテリシンB，アゾールなどの抗真菌薬に対して耐性を示す A. fumigatus 関連菌種が新種 Aspergillus lentulus として報告されて以来，この菌群の分類研究が進展しました．私の所属する千葉大学真菌医学研究センターでは，文部科学省のナショナルバイオリソースプロジェクト（NBRP）の支援を受けて，医療機関と連携し，臨床分離株を収集，保存しています．そのうち形態的に A. fumigatus と同定されて保存されている菌株の種内多型を random amplified polymorphic DNA（RAPD）法による電気泳動パターンでタイプ分けしました．このうち非典型的な泳動パターンを示す菌株の b-tubulin，actin 遺伝子などの塩基配列を解析したところ，典型的な A. fumigatus と異なり，A. fumigatus の関連種（もしくは隠蔽種）として報告されている種と一致しました．複数の遺伝子による分子系統解析より A. fumigatus および関連菌種は4つの分類群（Ⅰ．A. fumigatus が属する菌群，Ⅱ．A. lentulus が属する菌群，Ⅲ．Aspergillus fumigatiaffinis，Aspergillus novofumigatus が属する菌群，Ⅳ．Aspergillus viridinutans 種複合体が属する菌群）に分かれました．これら関連種は A. fumigatus と比較し，形態的には非常に類似していましたが，一般に分生子の形成が悪く，かつては分生子を形成しない白色の A. fumigatus と考えられていました．しかし，分生子の形状，表面構造（電子顕微鏡での観察）を詳細に検討したところ，Ⅰの分生子は球形で刺状，Ⅱは楕円形で滑面，Ⅲは長円形で滑面，Ⅳは球形で滑面となり違いがみられました．また，生育温度はⅠが50℃でもよく生育するのに対して，Ⅱ，Ⅲは45℃まで，Ⅳは42℃まで生育し，明らかな違いがみられました[1]．その後の研究で A. viridinutans は，狭義の A. viridinutans の他，Aspergillus udagawae，Aspergillus felis などに細分化されましたが，いずれの種においてもアスペルギルス症原因菌としての報告があります．各種抗真菌薬に対する感受性については，A. lentulus をはじめ A. fumigatus 関連種ではアスペルギルス症の第一選択薬であるボリコナゾールに対して耐性を，A. viridinutans 関連種はイトラコナゾールにも耐性を示す傾向がみられました．A. fumigatus および関連種において分子系統，微小形態，最高生育温度，薬剤感受性の相関性がみられました（図1）．複数のパラメーターによる分類を多相分類といいますが，その妥当性が示されました．これらの種には薬剤感受性の相違があるため，臨床上正確な種の同定が求められています．

　現在，病院の検査室などでは，マトリックス支援レーザー脱離イオン化飛行時間型質量分析計（MALDI-TOF MS）により，臨床分離株の同定が行われるようになりました．全ゲノム解析された A. fumigatus および関連種の計3株について，培養菌体から超遠心分離機を用いて抽出したリボソーム蛋白質の質量分析を行いました．その結果，分類の基準となるリボソーム蛋白質の分子量リス

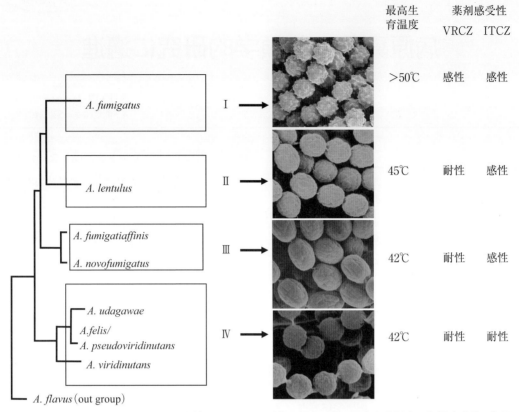

図1 *Aspergillus fumigatus* および関連種において分子系統，微小形態，最高生育温度，薬剤感受性の相関

トを作成し，島津製 AXIMA CFR plus を使用した詳細なマススペクトルパターンでは，*A. fumigatus* およびその関連種識別が可能となりました[2]．しかし，検査室でのルーチン化にはまだ，課題があると考えています．

Sporothrix schenckii 関連菌種の分類

従来，スポロトリコーシスの原因菌種は *Sporothrix schenckii* 1 種と考えられていましたが，分子系統学の発展により，現在では *S. schenckii*，*Sporothrix brasiliensis*，*Sporothrix globosa*，*Sporothrix luriei* の 4 種からなる複合体と認識されています．これらの種も形態的に非常に類似するものの，分子系統の違いによって識別可能です．

そこで，当センター保存の日本国内のスポロトリコーシスの原因菌種の再同定を実施した結果，*S. globosa* が圧倒的に多く，残りは狭義の *S.* *schenckii* で他の菌種はみられませんでした．さらに *S. globosa* は既存の報告と同様に 2 つのサブグループに分かれました．薬剤感受性は *S. globosa* のみイトラコナゾールに耐性がみられ，アムホテリシン B，ボリコナゾールに対しては *S. globosa*，*S. schenckii* ともにすべての株で低感受性・耐性を示しました（図2）[3]．

S. schenckii が 37℃ での生育が良好であるのに対して，*S. globosa* は不良でした．本邦ではスポロトリコーシスに対し局所温熱療法が有効なことが多いですが，発育速度の差が関連していることが示唆されました．世界的にはスポロトリコーシスの流行がみられるため，今後，輸入・再興感染症として注意すべきであると考えます．

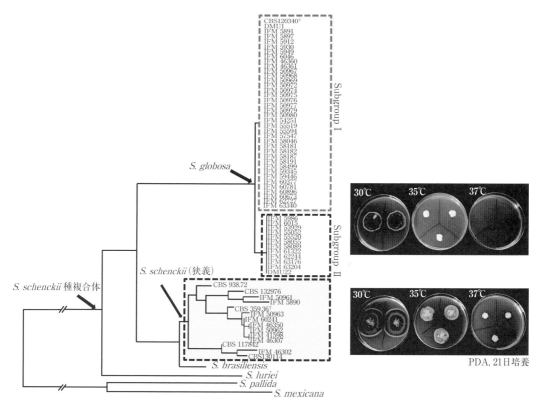

図2 *Sporothrix schenckii* 種複合体の分子系統，生育温度の相関

◆研究者を目指す次世代の後輩への メッセージ

　略歴でも述べさせていただきますが，有用物質のスクリーニングでは，他の研究者があまり行っていなかった真菌の有性世代をターゲットにし，有性胞子を形成させるため固形培養を実施しました．病原性 *Aspergillus* の分類では，形態，分子系統に薬剤感受性，生育温度を加味した多相分類を行いました．その他，ヒト遺体上に真菌が生育する現象は知られていましたが，その真菌の分類，性状を解析しました[4]．時代を大きく変えるような先端的な研究は行えませんでしたが，少しだけ時代を先取りした研究を，他分野の研究者と協力して実施し，当時は注目されるような研究成果を得ることができました．

　次世代を担う研究者方に私からいえることは，まずは新たに研究領域を開拓するような先進的な研究を行う，そのためのたゆまぬ努力を継続していただきたいということです．その際，他の研究者が行わないような独自の発想を持ってユニークな研究を行う，他分野の研究者と交流，共同研究を重ね，これからの時代を切り拓いていくという強い意志を持って挑戦を継続してほしいと希望します．その結果，周りから求められる，頼られる研究者になっていただきたいと思います．その行く末は，斬新な発想で先端的な研究をマネージメントできるプロジェクトリーダー，もしくは高度な専門性のある技術を身に付けた職人タイプの研究者，大きくこの2つに分けられると考えます．どちらのタイプを選ぶか，最終的にはご本人が決めることです．

　人が最も後悔するのは，若い時に挑戦しなかったことといわれます．大学などの公的な研究機関では，研究活動に専念して研究力の向上を図ることができる環境を整備し，キャリア形成支援のた

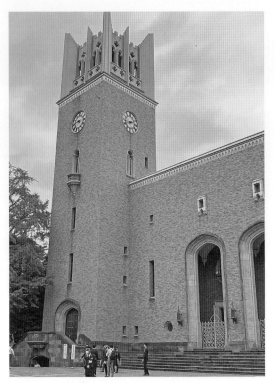

図3　早稲田大学大隈講堂

めの各種プログラムがあります．安定志向の世の中ではありますが，研究分野など既存の枠組みを越えて，新たな課題へ挑戦し，世界的に活躍できる研究者を目指していただきたいと期待しております．

◆略　歴

1987年 早稲田大学大学院理工学研究科博士前期課程修了後，明治製菓株式会社（現（株）明治）に入社しました．薬品研究所微生物室に配属，有用物質の探索源として真菌の分離，培養を業務としていました．特に植物由来のカビ（真核細胞間で作用する様々な物質を産生する可能性），Aspergillus, Penicilliumおよびその関連種（有性世代はまだ研究の余地がある）に焦点を絞って真菌を分離しました．当時の研究を「新規な糸状菌の探索と生理活性物質生産への応用」としてまとめ，早稲田大学より博士（工学）を授与されました．その後，2003年千葉大学真菌医学研究センター　助教授就任，准教授として現在に至っています．現在の研究テーマは，病原真菌の分類，同定とその応用研究で，NBRP「病原真核微生物」を担当しています．

収集した菌株を使用し，多くの研究者の協力を得て，日本菌学会，日本微生物資源学会，日本医真菌学会に軸を置き研究を継続しています．その結果，日本菌学会菌学研究奨励賞（1996年）「創薬資源としての土壌生子のう菌類の探索と分類学的研究」，日本医真菌学会奨励賞（2009年）「病原真菌における形態および分子系統などによる多相的分類研究」，日本菌学会賞（2016年）「耐熱性子嚢菌類の分類学的および食品科学的研究」，日本微生物資源学会賞（2018年）「病原真菌の分類学的研究と臨床真菌株コレクションの充実」，日本医真菌学会賞（2022年）「病原真菌の分類学的研究とその多様性解析」を受賞しております．学会活動においては，菌学会では，理事，副会長（2017〜2022年）を，微生物資源学会では理事，会長（2023年〜），医真菌学会では理事を務めさせていただいています．また，International Commission of *Penicillium* and *Aspergillus* 委員として国際的にも活動しております．

文　献

1) Yaguchi T, Horie Y, Tanaka Rb *et al.*：Molecular phylogenetics of multiple genes on *Aspergillus* section *Fumigati* isolated from clinical specimens in Japan. *Jan J Med Mycol* 48：37-46, 2007.
2) Nakamura S, Sato H, Tanaka R *et al.*：Ribosomal subunit protein typing using matrix-assisted laser desorption ionization time-of-flight mass spectrometry (MALDI-TOF MS) for the identification and discrimination of *Aspergillus* species. *BMC Microbiol* 17：100, 2017.
3) Suzuki R, Yikelamu A, Tanaka R *et al.*：Studies in phylogeny, development of rapid identification, antifungal susceptibility and growth rates on clinical strains of *Sporothrix schenckii* complex in Japan. *Med Mycol* J 57：E47-E57, 2016.
4) Ishii K, Hitosugi M, Kido M *et al.*：Analysis of fungi detected in human cadavers. *Legal Medicine* 8：188-190, 2006.

「臨床と微生物」と私の歩み

感染症の診療・検査・研究に携わる次世代へのメッセージ

呼吸器感染症の検査診断・治療・予防

柳原克紀 YANAGIHARA KATSUNORI
●長崎大学大学院医歯薬学総合研究科

◆思い入れの強い感染症—呼吸器感染症

1. はじめに

　私は，呼吸器内科医であることもあり，呼吸器感染症の診療・検査・研究に長きにわたり，取り組んできました．呼吸器感染症の面白さは，肺炎球菌やブドウ球菌などの一般細菌，マイコプラズマに代表される非定型病原体，結核などの抗酸菌，アスペルギルスなどの真菌ならびにウイルスなど病原体が多岐にわたることです．また，これは治療薬の選択が難しいことにもつながっています．原因微生物の同定は治療薬のみならず，患者隔離を含めた診療方針を考える上でも，大切になります．患者さんは症状や臨床所見から疑われ，血液検査や胸部X線写真などが施行されます．原因微生物の特定で有用なのは，まずはグラム染色です．良質な喀痰から得られる多くの情報は，診療方針の決定に有益です．良質な喀痰を採取することは臨床医にとって大切であり，可能であれば自身による鏡検が望ましいです．自分で染色する時間が取れない際は臨床検査技師からの情報を得ることになります．これは多職種連携につながり，適切な診療を進めることができます．

2. 緑膿菌感染症に関する研究

　私が医師になって最初に受け持った患者は，びまん性細気管支炎（DPB）の男性で，緑膿菌の慢性気道感染症を発症していました．緑色を帯びた膿性痰をグラム染色すると，ムコイド型特有の粘稠な産生物とグラム陰性菌を観察することができました．この顕微鏡像は今でもはっきり覚えています．DPBに伴う緑膿菌慢性気道感染症は，バイオフィルムを形成することできわめて予後が悪い疾患でした（図1）．この患者さんは，当時見出されたばかりのマクロライド少量長期投与により，治癒に導くことができました．その後，緑膿菌慢性気道感染症に対するマクロライド薬の作用機序を研究テーマとする研究論文で学位を取得しました．米国留学中も含め，緑膿菌感染症に関する研究に長らく取り組むことになりました．

3. 重症肺炎球菌性肺炎の恐ろしさを実感

　重症肺炎の症例も多数経験しました．30歳代の基礎疾患を有しない肺炎球菌性肺炎の症例は記憶に残っています．臨床症状は強く，胸部X線写真（図2）でも大葉性肺炎像を呈し，各種炎症マーカーも著増していました．グラム染色で連鎖状の球菌が観察されたため，適切な抗菌薬を投与できました．入院時の血液培養からも肺炎球菌が分離され，全身状態はかなり悪くなりました．ご家族にもかなり厳しい説明をすることになりましたが，その際の奥様の不安そうな顔を今でも記憶しています．抗菌薬の併用や全身管理でなんとか救命できましたが，重症肺炎球菌性肺炎の恐ろしさを実感しました．肺炎球菌ワクチン接種が進み，重症例が減っているのは好ましいことです．近年は，肺炎球菌の血清型の全国サーベイランス等で，ワクチンの普及や評価に貢献できているのは嬉しいことです．

4. COVID-19のパンデミックで
　　呼吸器ウイルス感染症の重要性を再認識

　コロナウイルス感染症（COVID-19）は，2019年12月に中国・湖北省武漢市で初めて確認され，

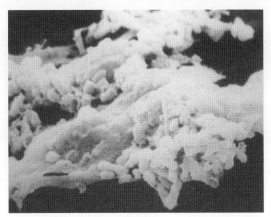

図1　実験的に作成した緑膿菌バイオフィルムの電子顕微鏡写真
(J Antimicrob Chemother. 2000 Jul；46（1）：69-72）より

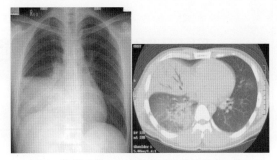

図2　胸部X線・CT写真（肺炎球菌性肺炎）

急速に全世界に感染拡大し，パンデミックとして甚大な被害をもたらしました．このパンデミックは呼吸器ウイルス感染症の重要性を再認識させるとともに，検査領域における核酸検査の役割も明確にしました．2020年初め頃は，PCR検査数が諸外国に比べて極端に少なく「検査難民」といった言葉も使われました．当時は，マスコミ等から検査数が増えない理由について説明を求められる機会もありました．

わが国は，2002〜2003年の重症急性呼吸器症候群（SARS）や2015年の中東呼吸器症候群（MERS）が流入しなかったため，ウイルス感染症に対するPCR等の核酸検査が普及していなかったことが主要因と考察されています．COVID-19パンデミックの副産物として，PCRをはじめとする核酸検査の整備が進み，呼吸器ウイルス感染症の検査診断が一般化してきました．今年から成人用ワクチン接種が可能になったこともあり，RSウイルスの診断・治療・予防が注目されています．

病原体が多岐にわたる呼吸器感染症において，原因微生物の特定は病態解明や予後改善に大きく関わってきます．もうしばらく呼吸器感染症の検査診断・治療・予防に貢献していきたいと思っています．

◆若い先生へのメッセージ

臨床微生物学を一緒に学ぶことで，診療の質も高める

欧米（特に欧州）の学会では，感染症の研究者が「I am a clinical microbiologist.」と自己紹介することが少なくないです．そのように，いわゆるclinical microbiologyの地位が高い印象です．わが国における「臨床微生物学」とはニュアンスが異なり，欧州ではclinical microbiology＞infectious diseaseといった印象も受けます（私の個人的な印象です．ご了承ください）．欧州の学会はEuropean Society of Clinical Microbiology and Infectious Diseases（ESCMID）であり，Clinical Microbiologyが先に表記されています．これは感染症における微生物の重要性を強く認識しているためではないかと考えます．わが国では，新規抗菌薬の開発を含めた感染症の治療が優先された歴史があり，微生物検査の普及は遅れていました．私が医学を学び診療に従事した長崎は，伝統的に感染症に強い地域ではあったが，血液培養などの微生物検査の実施数は欧米に比べ，はるかに少なくなっていました．近年，薬剤耐性菌の増加により，抗菌薬適正使用のニーズが高まったことが，微生物検査の推進につながっています．臨床微生物学は感染症学の根幹をなすものです．感染症の診療を的確に進めるためには臨床微生物学の習得がマストであることを認識してほしいです．感染症医を目指す若手が増えていることは大変喜ばし

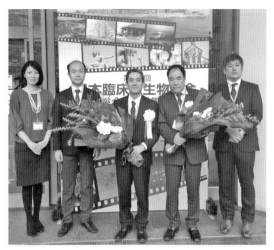

図3 「第28回臨床微生物学会」主催（2017年）

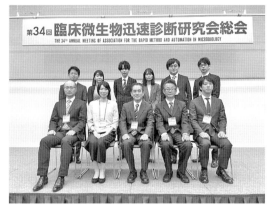

図4 「第34回臨床微生物迅速診断研究会」主催（2023年）

いことです。臨床微生物学も一緒に学ぶことで，診療の質も高まるのではないでしょうか。

◆ 略　歴

1991年長崎大学医学部を卒業し，感染症の診療や研究が盛んであった長崎大学医学部第二内科に入局しました。細菌性肺炎や結核，アスペルギルス症などを受け持ち，感染症学に興味を持ちました。研修医終了後に大学院に進学し，緑膿菌慢性気道感染症やMRSA血行性肺感染の動物実験モデルの作成など，昼夜を問わず基礎研究に従事しました。このあたりが私の研究の原点になっています。1997年からは米国ネブラスカ大学分子生物学教室に留学しました。白人に多く，難治性の遺伝子疾患である囊胞性線維症を研究テーマとする教室であり，緑膿菌気道感染症における過分泌機序の解明に取り組みました。帰国後は臨床医（助教）として主に診療に従事し，若手医師や研修医の指導も行いました。この時は責任ある立場であったため，難しい症例の検査成績に関して，検査部微生物室のスタッフに助けられることも多く，微生物検査の重要性を実感しました。2006年に学内人事で講師および微生物検査室の室長として，臨床検査部に異動となりました。微生物検査から臨床をみていく立場であるが，病棟での臨床経験はとても役に立ちました。また，呼吸器感染症だけでなく，外科，小児科，産婦人科，救急，ICUなど多くの微生物検査を扱えることで視野を広げることができました。2007年からは感染制御部門の副センター長も兼務して，感染対策における臨床微生物学の役割を学ぶことができました。2013年から長崎大学大学院病態解析・診断学分野教授，長崎大学病院検査部部長を拝命し，検査部門全体を統括することになりました。薬剤耐性菌の診断法・治療法等の開発研究をライフワークであり，厚生労働科学研究費補助金やAMEDの研究代表者として取り組んでいます。COVID-19のパンデミック時には，PCR検査の拡充を積極的に進め，1日数件程度しか行わなかったPCR検査を1,000件に増やし，院内のみならず地域の感染症診療・対策に貢献できました。

何よりも最も大きな宝物は，医師，臨床検査技師を中心にした臨床微生物学の仲間たちです。切磋琢磨できる仲間たちに出会えたことに心から感謝したいです。

2017年には第28回臨床微生物学会（図3），2023年には第34回臨床微生物迅速診断研究会（図4）を主催し，多くの方にご参加いただいたのは大切な思い出になっています。

「臨床と微生物」と私の歩み

感染症の診療・検査・研究に携わる次世代へのメッセージ

私と感染症

山岸由佳 YAMAGISHI YUKA
●高知大学医学部臨床感染症学講座

はじめに

　学生時代に産婦人科医を志していた自分が最終的に小児科医として社会人の第一歩を踏み出したのが今から20年以上前．まだまだ多くの学びを得ながら研鑽を積んでいかねば，と自信を鼓舞していたところ，気づけば今こうして次世代へのメッセージの原稿執筆のご依頼をいただいたことに私でよいのかなと大変恐縮しております．本稿では恩師の先生方，これまで所属させていただきました職場の皆さま，学術に関する産官学の関係の皆さま，家族に感謝の気持ちを込めて筆を取りたいと思います．

◆感染症学・化学療法学・微生物学との出会い

―小児科診療を通じて

　小児科診療では，日々感染症と遭遇します．今思い返しますと当時，卒後1年目後半からの市中病院在籍中は，土日の診療含め多くの患者さんを少ない医師で対応する状況でした．感染症診療において重要な，いわゆる「宿主・微生物・薬剤の関係性」を考えながらの医療とはほど遠かったように思います．そのような中で当時，市中病院でお世話になった臨床微生物検査技師の末松寛之先生が，「細菌性アメーバを診断するのに納豆がいるんだよ．納豆にも色々あって…（云々）」と話しかけてくださいましたことがあります．とても興味深いと思い，その日から細菌検査室に出入りするようになりました．今思えば，末松先生が細菌検査の世界に導いてくださりきっかけを作ってくれたのだと思っています．しかしその時は，まだまだ検査の本質には触れていないことを後で嫌というほど知ることとなりました．

　一方診療で感染症に真剣に向き合うことになった初めての出会いは，肩関節炎の新生児でした．この時，初めて感染症の怖さを知りました．幸運なことに末松先生のご紹介で，以前よりB群溶血性レンサ球菌（GBS）の基礎研究をされておられた，のちの私の恩師となる三鴨廣繁先生（当時：岐阜大学生命科学総合科学研究支援センター嫌気性菌研究分野，現：愛知医科大学医学部臨床感染症学講座教授・愛知医科大学病院感染症科教授・愛知医科大学病院感染制御部長）に血清型の解析を含めご依頼させていただき，併せてGBSの病原性やスクリーニング検査の手法や限界などを学びました．この症例は最終的には母子感染例でしたが，当時はGBSの母体スクリーニングの制度やスクリーニングのピットフォールを学ぶ契機となりました．続けて激烈な経過を辿ったインフルエンザウイルス感染症合併心筋炎を経験しました．このように小児領域における臨床を通じて感染症学の入り口に立ったのが始まりでした．

◆大学人としての活動

―未知の感染症学・化学療法学・微生物学の領域にのぞむ

　前述の末松先生に仲人をしていただき，2008年から三鴨先生教室に正式に就職するご縁をいただきました．感染症の「か」の字も語れないほど素人同然にもかかわらず，お声がけくださったことに，今はただただ感謝の気持ちでいっぱいです．当時は初日に三鴨先生から「医局員は今2人しかいないので，様々なことにおいて相補的にしたい」というようなことを仰せられたのを記憶して

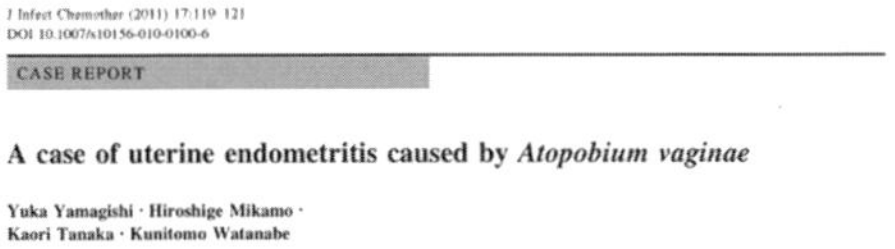

図1 最初の研究テーマ「*Atopobium vaginae*」

おりますが，その後三鴨先生からは「何も知らないんだねぇ」とがっかりさせてしまったことを大変申し訳なく思っております．当時から感染症学・化学療法学・微生物学の領域で多くのデータを出され国内外でご活躍されておられる先生のお一人でありましたが，この領域の現状をほとんど知らなかった私はその環境のありがたみもまだよくわからないままに飛び込んだ形でした．菌名も薬剤の種類も使い方も菌種も薬剤感受性試験も，さらに感染対策のイロハも全く知らない状況で，当時の感染制御対策チーム（ICT）メンバーの交わす会話に全くついていけず，ひたすらメモをとり，調べながら1つずつ覚えていくことを繰り返していました．さらに学問として，初めて微生物の種類や同定，抗菌薬の種類や薬剤感受性，PK/PD，微生物ごとの感染経路，洗浄や消毒・滅菌，ガイドラインの種類と成り立ち，国内外の学会の存在と活動内容などすべてが新鮮でやる気満々でのぞんだのを覚えております．

最初の研究テーマは *Atopobium vaginae* でした（図1）．その後，嫌気性菌では *Clostridioides difficile* をはじめ多くの幅広い基本，臨床を学び，岐阜大学嫌気性菌分野の渡邊邦友名誉教授，田中香お里教授，教室の先生方にご指導賜りました．また，嫌気性菌以外の細菌では大腸菌や緑膿菌などの幅広い細菌や，特に基質特異性拡張型βラクタマーゼ（ESBL）産生菌やカルバペネム耐性腸内細菌目細菌（CRE）やメチシリン耐性黄色ブドウ球菌（MRSA）などの薬剤耐性菌について多くを学ばせていただきました．基礎研究では，愛知医科大学分子疫学・疾病制御学寄附講座の萩原先生に多大なるご指導を賜りました．真菌についてはカンジダ属を中心に，基礎的・臨床的研究の機会をいただきました．特に臨床において，竹末芳生兵庫医科大学名誉教授，長崎大学の諸先生との共同研究に参加の機会をいただきましたことは，大変貴重な経験の1つとなっております．

私の場合小児科医として臨床を始めたため，成人の診療は感染症領域に入ってからがスタートでした．成人診療において未熟な私にサポートくださいました愛知医科大学感染症科の先生方や各診療科の先生方に感謝申し上げます．

微生物検査の進歩は目覚ましいものがあります．当時無知だった私はゼロから，仕組みから実際の使用，ピットフォールなどを学びましたが，多くの機器を実際に触れることができましたのでめぐまれた環境だったと改めて実感しております．また，臨床検査専門医も三鴨先生の勧めで40歳間近に一念発起して取得いたしましたが，今はあの時に資格を取得しておいて良かったと思います．さらに，文科省や厚労省の研究や学会サーベイランス，自主研究，臨床試験や治験などに関わらせていただきましたことはすべての経験が財産であり，今の業務にも非常に役立っております．種々の機会をいただきましたことに感謝しております．そのほか，医育機関に在職していた関係で学生への講義の機会をいただいたことは，自身の知識の確認・補填にもつながりました．

◆若手の皆さまへのメッセージ

―キャパシティを超える依頼もチャンスと思い挑戦してみる

人生色々ありますが自身の経験上では，最初から入り口を狭めず広くしておくと良いと思っております．また，どの領域もそうかもしれませんがある意味狭い世界ですので，どこでいつまた出会いがあるかもわかりません．1つずつのご縁は大切にしたいものです．上司は選べないかもしれませんが，選ぶことができるのであれば信頼できる上司に出会えると良いと思います．また，上司から課題の提案をいただいたら，それは期待されて（できそうだと思って）の依頼だと思います．です

ので自身のキャパシティを超えると思っても時間と内容を見積もって，いけそうだと思ったら，相談の上チャンスと思って基本的に引き受けられるのが良いと思います（もちろんその後のフォローを上司がサポートしてくださるのがありがたいのですが）．学問に年齢は関係ありません．何歳になっても学ぶ志さえあればなんとか生業にまでできるものと思っております．

おわりに

これまで多くの皆様に支えられて今の自分があります．この場をお借りして関係してくださいましたすべての方々に心から御礼申し上げます．また今後もご指導ご鞭撻のほどよろしくお願い申し上げます．

◆略　　歴

順天堂大学医学部卒．小児科医として岐阜大学医学部附属病院および関連病院で研修・研鑽を積み，2008年4月より愛知医科大学病院の感染制御部，2013年より感染症科（新設）の医師として研鑽を積みました．2016年より愛知医科大学大学院医学研究科 臨床感染症学 准教授，2017年4月教授（特任）を経て（図2）2021年7月より現職の高知大学医学部附属病院 感染症科（新設）教授および高知大学医学部附属病院感染管理部 部長に着任．また2022年より高知大学医学部 臨床感染症学講座（新設）教授を併任しております．

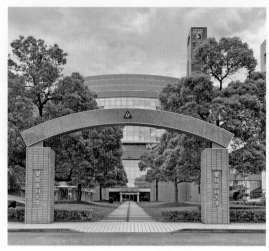

図2　愛知医科大学

学会の資格は日本臨床検査医学会臨床検査専門医，日本小児科学会 専門医・指導医，日本感染症学会感染症専門医・指導医などを取得しております．また学会活動は感染症関連，小児関連，検査関連を含め多分野にわたっており2024年夏現在，日本化学療法学会理事，日本医真菌学会理事，日本性感染症学会理事，日本外科感染症学会理事などの役職を拝命しております．また，全国会・地方会の開催の機会をいただいております．学会活動に様々な機会を賜りました関係各位に深謝申し上げるとともにしっかり務めさせていただく所存でございます．

＊　　＊　　＊

「臨床と微生物」と私の歩み

感染症の診療・検査・研究に携わる次世代へのメッセージ

ツンデレな抗酸菌との不思議な付き合い

吉田志緒美　YOSHIDA SHIOMI
●国立病院機構近畿中央呼吸器センター臨床研究センター

◆思い入れの深い微生物

―抗酸菌

　抗酸菌について，実はしっかりと基礎研究で取り組んだわけでもなく，かといって寝食忘れるほど大好きというほどではありません．現在の職場である臨床研究センターが2002年に立ち上がるということで，「新しい時代の研究」を実施するために白羽の矢を立てられた臨床検査技師である私と，抗酸菌の感染伝搬や臨床病態を明らかにすることを目指す鈴木克洋先生（前副院長）が対象とした菌種が抗酸菌でした．鈴木先生にイロハから教えてもらい，悩みながら少しずつ前に進んでいった経緯から，思い入れが深いと考えています．

　これまで仮説が崩されたり，結果がきれいでなかったり，歯がゆい思いしか残っていませんが，その都度「君を試しているよ．そうやすやすとわかってもらっては困るよ」と抗酸菌にいわれているようで謎が深まりました．でも，たまに面白そうな結果がでると単純な私はうれしくなり，次がんばろうという気持ちにさせられます．ツンデレな抗酸菌との不思議な付き合いです．

◆時代を担う「若者」への期待と応援

「自分とは異なる属性の人たちとの交流から，新たな関係性を育む」

　突然ですが，私はオリックス・バファローズのファンです．最近のメジャーリーグ（MLB）での選手の活躍もさることながら，若いアスリートたちは素晴らしい成績を上げてくれています．多くの世界大会を舞台にして順位でも成績などでも，彼らの力は私たちが同じ年ごろだった頃と比較になりません．技術が違う，用具が違う，練習環境が違うなど，我々世代の言い訳はありますが，パフォーマンスの違いは潔く認めざるを得ません．例えば，MLBのストレートの平均球速は過去10年間で2.4km速くなっただけでなく，一昔前は数えるほどだった100マイル（約161km）前後の速球を投げる投手は，今では各球団に複数人おり，さほど珍しくなくなりました．

　ただ，まばゆいばかりの活躍の裏でアスリートたちは故障に悩まされていると聞きます．トップアスリートと故障は，ある意味切り離せない宿命ともいえ，球速の高速化が劇的に進んだ一方，体にかかる負荷が増えているそうです．スポーツ科学の進歩によって以前よりも故障のリスクは減じているとはいえ，今の選手の方が厳しいトレーニングに耐えていると考えるのが合理的です．手術やリハビリを余儀なくされる選手が増えており，対応する課題も以前とは変わっています．良くも悪くも故障（課題）とどう向き合うかがアスリートを心身ともに一回り大きく成長させるといわれています．

　こうした進化がスポーツの世界に限ったことと考えるのは不自然なことです．若者にとって，スポーツも数ある人生の選択肢の1つに過ぎず，スポーツの世界で起こっていることは他の世界でも起こっている，と考えるのが自然です．例えば，音楽や医療の世界でも世界に通じる人材は生まれていますし，技術の進化や成熟度，求められる水準や課題もこれまでの時代のものとは比較になりません．過去の物差しを持ち出しても次世代の扉を測ることはできません．

　一方，「今どきの若い者は……」のセリフ，誰で

も一度は聞いたことがあると思います．世代の違う目上の人が目下の人に対して使う呪いの言葉ですが，振り返れば，私も始終いわれました．現在では同じ世代の中でも一人ひとり異なる経験や価値観があるという意識が一般化されてきましたが，当時はパッケージ化された「若者」のくくりで扱われました．その枕詞の後には，「年長者のいうことが絶対」「経験の浅いものはこれだから」「チャラチャラした新人類」などが続き，上からおりてきた指示に従うしかなかったのです．その後，自主性や考える力が重視され，物事のエビデンスを見極めて自ら判断する力が求められるようになりました．しかし，それらを受け入れる側には準備ができておらず，斬新なアイディアよりも自分たちが好む模範解答を要求してきました．また，何かをチャレンジするときに「年齢相応に……」「身の丈を考えて」という言葉も出てきました．どうみても分が悪そうな若者たちですが，新しい技術などについて仲間うちでしか通じない説明をする人もいますし，逆に自分の意見を出さないことでトラブルを避ける人もいます．これらはすべてヒトを世代という属性で縛り，同質化する支配型ヒエラルキーであり，失敗のリスクは小さくできますが，成長の足かせになります．このような空気から新しい発想は生まれません．

私たちは自己や個性を大切にされたいと日々思いながら，一方で同じ属性を持つ人には親近感を持ちます．同郷，同級生，同学部など，土地，世代，所属の共通点があると話は弾みます．しかし同質性の気持ちよさから，自分が持っている知識，経験が普遍的で役に立つ，正しいという思いが高じてしまい，周りの人にも聞かせたくなります．でも，共通点がない人（例えば別の国や違う世代，分野が異なる職種の人）に話す時，彼らから同意を得ることは簡単ではありません．私は，多くの場合は説教じみた自慢話に聞こえてしまい，話が続かなくなるか，当たり障りのない会話に終わります（私も大いに反省）．

ここで考えてみてほしいのです．あなたが多職種でかつ世代や出身が異なるメンバーで構成されたチームのリーダーである時，課題解決や目標達成へのプロセスをきちんと理解できるでしょうか．もちろん，リーダー自身が信じるビジョンはあるでしょう．しかし，そこに向かうプロセスに正解はありません．複雑で不確実な変動しやすい現実社会において，リーダーがなんでも知り，個性豊かなメンバーを導けるような秘策は見当たりません．多くの場合は「わたし1人でわかるはずがない」と不安に感じるのではないでしょうか．そんな時，1人で抱え込んで無理をする必要はないと思います．できればみんなでアイディアを出し合い，多様な意見を認め合う「フラットなチーム」をつくっていきたいものです．自分とは異なる属性の人たちとの交流から，新たな関係性を育み，未来に向けた糸口を生み出せるかもしれません．「多少のリスクはお互いさま．たいていのことは，なんとかなる」という気持ちで，すべての人のチャレンジを相互に応援することが，普通になれば大きな成長が期待できるでしょう．何より楽しそうです．

どんな人にも「若者」だった時代が必ずあり，そんな「若者」がその時の流れを切り拓き，社会に影響を与えてきました．目まぐるしく移り変わる時代と，各世代のトレンドである「若者」に寄り添ってきたモノやテクノロジーには，密接な結びつきがあります．その1つが「医療」といえるでしょう．診断技術の進歩，検査の革新，微生物学研究の発展に大きく貢献しているのは，まぎれもなく目の前の課題に真摯に向き合っている「若者」たちです．（自称他称を問わず）時代を担う若者が，「過去をつなげ，今を支え，未来を創る」，そういう世界になることを応援しています．

◆略　歴

1988年に臨床検査技師の資格を得て医療の分野に入りました．当時，上の世代の技師が大勢活躍されていたため，新卒就活が超々氷河期でした．病院検査室勤務の希望も全く空きがなく，縁あっ

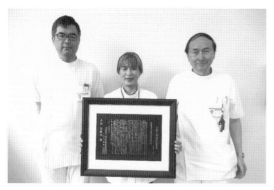

図1 2020年黒住財団小島三郎技術記念賞を受賞した際の記念写真
左から国立病院機構近畿中央呼吸器センター臨床研究センター感染症研究部部長の露口一成先生，筆者，国立病院機構近畿中央呼吸器センター臨床研究センター長（当時）の井上義一先生

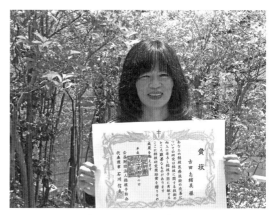

図2 2018年島尾忠男賞を受賞した際の筆者

て奈良県立医科大学の生理学教室に入りました．その教室で課題と嗅覚のメカニズムの解明に取り組んだ（やらされた？）のが，研究者の世界に進むきっかけになりました．

そうこうしているうちに，ひょんなことから一度も行ったこともない米国に1995年から4年間滞在しました．何もできない自分を痛感する中，いろんな出身の人たちが人生を楽しんでいる姿に感動しかなかったです．不思議なもので，たいして成長していないのに視野が広がったような錯覚になりました．2002年からこれまた何の知識もないままに，国立病院機構近畿中央呼吸器センターで微生物（抗酸菌）をテーマにした臨床研究をさせてもらうこととなり，今に至ります．

当たって砕けること多数．拾われる恩義数知れず．こうして続けていられるのもすべて周りの皆さまに助けてもらったおかげです．何のとりえも実力もないのに海外で生活したり，抗酸菌研究の分野で賞をいただけたり（図1, 2），何とか生きてこられたのはご縁のおかげでしかありません．まだ何も成し遂げられていませんが，不易流行（「不易」＝不変性・一貫性，「流行」＝変化・新しいことへのアレンジ，という一見矛盾することを両立すべき，という松尾芭蕉の教え）をもとに，柔軟な復元力を持つ「レジリエント（resilient）な心」を，自分の中に持ち続けたいと思っています．

* * *

臨床と微生物
休刊のお知らせ

　日頃より『臨床と微生物』をご愛読いただき、誠にありがとうございます。

　さて、突然ではございますが、『臨床と微生物』は2024年11月25日発行の「51巻6号」をもちまして、休刊させていただくこととなりました。

　本誌は、SARSやインフルエンザ、COVID-19をはじめとする感染症の猛威に対処するため、up to dateな情報を発信するべく、微生物および感染症の最新トピックスを第一線の研究者がわかりやすく解説する専門誌として1974年に創刊されました。以後、感染症・微生物研究者、実地医家、保健所・衛生研究所関係者、臨床検査技師、看護師といった幅広い皆さまからご支持をいただいてまいりました。

　創刊から長きにわたりご協力、ご支援いただきました皆さまに厚く御礼申し上げます。

　休刊に伴い、定期購読の新たな取扱いは中止させていただきますが、弊社HPでは今後発行する「51巻増刊号」(2024年10月31日発行)、「51巻6号」(2024年11月25日発行)ならびに各バックナンバーを販売しております。是非ご利用ください。

　今後とも、弊社書籍を何卒よろしくお願い申し上げます。

バックナンバーのご購入はコチラから

近代出版　臨床 　　またはQRコードから ▶

『臨床と微生物』定価　通常号 各2,100円＋税　増刊号3,800円＋税

特集の詳しい内容，書籍の検索，購入については小社のホームページをぜひご利用ください．

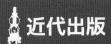 近代出版

〒150-0002　東京都渋谷区渋谷2-10-9
TEL 03-3499-5191　FAX 03-3499-5204
https://www.kindai-s.co.jp

●「臨床と微生物」投稿規定：

本誌「臨床と微生物」は臨床微生物学領域における各種研究論文，関連研究会の報告，そのほか臨床微生物学の発展に寄与するものを掲載いたします．

本誌に寄稿を希望される際は，下記の規定によってください．

1．内容は原著・症例報告・統計，治験報告・試薬および検査機器の検討・抗微生物薬の検討・検査システムの検討その他に関するものとし，論文の採否の決定および分類は編集委員会で行い，校閲のうえ加筆，削除をお願いすることがあります．

2．投稿いただいた論文は掲載の可否を問わず，基本料金10,000円をご負担願います．

3．掲載料は原著・症例報告は組上り4ページ(400字×15枚・図表含む)まで基本料金のみ，5ページ目からは1ページにつき25,000円．

　統計は組上り1ページにつき10,000円．

　原著・症例報告・統計以外のものは組上り1ページにつき36,000円．ただし，5ページを超える論文については1ページにつき32,000円．いずれもトレス，製版代および全表組，欧文組の割増しについては，実費をご負担願います．

　なお，特に急いで掲載をご希望の場合の掲載料は倍額となります．

4．別刷は30部まで贈呈します．30部以上ご希望の際は，実費にて作製いたします(50部単位)．

　多部数(500部以上)別刷の場合は，表紙に社名やマークを入れる等，ご要望に応じます．

5．原稿はオリジナル原稿のほかに，コピー原稿を一通り添えてください(手書き原稿は不可とします)．なお，原稿は原則として返却いたしません．

6．原稿の送付先は下記のとおりです．封筒の表に「臨床と微生物」と朱書し，書留便で郵送してください．

　〒150-0002　東京都渋谷区渋谷2-10-9　210野村ビル　㈱近代出版「臨床と微生物」編集室宛

●「臨床と微生物」ご執筆に際して：

1．原稿には表紙を付し，上半分に表題，著者名(ローマ字綴りを付す)，所属機関名(住所)，表および図の数を書き，下半分には別刷請求部数(30部贈呈)，編集者への注意事項を付記する．

2．論文の形式は論文内容により若干異なるが，はじめに(序)，材料・方法，成績，考察，おわりに(結語)，文献の順に記す．

3．記述・用語について

　1)　常用漢字，現代かなづかい，横書きとする．数字は算用数字とする．

　2)　欧文はタイプするか活字体で明瞭に書き，菌名などイタリック体の必要のあるものについては下線を付し指定する．

　3)　専門用語は特殊なものを除き，原則として和文とする．1つの用語で数種類の訳語がある場合は，もっとも広く常用されていると思われるもの，または各学会規定の用語を用い，特に原語の併記を必要とするものは和文の次に列記する(固有名詞以外は小文字)．

　4)　専門用語を略記する場合は，初出のときにその全文を記す(常用されているものは除く)．

　5)　病名は原則として和文とし，また薬品名は日本語で慣用されているものを除いて欧文とする．病名，薬品名も略記する場合は初出でその全文を記す．

4．図，表および写真

　1)　図，表はすべて和文とし，図，表，および写真には表題を付す．

　2)　図および表を他から引用する場合は，出典を明らかにする．

　3)　図および表，写真などの挿入箇所は，原稿用紙欄外に朱書で指定する．

5．文献

　1)　文献は引用順に整理し，論文の末尾に一括する．本文の引用箇所には必ず引用番号を右肩に付ける．

　2)　著者氏名は，3名以上の場合，3名までは氏名をあげて，以下は"ほか，*et al.*"とする．

　　例　雑誌　　　著者名(Glass RI, Levine MM, Clemens JD *et al.*)：表題，誌名(*Infect Immun*)巻数：始頁-終頁，発行年．

　　　　単行本　　著者名：表題，書名，始頁-終頁，発行所，発行地，発行年．

　　　　　　　　　著者名：表題，書名，始頁-終頁，編集者，発行所，発行地，発行年．

　3)　引用する文献の数は20本までとする．

<編集後記>

『臨床と微生物』最後の増刊号をお届けしました．長らくご愛顧いただいた読者の方々に心より感謝申し上げます．本増刊号で特に印象に残った単語やフレーズとして「gas man」「養豚農家さんへ行く前の美味しいトンカツ」「ツンデレな抗酸菌」「推しの微生物」「仕事が推し活にレベルアップ」「Gram染色の本気度」「利他の心」「微生物検査技師冥利に尽きる」「孵卵器を開けるのが待ち遠しい」「人のご縁に感謝」「真理を追究する姿勢」「日常業務にこそ研究テーマが潜んでいる」「日常の臨床現場で出会う様々な疑問を大切にする」「それ自体は捨て石のように目立たない一つ一つの研究の積み重ねが，やがて大きなブレイクスルーにつながる」まだまだありましたが，紙面の都合で……最後に，読者の皆さまの今後益々のご活躍とご健勝をお祈り申し上げます．

（大楠清文）

臨床と微生物《次号予告》(最終刊)

Vol. 51 No.6（2024年11月25日発行）

【消化管感染症 Up to date】

はじめに　　　　　　　　　　　　　高梨さやか（国立感染症研究所感染症疫学センター）

消化管感染症の現況と問題点
　消化管感染症の最近の疫学的特徴　　髙橋琢理（国立感染症研究所感染症疫学センター）
　消化管感染症の病原体検査　　　　　藤田拓司（京都保健衛生専門学校臨床検査学科）
　消化管感染症の治療　　　　　　　　大西健児（鈴鹿医療科学大学保健衛生学部）

注目されている消化管感染症
細菌性消化管感染症
　腸管出血性大腸菌感染症　　　　　　伊豫田　淳（国立感染症研究所細菌第一部）
　Clostridioides difficile 感染症　　　山岸由佳（高知大学医学部臨床感染症学講座）
　カンピロバクター感染症　　　　　　工藤孝広（順天堂大学医学部小児科学講座）
　コレラ　　　　　　　　　　　　　　大谷可菜子（国立感染症研究所感染症疫学センター）
　ノロウイルス感染症　　　　　　　　村上耕介（国立感染症研究所感染症危機管理研究センター）
　ロタウイルス感染症　　　　　　　　津川　毅（札幌医科大学医学部小児科）
　アストロウイルス感染症/アイチウイルス感染症　沖津祥子（日本大学医学部病態病理学系微生物学分野）
　パレコウイルス感染症　　　　　　　渡邉香奈子（新潟大学医学部保健学科検査技術科学）
　真菌性消化管感染症　　　　　　　　副島裕太郎（横浜市立大学医学部血液・免疫・感染症内科）
　寄生虫性消化管感染症　　　　　　　中村（内山）ふくみ（東京都立墨東病院感染症科）

編集委員：牛島廣治（主幹）・安藤　隆・大楠清文・小栗豊子・高梨さやか・舘田一博

Vol. 51 増刊号（隔月刊）(通巻310号)

2024年10月31日発行
定価 4,180円（本体価格 3,800円＋税）送料別途
＊年間定期購読　2024年度（51巻1～6号，増刊号）分
　　　　　　　　定価 18,040円（本体価格 16,400円＋税）
については送料を小社で負担致します．
なお，年間定期購読の途中解約は受けかねますのであらかじめご了承ください．

発行者　菅原　律子
発行所　株式会社　近代出版
〒150-0002　東京都渋谷区渋谷2-10-9（210野村ビル）
電話　（03）3499-5191（代）
FAX　（03）3499-5204
E-mail　mail@kindai-s.co.jp
https://www.kindai-s.co.jp
振替　00190-8-168223

●本誌に掲載する著作物の複製権・翻訳権・上映権・譲渡権・公衆送信権（送信可能化権を含む）は，小社が保有します．
JCOPY＜(社)出版者著作権管理機構委託出版物＞
本誌の無断複写は，著作権法上での例外を除き禁じられています．本誌を複写される場合は，そのつど事前に(社)出版者著作権管理機構（電話 03-3513-6969，FAX 03-3513-6979，e-mail：info@jcopy.or.jp）の許諾を得てください．

ISBN978-4-87402-301-3

Printed in Japan